Auditory Brainstem Implants

听觉脑干植入

原著　[美] Eric P. Wilkinson　　[美] Marc S. Schwartz

主审　吴　皓　　主译　汪照炎

中国科学技术出版社

·北京·

图书在版编目（CIP）数据

听觉脑干植入 / （美）埃里克·P. 威尔金森 (Eric P. Wilkinson) , （美）马克·S. 施瓦兹 (Marc S. Schwartz) 原著 ; 汪照炎主译 . — 北京 : 中国科学技术出版社 , 2024.3

书名原文 : Auditory Brainstem Implants

ISBN 978-7-5236-0498-4

Ⅰ . ①听… Ⅱ . ①埃… ②马… ③汪… Ⅲ . ①脑干—植入术 Ⅳ . ①R651.1

中国国家版本馆 CIP 数据核字 (2024) 第 042525 号

著作权合同登记号 : 01-2023-1777

策划编辑	王久红　孙　超	
责任编辑	王久红	
文字编辑	弥子雯	
装帧设计	佳木水轩	
责任印制	李晓霖	

出　　版	中国科学技术出版社
发　　行	中国科学技术出版社有限公司发行部
地　　址	北京市海淀区中关村南大街 16 号
邮　　编	100081
发行电话	010-62173865
传　　真	010-62179148
网　　址	http://www.cspbooks.com.cn

开　　本	889mm×1194mm　1/16
字　　数	286 千字
印　　张	10
版　　次	2024 年 3 月第 1 版
印　　次	2024 年 3 月第 1 次印刷
印　　刷	北京盛通印刷股份有限公司
书　　号	ISBN 978-7-5236-0498-4/R·3194
定　　价	128.00 元

（凡购买本社图书，如有缺页、倒页、脱页者，本社发行部负责调换）

译校者名单

主　审　吴　皓

主　译　汪照炎

译校者　（以姓氏笔画为序）

李　蕴　张治华　陈　颖　胡凌翔

贾　欢　蒋　刈

内容提要

　　本书引进自 Thieme 出版社，由著名 ABI 专家 Eric P. Wilkinson 和 Marc S. Schwartz 领衔编写，由上海交通大学医学院附属第九人民医院耳鼻咽喉头颈外科团队共同翻译，是专门介绍听觉脑干植入的专著。本书汇集了来自世界各地的富有开创性的临床专家们的丰富经验和创新思路。全书共 20 章，不仅涵盖了 ABI 的历史和发展，相关的神经解剖学和生理学，耳蜗、耳蜗神经、脑干和听觉系统的成像，ABI 的临床适应证，还详细介绍了经迷路、乙状窦后和迷路后入路、儿科应用、听觉中脑植入物、设备特定工程和术中监测，以及听觉测试、性能变量和结果的审查，并对未来的创新方向进行了展望，如穿透多位点微电极和光遗传学的使用。本书内容系统，图文并茂，适合广大听力学家、耳鼻咽喉科医生、神经科医生和神经外科医生参考阅读。

原著者名单

原 著

Eric P. Wilkinson, MD, FACS
Surgeon and Associate
House Ear Clinic
House Institute
Los Angeles, California, USA

Marc S. Schwartz, MD
Clinical Professor of Neurosurgery
University of California San Diego
San Diego, California, USA

参编者

Robert Behr, MD, PhD
Professor and Chairman
Department of Neurosurgery
University Medicine Marburg
Campus Fulda, Hessen, Germany

Ricardo F. Bento, MD, PhD
Chairman and Professor
Department of Otorhinolaryngology
University of São Paulo
São Paulo, Brazil

Burçak Bilginer, MD
Professor
Department of Neurosurgery
Hacettepe University
Ankara, Turkey

Derald E. Brackmann, MD
Surgeon and Associate
House Ear Clinic
House Institute
Los Angeles, California, USA

M. Christian Brown, PhD
Associate Professor
Harvard Medical School
Massachusetts Eye and Ear
Boston, Massachusetts, USA

Giacomo Colletti, MD
Maxillofacial Surgeon
Vascular Birthmarks Foundation
Latham, New York, USA;
Vascular Birthmarks Foundation
Milan, Italy

Liliana Colletti, PhD
Audiologist
ENT Department
University of Milan
Milan, Italy

Vittorio Colletti, MD
Professor
International Center for Performing and Teaching
Auditory Brainstem Implantation in Children
Milan, Italy

Karl-Heinz Dyballa, PhD
Research Assistant
Department of Otorhinolaryngology
Head and Neck Surgery
Hannover Medical School (MHH)
Hannover, Germany

Martin Han, PhD
Associate Professor
Biomedical Engineering Department
University of Connecticut
Storrs Mansfield, Connecticut, USA

Lawrence Kashat, MD, MSc
Resident (Otolaryngology)
School of Medicine
Division of Otolaryngology
University of Connecticut
Farmington, Connecticut, USA

Elliott D. Kozin, MD
Otologist/Neurotologist
Massachusetts Eye and Ear
Harvard Medical School
Boston, Massachusetts, USA

Anja Kurz, MA, PhD
Technical Director
Comprehensive Hearing Center (CHC)
Department of Otorhinolaryngology
Würzburg University Hospital
Bavaria, Germany

Daniel J. Lee, MD, FACS
Associate Professor
Harvard Medical School
Massachusetts Eye and Ear
Boston, Massachusetts, USA

Kathy Y.S. Lee, PhD
Associate Professor
Department of Otorhinolaryngology
Head and Neck Surgery
Institute of Human Communicative Research
The Chinese University of Hong Kong
Shatin, Hong Kong

Gregory P. Lekovic, MD, PhD, FAANS
Chief
Division of Neurosurgery
House Institute
Los Angeles, California, USA

Thomas Lenarz, MD, PhD
Chairman, Professor, and Surgeon
Department of Otorhinolaryngology
Head and Neck Surgery
Hannover Medical School (MHH)
Hannover, Germany

Hubert H. Lim, PhD
Associate Professor
Department of Biomedical Engineering
Department of Otolaryngology

Head and Neck Surgery
Institute for Translational Neuroscience
University of Minnesota
Minneapolis, Minnesota, USA

Paula T. Lopes, MD
Assistant Physician
Department of Otorhinolaryngology
University of São Paulo
São Paulo, Brazil

Marco Mandalà, MD, PhD
Head of Department
Otolaryngology Department
University of Siena
Siena, Italy

Cordula Matthies, MD, PhD
Professor of Neurosurgery
Vice Clinic Director
Department of Neurosurgery
Director
Functional Neurosurgery
Würzburg University Hospital
Bavaria, Germany

Douglas B. McCreery, PhD
Scientist Emeritus
Neural Engineering Program
Huntington Medical Research Institutes
Pasadena, California, USA

Mia E. Miller, MD
Surgeon and Associate
House Ear Clinic
House Institute
Los Angeles, California, USA

Barry Nevison, DPhil
Clinical and Technical Support Manager
Cochlear Europe Ltd
Addlestone, Surrey, United Kingdom

Kathryn Y. Noonan, MD
Assistant Professor
Department of Otolaryngology
Head and Neck Surgery
Tufts Medical Center
Boston, Massachusetts, USA

Steven R. Otto, MA
Audiologist Emeritus
House Ear Clinic
House Institute
Los Angeles, California, USA

Burce Ozgen, MD
Associate Professor of Radiology
Department of Radiology
University of Illinois at Chicago
Chicago, Illinois, USA

Kevin A. Peng, MD
Surgeon and Associate
House Ear Clinic
House Institute
Los Angeles, California, USA

Marek Polak, PhD
Head
Electrophysiology for Assessment/Research
and Development
MED-EL Medical Electronics
Innsbruck, Austria

Daniel S. Roberts, MD, PhD
Assistant Professor
Division of Otolaryngology
School of Medicine
University of Connecticut
Farmington, Connecticut, USA;
Adjunct Faculty
House Institute
Los Angeles, California, USA

Jordan M. Rock, AuD
Audiologist
House Ear Clinic
House Institute
Los Angeles, California, USA

Steffen K. Rosahl, MD, PhD
Professor of Neurosurgery
Albert-Ludwigs-University
Freiburg, Germany;
Chairman
Helios Klinikum
Erfurt, Germany

Amir Samii, MD, PhD
Chairman, Professor, and Surgeon
Department of Neurosurgery
International Neuroscience Institute
Hannover, Germany

Marc S. Schwartz, MD
Clinical Professor of Neurosurgery
University of California San Diego
San Diego, California, USA

Gonca Sennaroğlu, PhD

Professor and Head
Department of Audiology
Hacettepe University
Ankara, Turkey

Levent Sennaroğlu, MD
Professor
Department of Otolaryngology
Hacettepe University
Ankara, Turkey

Wafaa Shehata-Dieler, MD, PhD
Professor (Otolaryngology)
Department of Otorhinolaryngology
Head and Neck Surgery
and Plastic Aesthetic Surgery;
Medical Director
Audiology and Phoniatrics
Comprehensive Hearing Center (CHC)
Würzburg University Hospital
Bavaria, Germany

John Ka Keung Sung, MD
Clinical Associate Professor (Honorary)
Department of Otorhinolaryngology
Head and Neck Surgery
Institute of Human Communicative Research
The Chinese University of Hong Kong
Shatin, Hong Kong

Osama Tarabichi, MD
Resident Physician
Department of Otolaryngology
University of Iowa
Iowa City, Iowa, USA

Michael C.F. Tong, MD
Professor and Chairman
Department of Otorhinolaryngology
Head and Neck Surgery
Institute of Human Communicative Research
The Chinese University of Hong Kong
Shatin, Hong Kong

Eric P. Wilkinson, MD, FACS
Surgeon and Associate
House Ear Clinic
House Institute
Los Angeles, California, USA

Esra Yucel, PhD
Professor
Department of Audiology
Hacettepe University
Ankara, Turkey

译者前言

人工听觉植入技术是迄今为止人类仿生学最成功的范例。自 20 世纪 60～70 年代人工耳蜗植入技术开展以来，已成为重度或重度以上感音神经性耳聋患者听觉功能重建的唯一治疗手段，至今全球累计已有超过100 万人通过人工耳蜗装置重建听觉。

对于无法通过人工耳蜗收益的重度耳聋患者，听觉脑干植入可以通过直接刺激脑干耳蜗核来提供听觉，其研究应用历史与人工耳蜗技术基本同步。听觉脑干植入装置可以绕过耳蜗和耳蜗神经，最初设计是针对神经纤维瘤病 2 型患者的听觉重建。随着临床工作的进展，听觉脑干植入的适用范围扩大到严重内耳和蜗神经畸形的儿童病例，1999 年意大利学者 Colletti 为一名蜗神经缺失的儿童患者进行听觉脑干植入，随后更多的类似研究被报道，目前听觉脑干植入已成为严重内耳畸形的唯一治疗手段。最近，Roberts 等报道了听觉脑干植入对患者耳鸣的抑制现象，对其进一步的研究可能会建立新的临床应用。

与欧美相比，我国在听觉脑干研究应用方面起步较晚。上海交通大学医学院附属第九人民医院耳鼻咽喉头颈外科吴皓团队一直致力于该研究领域，近年来完成了超过 100 例听觉脑干植入手术，患者均取得良好的听觉恢复。同时该团队还开展了国产听觉脑干装置的研发，目前已完成上市前临床研究。

听觉脑干植入是一种高难度手术，需要在狭窄的空间内避开重要的其他脑神经核团和血管，将装置精准地置于耳蜗核表面。与人工耳蜗植入利用耳蜗内自然腔道不同，耳蜗核表面并没有明确的标志，要在术中通过听觉电生理来确定植入位置和深度，需要有丰富听觉植入评估技术的团队协作。听觉脑干植入后的听觉言语功能恢复时间较长，需要长期、专业、科学个体化的康复训练。因此，听觉脑干植入团队需要由顶尖的外科医生、临床听力专家、听觉康复学家，以及有经验的影像学和麻醉团队组成。

听觉感官系统有其独特性，不仅具备感觉功能，同时还伴有相应的言语运动功能。目前对于听觉的研究多聚焦于耳蜗功能，而耳蜗核、听觉上行通路及听觉言语脑功能还有很多值得深入研究的未知领域。听觉脑干装置将电极直接置于脑干耳蜗核，是一种已成形的脑机接口，为进一步探索听觉言语脑功能建立了很好的模型。

据不完全统计，截至目前，国际上仅有四支团队拥有超过 100 例的听觉脑干植入手术经验，全球目前听觉脑干植入总例数也只有近 2000 例。而仅以儿童极重度感音神经性耳聋为例，其中约 6% 是听觉脑干植入的适应证，因此听觉脑干植入的临床需求远没有被满足。

本书作者囊括了国际最知名听觉脑干植入团队，对听觉脑干植入技术体系做了详尽描述，现将本书引进翻译成中文，希望能够带动国内听觉脑干植入技术的推广应用。由于书中内容涵盖广泛，加之中外术语规范及语言表达习惯有所差异，中文翻译版中可能存在疏漏或欠妥之处，恳请读者批评指正，不吝赐教。

上海交通大学附属第九人民医院

原书前言

听觉脑干植入（ABI）在其发展过程中汇集了手术专家、听力专家、工程师、听觉生理学家和心理声学研究人员的心血。

尽管 ABI 是一个非常专业和狭窄的学科领域，但 ABI 的开发需要临床医生和科学家的共同努力。对 ABI 感兴趣者来自众多领域，涉及听力、耳鼻咽喉、神经外科、肿瘤、言语治疗、神经生理学、社会工作、教育、工程和植入物制造。本书面向所有从事 ABI 临床和研究应用的人员。我们努力将有关 ABI 的资料和资源汇集在书中，并考虑到有潜在读者的可能，在部分主题中介绍了不同水平的专业知识。

ABI 是一次转化研究的胜利，其最初的发展有点偶然：手术医生发现，在切除神经纤维瘤病 2 型相关的听神经瘤时，耳蜗核直接位于术野中，它可能对直接刺激有反应。经过几次迭代，今天的设备利用现有的人工耳蜗（CI）接收 – 刺激技术，并将其应用于中枢听觉系统。ABI 展示了由该技术带来的好处，即通过电子方式将听觉信息传递给中枢神经系统的能力；同时也凸显了其局限性，即能够达到理解开放式言语信息的植入者群体相对较小。它展示为了一种适应证（神经纤维瘤病 2 型）开发的技术如何偶然地用于其他适应证（非肿瘤性成人和儿童伴有耳蜗骨化、耳蜗畸形和耳蜗神经缺陷）。ABI 可以为常见的致残情况（如耳鸣）提供见解，也可以为中枢听觉通路等领域提供研究见解。在书中我们对这些主题都进行了深入研究。

ABI 的未来是什么？本书不仅探索了 ABI 的现状，还规划了未来的方向。关于我们如何前进的问题很多，比如我们是否应该完全重新考虑如何使用 ABI 进行言语处理？传统的 CI 策略是否适用于中枢听觉系统？新的电极技术（穿透阵列、波状桨型）是否有助于在设备和组织之间建立更好的接口？哪些新的研究领域（如改进的医学影像和光刺激）可能有助于改善效果？最后，耳蜗核刺激这个较为狭窄的话题与一般的神经刺激话题有什么关系？

ABI 领域将继续应用该技术来造福患者。总体上，我们对该技术扩大到更广泛的人群持谨慎态度，因为其中存在风险，而且衡量惠益是一个持续的过程。尽管本书在编写时已非常谨慎，但我们同时也应明白，其中可能仍存在一些需要超越的先入为主的观念和假设。

Eric P. Wilkinson, MD, FACS

Marc S. Schwartz, MD

目　录

第1章 听觉脑干植入的历史与发展
The History and Development of Auditory Brainstem Implants

Kevin A. Peng　Derald E. Brackmann　著

摘　要

听觉脑干植入（ABI）是一种通过直接刺激脑干耳蜗核来提供听觉重建的装置，由美国加州洛杉矶 House 耳研所的 William F. House 于 20 世纪 70 年代提出。通过绕过耳蜗和蜗神经，它已经成为神经纤维瘤病 2 型（NF2）患者人工听觉重建的可行方案。另外，ABI 的适用人群已拓展到儿童患者，进一步的深入研究可以拓展 ABI 的临床应用。

关键词

听觉脑干植入；神经纤维瘤病 2 型

一、脑干刺激的早期研究

人类脑干刺激的第一篇报道发表于 1964 年。在这项研究中，Simmons 等刺激了下丘，但这并没有产生声音感知[1]。几年之后的 20 世纪 60 年代末，美国加州洛杉矶 House 耳研所（House Ear Institute，HEI）的 William F. House 开始了人工耳蜗植入手术，取得重大进展。他意识到重建听神经缺如患者［如神经纤维瘤病 2 型患者（neurofibromatosis type 2，NF2）］的听觉功能是一个仍未得到解决的重大问题。

William F. House 开始设计一种直接刺激脑干耳蜗核的装置，并且得到 House 耳研所神经解剖学家 Jean Moore 的帮助，后者绘制出了脑干植入的目标区域。基于 House 之前开发人工耳蜗的经验，他设计了一个具有两个球状电极结构的初始装置，其经

皮肤与外部接收器沟通。

1979 年 5 月 24 日，William F. House 和 William E. Hitselberger 为一名 51 岁的女患者进行了手术治疗，该患者唯一听力耳的同侧罹患听神经瘤，肿瘤切除后同期植入了第一个 ABI，其电极位于耳蜗核旁边。它可经皮与穿戴的改良版 Bosch 助听器相连，为患者提供了听觉感知。但到 1980 年，该患者同侧腿出现"抽搐"的感觉，因此认为电极发生了移位。

在与亨廷顿医学研究所（Huntington Medical Research Institute，HMRI）Douglas McCreery 的合作中，William F. House 设计了一种带有涤纶网背衬的新电极，并在后续增加了更多的电极设计（图 1-1）。这种网状的设计提高了电极植入后的稳定性，旨在减少电极移位的发生。1981 年，原来接受植入 ABI 的第一个患者进行了第二次手术，取出原电极后在脑干表面植入了新的涤纶网状电极。这

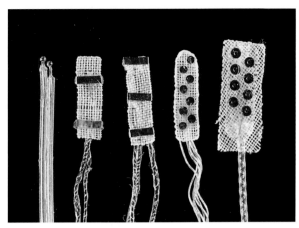

▲ 图 1-1 按年序排列的早期听觉脑干植入装置设计

最早的双电极植入体（最左）和现代多通道植入体的原型（最右）

种新涤纶网状 ABI 再次引出听觉感知，并在几年后与 HouseSigma 单通道人工耳蜗处理器配对。该患者一直使用 ABI 和外部处理器直至她 80 多岁去世[2]。Edgerton 等后来发表的一篇开创性的论文，总结了直接刺激耳蜗核的初步尝试和生理学特征[3]。

二、听性脑干反应和植入装置制造的进展

1982 年，House 耳研所的听力学家首次 Michael D. Waring 记录到前述第一位 ABI 植入者的电诱发听觉脑干反应，这为进一步的电极设计及电极评估方案提供了重要参考。在 House 耳研所内，工程师 J. Phil Mobley 和 Franco Portillo 负责设备制造的安装，1984 年，该所制造的 ABI 装置获得了首次术中植入。

1985 年，3 名患者接受了 ABI 植入。尽管电极线断裂及电极移位都偶有发生，但 ABI 植入装置仍展现出极大前景。McElveen 等随后在发表的文章中描述了技术细节，证实了 ABI 进行听觉重建的可行性[4]。1986 年，House 耳研所为推行 ABI 植入项目，获得了食品和药物管理局（FDA）的临床器械研究豁免权。

1987 年出现了一项重要进展，Portillo 当时建议既往单股线的电极采用编织线设计，好处在于编织线更柔韧，更不容易断裂。在此基础上，House 耳研所的神经病学家 Derald E. Brackmann 与 Portillo 合作，提高了经皮外挂时的可靠性和生物相容性。

同年，Eisenberg 等发表了第一份关于 ABI 植入的听力学报道，证实了 ABI 植入者的音调感知和显著的听觉辨别能力，结果超出了预期[5]。

三、现代处理器和多电极阵列的发展

1984 年，House-Sigma 人工耳蜗处理器被适用于 ABI。此后，美国 3M 公司（Maplewood, Minnesota, USA）和 House 耳研所合作开发了 Alpha 处理器，这也是对 House-Sigma 人工耳蜗处理器的改进。1991 年，House 耳研所和澳大利亚 Cochlear 公司（Sydney，Australia）开始合作开发含八电极阵列的植入体，并在 1992 年完成。

此阶段，House 耳研所的临床听力学家 Steve R. Otto 开始为 ABI 植入患者提供并完善各种听觉功能相关测试。临床上，ABI 植入项目由 Derald E. Brackmann 牵头，Robert V. Shannon 负责听觉疗效相关研究。ABI 植入临床试验于 1993 年在美国开始实施，2000 年 ABI 设备获得了 FDA 批准使用。在此期间电极阵列的研究开发不断进展，至获得 FDA 批准时，新阵列包含了 21 个可与耳蜗核言语处理器配对的电极[6]。

与此同时，奥地利的 MED-EL 公司也开始研发多电极阵列 ABI 装置，而美国的 Advanced Bionics 公司同样在研发一种专有的 ABI 装置。1997 年，Robert Behr 在德国维尔茨堡大学演示了欧洲第一次 ABI 植入。装置是 MED-EL 公司研发的 12 电极阵列，言语处理器是基于 Combi 40+ 人工耳蜗植入处理器设计的。

四、穿刺式听觉脑干植入体

20 世纪初，House 耳研所开始致力于开发用于 ABI 植入的穿刺式电极。设计理念基于耳蜗核音频定位结构（低频位于耳蜗核表层，高频位于深部）。先导穿透式 ABI（PABI）装置含 8 个穿透电极和 12 个表面电极阵列，于 2003 年 7 月第一次术中应用。第二代 PABI 装置增加了两个穿透电极，且充电容量更高，于 2005 年首次术中植入。

直至 2007 年，9 名患者被植入了 PABI。PABI 的益处包括更低的刺激阈值、更宽的频率范围和更

高的选择性。低于 25% 的穿刺电极产生听觉刺激，而超过 60% 的表面电极是有效的。

运用 3 种不同模式对植入 PABI 的患者进行评估，即仅使用表面电极，仅使用穿透电极，以及两者联合应用，植入 PABI 的患者并没有表现出言语识别能力的改善 [6]。该设备的制造和术中植入比表面电极阵列 ABI 更复杂，这也在一定程度上延缓了 PABI 的进一步开发。

五、ABI 的展望

1999 年，维罗那大学的 Vittorio Colletti 首次对一名蜗神经缺陷的儿童患者进行了 ABI 植入 [8]。随后，他对另外几名儿童患者进行了手术，其中一些患儿获得了开放式言语识别能力。目前，儿童 ABI 植入项目正在美国和其他国家的特定中心进行。最近，Roberts 等描述了部分患者 ABI 植入后的耳鸣抑制现象，这尚需进一步研究 [9]。

过去的 40 年中，ABI 已被确立为 NF2 患者听觉重建的重要手段。更多 ABI 植入候选人群的选择、植入效果的预测因素及临床应用的拓展等，则需要进一步深入而广泛的研究。

致谢

感谢 Steve R. Otto 教授和 William M. Luxford，教授，感谢他们在阐明 ABI 发展的时间年表方面提供的宝贵帮助。

参 考 文 献

[1] Simmons FB, Mongeon CJ, Lewis WR, Huntington DA. Electrical stimulation of acoustical nerve and inferior colliculus. Arch Otolaryngol. 1964; 79: 559–568

[2] Hitselberger WE, House WF, Edgerton BJ, Whitaker S. Cochlear nucleus implants. Otolaryngol Head Neck Surg. 1984; 92(1):52–54

[3] Edgerton BJ, House WF, Hitselberger W. Hearing by cochlear nucleus stimulation in humans. Ann Otol Rhinol Laryngol Suppl. 1982; 91(2 Pt 3):117–124

[4] McElveen JT, Jr, Hitselberger WE, House WF, Mobley JP, Terr LI. Electrical stimulation of cochlear nucleus in man. Am J Otol. 1985 Suppl:88–91

[5] Eisenberg LS, Maltan AA, Portillo F, Mobley JP, House WF. Electrical stimulation of the auditory brain stem structure in deafened adults. J Rehabil Res Dev. 1987; 24(3):9–22

[6] Shannon RV. Auditory implant research at the House Ear Institute 1989–2013. Hear Res. 2015; 322:57–66

[7] Otto SR, Shannon RV, Wilkinson EP, et al. Audiologic outcomes with the penetrating electrode auditory brainstem implant. Otol Neurotol. 2008; 29 (8):1147–1154

[8] Colletti V, Fiorino FG, Carner M, Miorelli V, Guida M, Colletti L. Auditory brainstem implant as a salvage treatment after unsuccessful cochlear implantation. Otol Neurotol. 2004; 25(4):485–496, discussion 496

[9] Roberts DS, Otto S, Chen B, et al. Tinnitus suppression after auditory brainstem implantation in patients with neurofibromatosis type-2. Otol Neurotol. 2017; 38(1):118–122

第2章　听觉脑干植入的相关解剖和生理学
Neuroanatomy and Physiology Relevant to Auditory Brainstem Implants

Steffen K. Rosahl　著

摘　要

　　将功能重建电极植入脑底部受损的听觉通路，需要基本的解剖和生理学知识。听觉系统已是既往被研究最多的人类感觉器官。本章包含大量人类听觉脑干系统的解剖和生理数据，为研究用于声音感知和处理的神经电子接口提供依据。

　　本章将阐明脑干听觉通路内部和外围各个解剖结构的基本情况，重点聚焦耳蜗核，同时也讨论耳蜗、蜗神经和更高级听觉核团。

　　作为生物学特性参考，本章为开发最有效的听觉脑干植入装置提供指导。

关键词

听觉脑干植入；乙状窦后；半坐位；前庭神经鞘膜瘤；神经纤维瘤病 2 型

　　这是一个医学奇迹，手术医生为极重度聋患者植入一个装置，仅需要激活不到 10 个有效电极，就能刺激耳蜗核，部分重建患者言语感知能力。而考虑到耳蜗核内含 30 000 个神经元，这些神经元又受到多种其他神经元调控，而且其所在区域难以和其他神经结构区分开来，这着实更令人惊讶。

　　为了解释听觉脑干植入（ABI）为什么能发挥作用，将重点聚焦以下两个方面。

　　• 为什么目前的 ABI 实际有效？

　　• 如何基于听觉系统的显微解剖和生理知识改善神经技术接口？

　　声音的两个基本物理属性（音量和音高）的神经处理从耳蜗开始。音高从特定频率传递至基底膜毛细胞及其相关神经元对应的耳蜗内特定空间位置。

　　大脑通过确定在给定时间点被最大化激活的蜗神经纤维，从而在耳蜗内拓扑位置解析音高。

　　音强或响度由初级感觉神经元的放电频率在耳蜗内编码。大脑根据轴突放电数量和频率对音强进行解码。

　　声音感知的另一个功能是定位，这需要双耳传入，该功能无法通过任何单侧助听装置来恢复。

　　本章将讨论听觉通路脑干部分每个解剖结构的基本形态学和生理，其中包括 ABI 电极植入部位及邻近听觉通路（图 2-1），还将通过生物特异性描述 ABI 发展过程中的机遇与挑战。

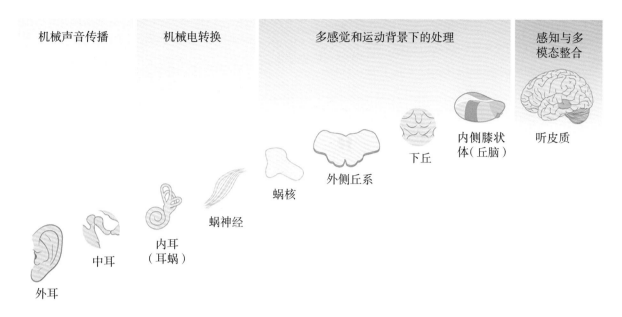

机械声音传播　机械电转换　多感觉和运动背景下的处理　感知与多模态整合

内侧膝状体(丘脑)　听皮质

下丘

外侧丘系

蜗核

蜗神经

内耳（耳蜗）

中耳

外耳

▲ 图 2-1　人类听觉系统主要通路节点及其基本功能简图

一、耳蜗和蜗神经

尽管 ABI 植人者通常没有功能性蜗神经，但了解蜗神经对于理解频率拓扑这一概念非常重要。蜗神经将耳蜗频率拓扑与脑干联系起来。其纤维起源于蜗轴螺旋神经节细胞体，而螺旋神经节是耳蜗和大脑之间的一级神经元（共四级）。

螺旋器（柯蒂器●）内、外毛细胞是机械脉冲的感觉受体器细胞，机械脉冲主要由声波震动鼓膜产生并通过中耳结构传导至耳蜗。单个内毛细胞与许多有髓神经纤维形成突触，而单根无髓神经纤维支配许多外毛细胞。若某特定区域具有许多毛细胞，并支持向特定传入神经纤维提供信号传入，该区域即为该神经纤维的"接受场"。高频表达于耳蜗底圈，而低频表达于蜗顶圈（图 2-2）。神经元在听觉系统内遵循"耳蜗拓扑性"或"频率拓扑性"排列。

两种不同类型的蜗神经纤维对应不同类型毛细胞：内毛细胞通过蜗神经 I 型纤维传递信号。I 型纤维有髓鞘，占蜗神经纤维的 90%～95%，是耳蜗核中大多数细胞的主要传入纤维[1, 2]。

外毛细胞由 II 型纤维支配，无髓鞘，投射到耳

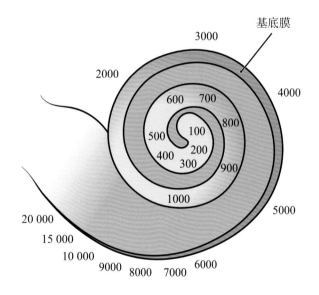

▲ 图 2-2　耳蜗基底膜声音表现的频率拓扑示意图
高频（赫兹）表达于耳蜗底圈，低频表达于顶圈（＝"蜗顶"）

蜗核的非主细胞区域[3, 4]。尚未记录到 II 型纤维对声音的反应，其作用不明[5]。外毛细胞参与基底膜的机械反应，如有损失将会导致对轻声的敏感性丧失和基底膜调谐锐度（如频率选择性）降低。

约 95% 的蜗神经纤维支配内毛细胞。蜗神经干离开蜗轴进入内听道（internal auditory canal，IAC）。其周围段在 IAC 外 1/3 与前庭神经形成前庭蜗神经

● Alfonso Giacomo Gaspare Corti（1822—1876 年），意大利解剖学家。

（第Ⅷ对脑神经）。在尸体研究中，这两部分神经具有明显和恒定的空间关系：在内听道内，蜗神经位于前方，并从前庭神经中段开始位于其下方，且保持此位置关系直到进入脑干[6]。磁共振研究发现，蜗神经与前庭神经上部的空间关系更为多变。总之，基于尸体研究的主流教科书所认为的三条神经相互旋转的观点应被纠正。更为准确描述应是，无论在内耳道或桥小脑池，蜗神经和前庭下神经均位于前庭上神经下方[7]。

神经胶质细胞包裹内听道内神经，神经胶质包裹体在内耳门移行为施万细胞 ❶（Obersteiner-Redlich 带），大多数前庭神经鞘膜瘤起源于此。

蜗神经主要止于延髓内的耳蜗核。从神经胶质 – 施万细胞移行部到脑干的前庭蜗神经长度，人类男性为 10～13mm，女性为 7～10mm[8]。

人类蜗神经的耳蜗部分包含直径为 2～3μm 的 32 000～41 000 根纤维，几乎均被髓鞘覆盖以便于快速传导[9]。纤维到达耳蜗腹核（ventral cochlear nucleus，VCN）的腹内侧面。在神经根进入区，每个轴突分裂成一条上行和一条下行纤维[10]。上行纤维从背外侧进入耳蜗腹核，下行纤维向尾侧和背侧直行，分叉进入耳蜗背核（dorsal cochlear nucleus，DCN）。与其他哺乳动物相比，人类耳蜗背核完全被下行纤维穿透，与神经元形成同质神经丛[10]。因此，人类耳蜗背核中没有类似猫的层状结构[11]。

二、耳蜗核

（一）双核合一：腹侧和背侧耳蜗核

Cajal 的学生 Lorente de No，根据组织形态学标准首先将耳蜗核的致密腹侧与平坦狭长部分区分开来[12]。而后研究人员才在细胞层面确认了这一亚分类[13-18]。

蜗神经延髓内段贯穿耳蜗腹核，进一步分为"耳蜗腹上核"（nucleus cochlearis ventralis superior，NCVS）和"耳蜗腹下核"（nucleus cochlearis ventralisinferior，NCVI）[16, 19-21]。

鉴于脑干的空间方向，动物和人类研究在命名上存在差异：动物的"前"对应人类中的"上"，"后"同理对应"下"。

其他组织学亚分类将动物 VCN 分为"前腹部"和"后腹部"，但因人类耳蜗核的弯曲走行而无法如此划分[18]。

（二）生理学

动物研究 耳蜗核包含将声音信息耦合到大脑的神经回路。在耳蜗核内，蜗神经纤维与神经元突触，形成声音环境的多重平行表达，每种表达对听觉信号执行不同分析[22]。当信号通过脑干听觉核团时，诸如声源定位和特定声音识别等的计算是被分开和并行处理的。

基于猫的细胞结构，Kirsten Osen 对人类耳蜗核细胞类型作了现代定义[23]。传入听觉神经纤维在 VCN 中心区域分岔，上行支至 VCN 前部，下行支至 VCN 后部，同时下行支还向后弯支配 DCN。要理解 ABI 神经接口，就必须了解蜗神经纤维主要终止于 VCN。这就是为什么脑干穿刺式电极比较表面电极，能以更低的刺激强度诱发听觉反应的原因[24]。蜗神经纤维对耳蜗核的神经投射反映了耳蜗的拓扑组构。

耳蜗核内每种主细胞类型均接收整个拓扑范围内的蜗神经纤维传入，也即是，每种主细胞类型都接收来自一侧耳、独立而完整的声音表达。在投射到脑干的不同靶点时，不同主细胞类型形成独立和平行的通路[5]。蜗神经纤维在 VCN 和 DCN 深层的神经支配投射呈现拓扑组构。在猫中，编码低频信号的神经纤维投射至腹侧带，而编码高频信号的神经纤维投射至背侧带。

McCreery 等证明，通过测量比脑干听觉通路更高的下丘（inferior colliculus，IC）不同层面的电刺激诱发电位，可得到猫耳蜗核的拓扑梯度[25]。众所周知，IC 具有分层拓扑性。研究人员通过刺激耳蜗腹背轴沿线的不同部位，证明耳蜗核（cochlear nucleus，CN）的拓扑顺序。刺激 CN 不同深度导致 IC 特定频率层的电活动[25]。该发现是设计 ABI 穿

---

❶ Theodor Ambrose Hubert Schwann（1810—1882 年），德国解剖学家和生理学家。

刺电极的重要理论依据。

　　耳蜗核至少有 5 种主细胞类型，每种类型对声音都有独特的反应模式，这是由于不同主细胞类型参与蜗神经信息分析的不同方面。这些模式多样性可用主细胞类型间的 3 个特征来解释：①蜗神经纤维对主细胞的神经投射模式；②形成突触传入的主细胞电特性；③主细胞相关的神经回路[5]。

　　蜗神经纤维与耳蜗核大多数细胞类型形成突触。其末梢大小不等，小如芽孢状，大如终球状[26]。末梢释放谷氨酸等神经递质，可激活微突触电流，其衰变时间常数小于 1 毫秒，这一反应在激活、失活和脱敏极其快速；且在所有神经结构中最为快速。VCN 细胞上单个谷氨酸受体的平均传导为 28ps。在一个微突触事件中平均有 40～50 个受体被激活[27-29]。在对声音的反应中，活体哺乳动物蜗神经纤维激发高达 300 个动作电位 / 秒[30]。耳蜗核内的突触传递可塑性极小，这一特征有助于以最小的失真，忠实地传递声学信息[5]。

　　除了频率信息外，自然听觉刺激还包含时域结构信息，这在言语感知中尤为重要。有研究将声音频率内容中的编码信息去除，只留下时域结构，仍然会有一定的言语识别[31]。这一点很重要，因为与人工耳蜗植入一样，ABI 的刺激也通过时域结构传递大量信息[32]。与蜗神经纤维相比，耳蜗核神经元对时域波动非常敏感，通常会增强对刺激幅度变化的时域信息表征[33, 34]。

　　这些神经元通过不同的反应模式，将特定信息片段从声音刺激中分离出来。例如，"起始型神经元"呈现时域结构的最大强化。各种类型神经元中编码的时域和频谱信息表达，允许确定声音身份，即对不同言语声的区别。

　　听觉植入相关的重要方面，是将声音环境的诸多方面在脑干水平被分离出来，并在耳蜗核中被选择性地处理和表达。

　　哺乳动物 DCN 甚至有更复杂的频谱特征察觉机制。DCN 主细胞整合来自蜗神经纤维（第一组）以及携带听觉和非听觉混杂信息平行纤维（第二组）的传入信息。与抑制作用相对较弱的 VCN 相比，未麻醉动物中的 DCN 神经元接收两组传入信号的

抑制作用。频谱复杂的声音可唤起兴奋和抑制的总和，使神经元能够察觉频谱特征，也即是声音的信息承载元素[35, 36]。DCN 主细胞通过在最佳频率附近的位置被抑制，来发出刺激频谱中的"有趣"特征信号[5]。

　　DCN 主细胞的第二组传入信号来自体感脊髓核的多模态感觉信息。许多研究认为，DCN 参与协调声音定位中的运动和感觉信息，并且它可能发挥类似于小脑学习的作用[5]。

　　所有通过脑干的平行上行听觉通路都投射到 IC。蜗神经的一些纤维从脑干（橄榄核）逆向耳蜗传出反馈信号，以降低耳蜗对响声敏感性，从而降低饱和度[37]。

三、人体研究

　　关于人类听觉脑干核的功能数据很少。20 世纪 70 年代，Dublin 尝试绘制"耳蜗核图谱"以描述耳蜗核拓扑结构，其测量了尸体标本中 VCN 球状细胞和螺旋神经节毛细胞的丢失程度，并将其与感音神经性听力下降的听力图关联，以确定"最佳匹配"频率图（"听力直方图"）。其数据揭示核内梯度中，低频表达于腹侧，而高频表达于背侧[19, 38, 39]。以上发现基本与动物研究发现的拓扑图谱相匹配[11, 18, 40]。

　　随着 ABI 的问世，绘制人类耳蜗核拓扑图谱的下一步，是通过选择性激活脑干耳蜗核的表面电极，进行音高分级。音高分级显示较低频率表达于更内侧（第四脑室外侧隐窝深部）和尾端，而较高频率则表达于外侧和头端[41]。

　　这些数据存在争议，因为内部（内侧）电极主要刺激 DCN，外部（外侧）电极部分重叠且主要刺激 VCN。而且电极位置因人而异，表面电极很难触及大多数 VCN。另外，电极周围电场分布亦不一致，因此很难计算某个电极下被电刺激激发或抑制的神经元深度。需要注意，阈值－距离在人类和动物研究中的测量结果近似[42, 43]。然而，在绘制拓扑图谱时，所感知到的音高也可能是表面电极刺激产生的有害非听性反应。

　　这些研究证明的关键点在于，传递较高频率的轴突穿透并投射于 VCN 内部，传递较低频率的

轴突则投射于更浅层位置[10, 18, 19, 44]。人类 DCN 较高频传递纤维比较低频率传递纤维投射于更靠腹侧位置[10, 18]。

关于人类耳蜗核的另一功能数据来源于退化性研究。蜗神经对耳蜗核听觉通路二级神经元具有营养作用。研究表明，耳蜗破坏导致耳聋后，DCN 神经元退行性萎缩比 VCN 少得多[11, 45]。提示大多数 DCN 神经元并不主要从蜗神经接收传入。

Jean Moore 等对感音神经性听力下降患者尸检，发现 VCN 中的细胞萎缩了 20%～30%。对一例人工耳蜗植入患者尸检亦发现相同情况，这表明仅靠电刺激不能替代蜗神经纤维的营养作用[46]。

听觉通更高级中心，即橄榄核和 IC 中亦发现存在相同的细胞收缩。但蜗神经的营养支持作用有限，因为 70% 耳蜗核细胞在耳聋发生长达 10 年后亦未出现退行性萎缩迹象。虽然人类和哺乳动物的研究数据非常吻合[47]。但这些数据对于负责尽量靠近听觉脑干核植入的手术医生而言用途有限。

四、解剖和手术入路

耳蜗核的外部解剖

与最常见的听觉研究动物猫相比，人类只有一小部分耳蜗腹核位于表浅位置[42]。虽然耳蜗核本身在人类脑干表面不可见，但还是有些仍可借助于一些外围结构作为 ABI 术中定为解剖标志。神经外科医生已经很熟悉该特定脑干区域的表面解剖结构，并尝试将内部解剖结构与外部标志（如"核隆起"和"听结节"❶）相关联[48-50]。

在 20 世纪 80 年代，洛杉矶 House 耳研所（HEI）的研究人员发现，第四脑室外侧隐窝的一部分由耳蜗核组成，而 DCN 的背面除了一小段尾部，其他部分均可从脑干表面接近[20, 21, 51]。Jacob 等测量外侧隐窝内这块可达区域为 7.5mm × 2.5mm[52]。

桥延体（位于脑干和小脑之间的中继站）有一 0.5mm 的薄细胞层与 DCN 背侧[42]。Abe 等研究该区域，发现与小脑脚背靠背的 DCN 在脑干表面形成轻度隆起的"听结节"[53]。但 DCN 仅构成该

隆起的一部分，其余部分由桥延体、前庭核和第四脑室室管膜组成[55, 56]。即使解剖结构正常，听结节也并非在每一例均出现[49]，因此其不是可靠的手术标志。

已有报道，脑干表面的"耳蜗核可见区域"（听结节）面积为（11.7 ± 2.7）mm ×（3.1 ± 0.7）mm[23]。听结节与脑干表面的另一可见结构（中沟）之间的平均距离为 6.5～6.9mm[49]，构成部分听结节的 DCN 与中沟之间的平均距离约为 10mm。听结节不仅比 DCN 长，且位于其内侧[54]。

"核隆起"是在延髓表面一个更大的隆起，由 DCN、VCN 下部和前庭蜗神经根部入脑区域组成，核隆起构成脑干后外侧曲面边界[52]。研究人员测量了核隆起和听结节。核隆起平均长度为 12.8mm。听结节长度范围为 3.5～9mm，其高度（头端至尾端）为 1.2～3mm。

这些定义和测量结果有较大的模糊性和可变性。耳蜗核本身亦是如此。Abe 等认为 VCN 可到达第四脑室外侧隐窝（Luschka 孔）的入口。但是，由于大多数 VCN 位于脑干内部深处，所以此结构不太可能在表面上形成很明显的外部标志。此外，即使在组织切片中，也很难在 DCN 和 VCN 之间界定清晰的边界。

从 VCN 边界明显起始处到面神经的距离更有意义，因为即使在神经纤维瘤病患者此区域的手术中，在面神经通常也很明显。虽然 DCN 在大多数情况下就位于面神经出脑干区的下方，但位置更深的 VCN 从脑干延伸到面神经起始处。这意味着从脑干外表面进入 VCN 非常困难。须注意，蜗神经在其根部入脑区进入 VCN 中部（图 2-4）[56]。

手术植入电极进入外侧隐窝的经典标志是 Luschka 孔。Komune 等精确描述外侧隐窝入口周围的解剖结构（图 2-3）。"菱唇"为 Luschka 孔的腹侧界，是与脉络丛外侧部一致的结构[48, 49, 57]。Terr 和 Edgerton 在 House 耳研所基于尸检标本的光镜分析，创建耳蜗核 3D 模型，用以确定显露耳蜗核复合体（cochlear nucleus complex，CNC）的最佳手

---

❶ "听觉结节"（Tuberculum auditivum）。

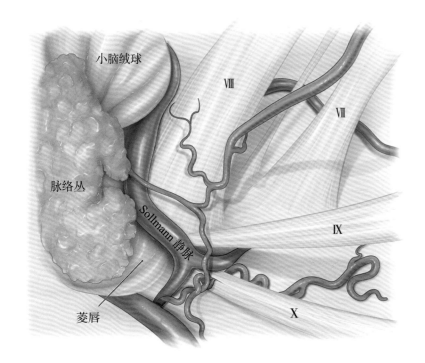

◀ 图 2–3　外侧隐窝（Luschka 孔）入
口周围脑干区域的解剖结构

Ⅷ . 前庭蜗神经；Ⅶ . 面神经；Ⅸ . 舌咽
神经；Ⅹ . 迷走神经

术径路[20, 58]，其研究发现蜗神经末端与脉络丛带附
着线大致重合（第四脑室下髓帆）。

舌咽神经既可引导进入 Luschka 孔，又可估计
ABI 表面电极阵列的植入轨迹。Klose 和 Sollmann
指出，在 2/3 的病例中，脑桥外侧静脉的一个分支
穿过外侧隐窝的入口（Sollmann 静脉）（图 2–3）[48]。
在福尔马林固定标本中，Luschka 孔大小约为
3.5mm×2mm[48, 49]。

五、耳蜗核内部解剖

研究表明，在生命的前 50 年中，耳蜗核体积
几乎增加到 3 倍，之后又减少约 1/3，直至生命终
点[59]。Seldon 和 Clark 发现人类右侧耳蜗核体积更
大[45]。这可能是由于右利手者更多使用右耳[60–62]。
与之吻合的是左半球优势听觉皮质中的神经元也比
右侧大，因为听觉通路的大部分纤维交叉至对侧[63]。

小脑下脚是脑桥与小脑之间的大型神经纤维连
接，与 VCN 大部分重叠和接壤（图 2–4）[10, 11, 18]。
发自小脑绒球的绒球脚形成 VCN 外侧界的一部分。
从尾外侧到腹外侧，VCN 被桥延体的有髓纤维（"周
围星形细胞缘"）穿过。桥延体是神经元中继站，
与小脑的视觉、听觉区域、三叉神经系统和脊髓有
联系[18, 64, 65]。

众多原因使人类耳蜗核的真实大小很难评估。
在组织切片上，VCN 和 DCN 的边界并不清楚。同样，
组织固定亦会导致标本缩小 10%～17%，纵向比横向
更明显，因此测量值需要乘以校正系数[46, 54, 59, 66]。直
到最近，人类脑干耳蜗核内在形态学尺寸和突出结
构的测量仅存在于病例研究[18, 21, 49, 53, 67]。磁共振成像
上耳蜗核几乎无法显现，但其长度和宽度在水平位
上估计为 8mm×3mm[68]。

耳蜗核大小测量的研究结果各异。头尾大小范
围从 2.3～4.5mm[13, 17, 45, 52, 69]。Moore 和 Osen 最早
研究人类耳蜗核复合体 CNC 的形状和空间方向[18]。
其头尾（"上下"）轴相对脑干轴倾斜 30°～35°。
其他研究虽然试图更好地测量，但结果却自相矛
盾[70–72]。还有研究测量耳蜗核与大脑表面的距离[20]。
显然，复合体结构测量远非一个简单的问题。

为了综合分析复合体组织大小、空间方向和深
度这些问题，本团队对 20 例脑干标本（33 个核）
做了三维研究[54]。最惊人的发现是 VCN 向内旋转
至脑干纵轴，以至 VCN 头端与脑干表面仅几毫米
距离（图 2–5）。

根据内部轴测量，CNC 大小为 8.01mm×
1.53mm×3.76mm（长 × 宽 × 高），标准误在 0.2～
1.21mm（表 2–1）。VCN 头端（上部）切面更宽，

长轴（长度）在尾端（下部）切面更长。

耳蜗核大小的个体差异很大。在本研究中，最大尺寸和最大表面深度的最小值和最大值变化系数为3（表2–2）。须注意，没有一个CNC在所有三个维度上都最小或最大。

每个CNC中VCN和DCN宽度和长度均相互关联，即DCN大小越小，VCN也越小。DCN高度与VCN长度和整个CNC长度成反比。

研究发现，耳蜗核的长度和高度无显著侧别差异。相反，大多数关于这些变量的数据和脑干两侧耳

表2–1 根据每个组织切片测量的最大距离平均值和标准误（mm），变量沿耳蜗核内部轴测量

	长　度	宽　度	高　度
DCN	3.42±1.21	0.68±0.20	1.90±0.66
VCN	4.59±0.89	1.53±0.64	3.18±0.69
CNC	8.02±1.05	1.53±0.64	3.76±0.89

CNC. 耳蜗核复合体；DCN. 背侧耳蜗核；VCN. 腹侧耳蜗核

蜗核表面深度呈线性关系。唯一例外的是DCN矢状面平均长度，数据显示左侧大于右侧。随着年龄的增

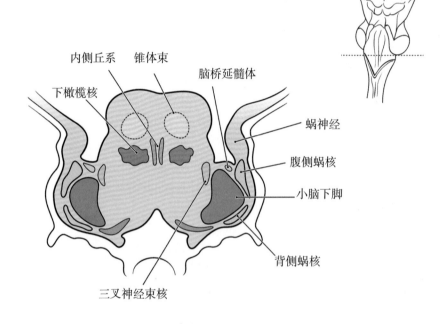

内侧丘系　锥体束

下橄榄核

脑桥延髓体

蜗神经

腹侧蜗核

小脑下脚

背侧蜗核

三叉神经束核

◀ 图2–4 图示蜗神经根部水平的脑干轴位截面

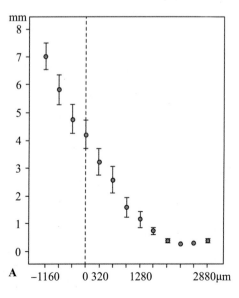

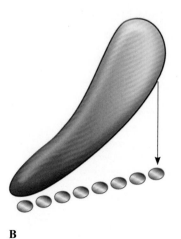

◀ 图2–5 腹侧耳蜗核至脑干表面的距离

A. VCN最小表面深度（平均值±标准误），虚线表示面神经的第一组织学截面；B. 右侧耳蜗核复合体（上面观）与人工听觉脑干植入表面电极相关的三维渲染，注意VCN头部与从第四脑室外侧隐窝植入的表面电极之间的距离（虚箭）

表 2-2　**825 张组织切片测量人类耳蜗核最小和最大距离平均值和标准误，因为是在轴位截面测量，根据耳蜗核显示的多层厚度（320μm）计算高度，因此无法根据此变量得出高度标准误**

	长　度		宽　度		高　度	
	最小	最大	最小	最大	最小	最大
DCN	1.46±1.00	4.24±1.67	0.29±0.19	0.81±0.19	0.77	3.10
VCN	1.92±1.11	5.42±1.75	0.780±0.31	2.10±0.91	2.32	4.26
CNC	3.38±1.05	9.66±3.42	0.78±0.31	2.10±0.91	2.32	7.36

CNC. 耳蜗核复合体；DCN. 背侧耳蜗核；VCN. 腹侧耳蜗核

长，CNC 高度减小，这与文献中发现与退化收缩模式相关，而没有如文献报道不伴细胞数量减少的退行性萎缩模式相关[47, 56]。

关于人类耳蜗核 3D 形状的数据很少。Terr 和 Sinha 在 House 耳研所制作了两种模型，一种展示耳蜗核（CN）与脑干的关系，另一种展示 CN 完全从脑干中解剖分离出来（图 2-6）[65]。虽然模型制作无法达到方差测量的目的，但仍然有助于设计第一批 ABI。在 CNC 3D 渲染模型中，侧面观呈畸变 X 形或靴形，上面观呈楔形（图 2-7）[54, 55, 73]。

六、耳蜗核作为人工听觉脑干植入的解剖口

尽管推测蜗神经的耳蜗起始部与脑干耳蜗核神经元之间存在点对点的联系，但 ABI 效果远不如人工耳蜗植入。

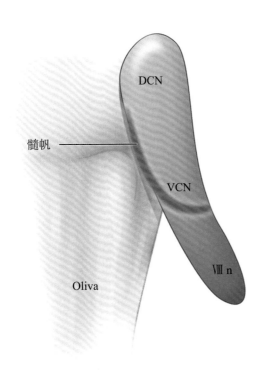

▲ 图 2-6　**耳蜗核水平脑干 3D 模型外面观**

DCN. 背侧耳蜗核；Oliva. 橄榄核；VCN. 腹侧耳蜗核；Ⅷ n. 前庭蜗神经

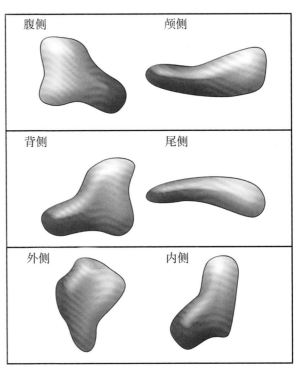

▲ 图 2-7　**基于约一千个组织切片测量结果，建立 3D 模型**

该模型由黏土模制而成，从多个角度拍照后上传到图形计算机，表面作平滑处理并重新着色。视图可根据脑干轴在空间上旋转

出于对耳蜗核手术和功能解剖认知（图 2-8），将其作为神经假体植入有 5 个主要困难。

- 第一，供术者参考的耳蜗核解剖标记很少。
- 第二，耳蜗核，特别是其腹侧部分形状复杂，无法通过一两个外部解剖标记作准确预测。
- 第三，脑干内耳蜗核大小和空间方向个体差异大。
- 第四，大多数蜗神经传入纤维主要终止深度为数毫米，只有穿刺式电极可与耳蜗核直接接触，但耳蜗核部分隐藏在面神经脑干起始部的后方，因此刺入式电极有损伤面神经的风险。
- 第五，大型肿瘤可能损害耳蜗核或使其永久移位。这一假设得到以下结果支持：ABI 最佳效果出现在非肿瘤病例，尽管这些病例言语识别能力差异很大（10%～100%）[74, 75]。

ABI 表面电极植入到耳蜗核尾端到，尾端薄约 0.8mm，深约 0.5mm。电极覆盖 2/3 耳蜗核区域，位于脑干外侧缘，优先刺激 DCN 和 1/3VCN 全长。CNC 表浅部分并不包括蜗神经纤维的所有主要末梢，该区域最大面积约为 3.4mm+（4.6mm 的 1/3）×3.8mm 或 4.9mm×3.8mm。电极覆盖 2/3 耳蜗核区域，位于脑干外侧缘，优先刺激 DCN 和 1/3VCN 全长。

虽然舌咽神经、外侧隐窝及其脉络丛、Sollmann 静脉足够作为表面电极植入的参照物，而穿刺电极植入仍缺乏明确的解剖标记和轨迹导引，而在脑干内倾斜的 VCN 一般也很难单独定位。大部分耳蜗核腹部无法触及。如果尝试用穿刺电极植入目标区，则进入点将是桥小脑连接部和脑干外侧顶部水平的外侧隐窝头端，该部位大致与 VCN 中间部对应。电极植入轨迹将倾斜向上（从尾到头），以避开面神经轴内走行和出脑干区域。由于与红核脊髓束内侧、顶盖脊髓束腹侧、桥延体、三叉神经束、长感觉束的二级运动神经元、小脑中脚和下脚、前庭核、舌咽神经尾部的空间关系紧密，表面和穿刺电极发出的电刺激可能引起非听性不良反应[76-79]。

尽管追求个体化植入，但这取决于 CNC MRI 显影的进一步改善。

七、更高层级听觉通路

除耳蜗核外，临床上唯一能植入电极作听力重建的部位是下丘，已有极少数患者植入。

此处对耳蜗核上方的听觉通路作简要描述。

耳蜗核含有二级神经元，其后的听觉通路交叉，并与大量中间神经元和突触在双侧上行。更多纤维在斜方体水平十字交叉到对侧，少量保留在同侧，继而沿外侧丘系和尾丘臂上行，与内侧膝状体突触。自此，再由内侧膝状体神经元将轴突经内囊传递到围绕外侧沟（Sylvian 沟）的大脑皮层，即初级听皮层。

（一）斜方体背核

每个斜方体通过耳蜗核接收来自双耳的传入。斜方体背核功能为声音定位，即觉察双耳间的相位和强度差异。

此核还向三叉神经和面神经发出传出信号，参与鼓膜张肌和镫骨肌反射性收缩，从而减弱响声。它也是耳蜗外毛细胞传出轴突的起始部，选择性"调谐"螺旋器官频率识别。

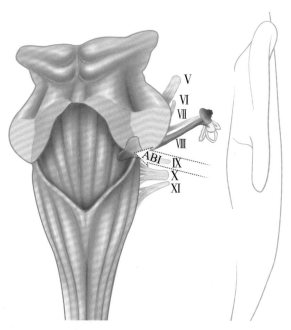

▲ 图 2-8　脑干、岩骨内前庭耳蜗结构和桥小脑角脑神经的手术和功能解剖
乙状窦后视野，以蓝色梯度近似表示耳蜗、蜗神经和耳蜗核中的拓扑结构，从高频（淡蓝色）到低频（深蓝色）渐变

（二）下丘

下丘经外侧丘系接收传入，并将听觉脑干连接到感觉，运动和边缘系统。它也是重要的听觉处理中脑部位[80]。

下丘包含对双耳间相位和强度差异敏感的神经元[81]。投射内侧膝状体的下丘神经元是有意识听觉通路的一部分。通过顶盖脊髓束和顶盖延髓束，IC传出信号产生头、耳、眼朝向突然声音刺激的反射性转向。听觉通路轴突的侧支进入网状结构，以提醒整个大脑有强声刺激。

总之，神经元在听觉通路中的位置越高，刺激模式就越复杂，需要以有意义的方式才能激活这些神经元[82]。听觉通路中远离耳蜗的许多神经元对简单的纯音无反应。

下丘某些细胞类型只能通过特定方向或程度的调频音调来激活。其他神经元仍然对纯音有反应，但前提是经过调频[81]。听觉中脑植入是否可以在未来代替 ABI 改善言语感知力尚待确定[83-85]。

（三）内侧膝状体

内侧膝状体是"有意识"听觉通路上的解剖结构，通过下丘臂接收传入信号，产生不精确的声音意识。

膝状神经元的轴突经过内囊投射到初级听觉皮质。膝状体处理声音的功能就像丘脑处理触觉功能一样[22]。

（四）初级听觉皮质

初级听觉皮质是听觉通路的主要终点，位于大脑外侧沟（Sylvian 沟）周围，对于识别声音的时域模式和音高变化方向不可或缺。旋律和言语也在此处表达。初级听皮层虽然具有拓扑映射，但检测声音的音高和方向是分开进行的，因为这两种模式亦是通过不同的途径传递到皮层。

（五）听觉相关皮质

听觉联想皮质围绕初级听觉皮质并接收传入信号，其提取声音模式中的含义，并将记忆中存储的意义与特定声音模式联想起来。

参 考 文 献

[1] Kiang NY, Rho JM, Northrop CC, Liberman MC, Ryugo DK. Hair-cell innervation by spiral ganglion cells in adult cats. Science. 1982; 217(4555):175–177

[2] Spoendlin H, Brun JP. Relation of structural damage to exposure time and intensity in acoustic trauma. Acta Otolaryngol. 1973; 75(2):220–226

[3] Brown MC, Berglund AM, Kiang NY, Ryugo DK. Central trajectories of type Ⅱ spiral ganglion neurons. J Comp Neurol. 1988; 278(4):581–590

[4] Brown MC, Ledwith JV, Ⅲ. Projections of thin (type-II) and thick (type-I) auditory-nerve fibers into the cochlear nucleus of the mouse. Hear Res. 1990; 49(1–3):105–118

[5] Young, E. D., & Oertel, D. (2003). Cochlear nucleus. In G. M. Shepherd (Ed.), The synaptic organization of the brain (5th ed., ch. 4, pp.125–163). Oxford, England: Oxford University Press.

[6] Kunel'skaya NL, Yatskovsky AN, Mishchenko VV. [Microanatomy of the cranial segment of the vestibulocochlear nerve: possible correlations with the symptoms of neurovascular compression syndrome]. Vestn Otorinolaringol. 2016; 81(1):25–28

[7] Ryu H, Tanaka T, Yamamoto S, Uemura K, Takehara Y, Isoda H. Magnetic resonance cisternography used to determine precise topography of the facial nerve and three components of the eighth cranial nerve in the internal auditory canal and cerebellopontine cistern. J Neurosurg. 1999; 90(4):624–634

[8] Lang J. Skull Base and Related Structures: Atlas of Clinical Anatomy. 2nd ed. Stuttgart:Schattauer Verlag; 2001

[9] Spoendlin H, Schrott A. Analysis of the human auditory nerve. Hear Res. 1989; 43(1):25–38

[10] Moore JK. Cochlear nuclei: relationship to the auditory nerve. In: Altschuler RA, Hoffmann DW, Bobbin RP, eds. Neurobiology of Hearing: The Cochlea. New York: Raven Press; 1986:283–301

[11] Moore JK. The human auditory brain stem: a comparative view. Hear Res. 1987; 29(1):1–32

[12] Lorente de No R. Anatomy of the eighth nerve. Ⅲ. General plan of structure of the primary cochlear nuclei. Laryngoscope. 1933; 43:327–350

[13] Bacsik RD, Strominger NL. The cytoarchitecture of the human anteroventral cochlear nucleus. J Comp Neurol. 1973; 147(2):281–289

[14] Brawer JR, Morest DK, Kane EC. The neuronal architecture of the cochlear nucleus of the cat. J Comp Neurol. 1974; 155(3):251–300

[15] Gandolfi A, Horoupian DS, De Teresa RM. Quantitative and cytometric analysis of the ventral cochlear nucleus in man. J Neurol Sci. 1981; 50(3):443–455

[16] Luxon LM. The anatomy and pathology of the central auditory pathways. Br J Audiol. 1981; 15(1):31–40

[17] Mobley JP, Huang J, Moore JK, McCreery DB. Three-dimensional modeling of human brain stem structures for an auditory brain stem implant. Ann Otol Rhinol Laryngol Suppl. 1995; 166:30–31

[18] Moore JK, Osen KK. The cochlear nuclei in man. Am J Anat. 1979; 154(3): 393–418

[19] Dublin WB. The cochlear nuclei revisited. Otolaryngol Head Neck Surg. 1982; 90(6):744–760

[20] Terr LI, Edgerton BJ. Surface topography of the cochlear nuclei in humans: two- and three-dimensional analysis. Hear Res. 1985; 17(1):51–59

[21] Terr LI, Sinha UK, House WF. Anatomical relationships of the cochlear nuclei and the pontobulbar body: possible significance for

neuroprosthesis placement. Laryngoscope. 1987; 97(9):1009–1011

[22] Young ED, Oertel D: Cochlear Nucleus, in Shepherd GM (ed): The synaptic organization of the brain. New York: Oxford University Press, 2003, pp 125–163

[23] Osen KK. Cytoarchitecture of the cochlear nuclei in the cat. J Comp Neurol. 1969; 136(4):453–484

[24] Rosahl SK, Mark G, Herzog M, et al. Far-field responses to stimulation of the cochlear nucleus by microsurgically placed penetrating and surface electrodes in the cat. J Neurosurg. 2001; 95(5):845–852

[25] McCreery DB, Shannon RV, Moore JK, Chatterjee M. Accessing the tonotopic organization of the ventral cochlear nucleus by intranuclear microstimulation. IEEE Trans Rehabil Eng. 1998; 6(4):391–399

[26] Rouiller EM, Cronin-Schreiber R, Fekete DM, Ryugo DK. The central projections of intracellularly labeled auditory nerve fibers in cats: an analysis of terminal morphology. J Comp Neurol. 1986; 249(2):261–278

[27] Golding NL, Robertson D, Oertel D. Recordings from slices indicate that octopus cells of the cochlear nucleus detect coincident firing of auditory nerve fibers with temporal precision. J Neurosci. 1995; 15(4):3138–3153

[28] Manis PB, Marx SO. Outward currents in isolated ventral cochlear nucleus neurons. J Neurosci. 1991; 11(9):2865–2880

[29] Oertel D. Synaptic responses and electrical properties of cells in brain slices of the mouse anteroventral cochlear nucleus. J Neurosci. 1983; 3(10): 2043–2053

[30] Sachs MB, Abbas PJ. Rate versus level functions for auditory-nerve fibers in cats: tone-burst stimuli. J Acoust Soc Am. 1974; 56(6):1835–1847

[31] Van Tasell DJ, Soli SD, Kirby VM, Widin GP. Speech waveform envelope cues for consonant recognition. J Acoust Soc Am. 1987; 82(4):1152–1161

[32] Shannon RV, Zeng FG, Kamath V, Wygonski J, Ekelid M. Speech recognition with primarily temporal cues. Science. 1995; 270(5234):303–304

[33] Frisina RD. Subcortical neural coding mechanisms for auditory temporal processing. Hear Res. 2001; 158(1–2):1–27

[34] Wang X, Sachs MB. Neural encoding of single-formant stimuli in the cat. Ⅱ. Responses of anteroventral cochlear nucleus units. J Neurophysiol. 1994; 71 (1):59–78

[35] Nelken I, Young ED. Why do cats need a dorsal cochlear nucleus? J Basic Clin Physiol Pharmacol. 1996; 7(3):199–220

[36] Parsons JE, Lim E, Voigt HF. Type Ⅲ units in the gerbil dorsal cochlear nucleus may be spectral notch detectors. Ann Biomed Eng. 2001; 29(10):887–896

[37] Guinan JJ, Jr, St, ankovic KM. Medial efferent inhibition produces the largest equivalent attenuations at moderate to high sound levels in cat auditorynerve fibers. J Acoust Soc Am. 1996; 100(3):1680–1690

[38] Dublin WB. The combined correlated audiohistogram. Incorporation of the superior ventral cochlear nucleus. Ann Otol Rhinol Laryngol. 1976; 85(6 PT. 1):813–819

[39] Dublin WB. Cytoarchitecture of the cochlear nuclei:report of an illustrative case of erythroblastosis. Arch Otolaryngol. 1974; 100(5):355–359

[40] Irvine DRF. The Auditory Brainstem. Vol. 7. Berlin, Heidelberg, Tokyo: Springer; 1986

[41] Marangos N, Stecker M, Sollmann WP, Laszig R. Stimulation of the cochlear nucleus with multichannel auditory brainstem implants and long-term results: Freiburg patients. J Laryngol Otol Suppl. 2000(27):27–31

[42] Ranck JB, Jr. Which elements are excited in electrical stimulation of mammalian central nervous system: a review. Brain Res. 1975; 98(3):417–440

[43] Shannon RV, Moore JK, McCreery DB, Portillo F. Threshold-distance measures from electrical stimulation of human brainstem. IEEE Trans Rehabil Eng. 1997; 5(1):70–74

[44] Kelly JP. Hearing. In: Kandel EC, Schwartz JH, Jessell TM, eds. Principles of Neural Science. 3rd ed. New York, Amsterdam, London, Tokyo: Elsevier; 1991:481–498

[45] Seldon HL, Clark GM. Human cochlear nucleus: comparison of Nisslstained neurons from deaf and hearing patients. Brain Res. 1991; 551(1– 2):185–194

[46] Moore JK, Niparko JK, Perazzo LM, Miller MR, Linthicum FH. Effect of adultonset deafness on the human central auditory system. Ann Otol Rhinol Laryngol. 1997; 106(5):385–390

[47] Shepherd RK, Hardie NA. Deafness-induced changes in the auditory pathway: implications for cochlear implants. Audiol Neurotol. 2001; 6(6):305–318

[48] Klose AK, Sollmann WP. Anatomical variations of landmarks for implantation at the cochlear nucleus. J Laryngol Otol Suppl. 2000(27):8–10

[49] Quester R, Schröder R. Topographic anatomy of the cochlear nuclear region at the floor of the fourth ventricle in humans. J Neurosurg. 1999; 91(3): 466–476

[50] Schwalbe G. Lehrbuch der Neurologie. Jena: Gustav Fischer; 1881

[51] McElveen JT, Jr, Hitselberger WE, House WF. Surgical accessibility of the cochlear nuclear complex in man: surgical landmarks. Otolaryngol Head Neck Surg. 1987; 96(2):135–140

[52] Jacob U, Mrosack B, Gerhardt HJ, Staudt J. [The surgical approach to the cochlear nucleus area]. Anat Anz. 1991; 173(2):93–100

[53] Abe H, Rhoton AL, Jr. Microsurgical anatomy of the cochlear nuclei. Neurosurgery. 2006; 58(4):728–739, discussion 728–739

[54] Rosahl SK, Rosahl S. No easy target: anatomic constraints of electrodes interfacing the human cochlear nucleus. Neurosurgery. 2013; 72(1) Suppl Operative: 58–64, discussion 65

[55] Rosahl SK, Rosahl S, Walter GF, Hussein S, Matthies C, Samii M. Cochlear region of the brainstem. J Neurosurg. 2000; 93(4):724–729

[56] Rosahl S: Ausdehnung, Lage und Form des menschlichen Nucleus cochlearis, Dissertation. Albert-Ludwigs-Universität Freiburg, Germany, 2008

[57] Komune N, Yagmurlu K, Matsuo S, Miki K, Abe H, Rhoton AL, Jr. Auditory brainstem implantation: anatomy and approaches. Neurosurgery. 2015; 11 Suppl 2:306–320, discussion 320–321

[58] Terr LI, Edgerton BJ. Three-dimensional reconstruction of the cochlear nuclear complex in humans. Arch Otolaryngol. 1985; 111(8):495–501

[59] Konigsmark BW, Murphy EA. Volume of the ventral cochlear nucleus in man: its relationship to neuronal population and age. J Neuropathol Exp Neurol. 1972; 31(2):304–316

[60] Geffen G. The development of the right ear advantage in dichotic listening with focused attention. Cortex. 1978; 14(2):169–177

[61] Kimura D. Functional asymmetry of the brain in dichotic listening. Cortex. 1967; 3:163–178

[62] Sidtis JJ. Predicting brain organization from dichotic listening performance: cortical and subcortical functional asymmetries contribute to perceptual asymmetries. Brain Lang. 1982; 17(2): 287–300

[63] Seldon HL. The anatomy of speech perception: human auditory cortex. In: Peters A, Jones EG, eds. Cerebral Cortex. Vol. 4. New York: Plenum; 1985:73–324

[64] Terr LI, House WF. Neurons of the inferior medullary velum in the cerebellopontine angle. Ann Otol Rhinol Laryngol. 1988; 97(1): 52–54

[65] Terr LI, Sinha UK. Three-dimensional computer-aided reconstruction of the pontobulbar body. Am J Otol. 1987; 8(5): 432–435

[66] Quester R, Schröder R. The shrinkage of the human brain stem during formalin fixation and embedding in paraffin. J Neurosci Methods. 1997; 75(1):81–89

[67] Musiek FE, Baran JA. Neuroanatomy, neurophysiology, and central auditory assessment. Part I: Brain stem. Ear Hear. 1986; 7(4):207–219

[68] Gebarski SS, Tucci DL, Telian SA. The cochlear nuclear complex: MR location and abnormalities. AJNR Am J Neuroradiol. 1993; 14(6):1311–1318

[69] Paxinos G, Huang X. Atlas of the Human Brainstem. San Diego: Academic Press; 1995

[70] Nevison B, Laszig R, Sollmann WP, et al. Results from a European clinical investigation of the nucleus multichannel auditory brainstem implant. Ear Hear. 2002; 23(3):170–183

[71] Rauschecker JP, Shannon RV. Sending sound to the brain. Science. 2002; 295 (5557):1025–1029

[72] Rosahl SK, Lenarz T, Matthies C, Samii M, Sollmann WP, Laszig R. Hirnstammimplantate zur Wiederherstellung des Hörvermögens. Dt. Aerzteblatt. 2004; 101: 180–188

[73] Rosahl SK, Rosahl S. Letter: anatomy and auditory brainstem implants. Neurosurgery. 2016; 78(4):E601–E602

[74] Choi JY, Song MH, Jeon JH, Lee WS, Chang JW. Early surgical results of auditory brainstem implantation in nontumor patients. Laryngoscope. 2011; 121 (12):2610–2618

[75] Colletti V, Shannon R, Carner M, Veronese S, Colletti L. Outcomes in nontumor adults fitted with the auditory brainstem implant: 10 years' experience. Otol Neurotol. 2009; 30(5):614–618

[76] Edgerton BJ, House WF, Hitselberger W. Hearing by cochlear nucleus stimulation in humans. Ann Otol Rhinol Laryngol Suppl. 1982; 91(2 Pt 3):117–124

[77] Matthies C, Thomas S, Moshrefi M, et al. Auditory brainstem implants: current neurosurgical experiences and perspective. J Laryngol Otol Suppl. 2000; 114 (27):32–36

[78] Shannon RV, Fayad J, Moore J, et al. Auditory brainstem implant: II. Postsurgical issues and performance. Otolaryngol Head Neck Surg. 1993; 108(6):634–642

[79] Sollmann WP, Laszig R, Marangos N. Surgical experiences in 58 cases using the Nucleus 22 multichannel auditory brainstem implant. J Laryngol Otol Suppl. 2000(27):23–26

[80] Winer JAS, C.E.: The central auditory system: a functional analysis, in Winer JAS, C.E. (ed): The Inferior Colliculus. New York: Springer Science and Business Media, 2005, pp 1–68

[81] Litovsky RY, Fligor BJ, Tramo MJ. Functional role of the human inferior colliculus in binaural hearing. Hear Res. 2002; 165(1–2):177–188

[82] Pickles JO. An Introduction to the Physiology of Hearing, 2nd ed. London: Academic Press; 1988

[83] Lenarz T, Lim HH, Reuter G, Patrick JF, Lenarz M. The auditory midbrain implant: a new auditory prosthesis for neural deafness—concept and device description. Otol Neurotol. 2006; 27(6):838–843

[84] Lim HH, Lenarz M, Lenarz T. Auditory midbrain implant: a review. Trends Amplif. 2009; 13(3):149–180

[85] Schierholz I, Finke M, Kral A, et al. Auditory and audio-visual processing in patients with cochlear, auditory brainstem, and auditory midbrain implants: an EEG study. Hum Brain Mapp. 2017; 38(4):2206–2225

第3章 耳蜗、蜗神经、脑干及听觉系统影像
Imaging of the Cochlea, Cochlear Nerve, Brainstem, and Auditory System

Burce Ozgen 著

摘 要

耳蜗、蜗神经、脑干和听觉系统的影像检查是听觉脑干植入正确选择候选者和制订手术计划的关键。对于听觉脑干植入的术前影像，高分辨率计算机断层扫描和磁共振成像提供了完善的信息。ABI候选者的影像检查不仅有助于判断适应证标准，而且还有助于评估从脑干到颞叶皮质听觉通路的完整性。同样，植入后的影像学检查对于确定合适的电极放置位置及在需要时评估可能的并发症同样至关重要。

关键词

听觉脑干植入；CT；MRI；蜗神经；听觉通路

影像学在人工耳蜗和听觉脑干植入患者的术前和术后评估中起着重要而不可或缺的作用。对耳蜗和蜗神经的评估决定了患者是否有资格接受人工耳蜗和听觉脑干植入。此外，颅后窝和幕上结构的成像对于ABI患者的术前评估至关重要。植入后，需要再次影像检查来确认电极的正确放置及评估可能的并发症。然而，植入体本身也是磁场中也会导致伪影形成和潜在危险。本章首先讨论听觉通路的放射解剖学，然后讨论与ABI术前和术后成像相关的重要概念。

一、内耳及听觉通路影像解剖

（一）耳蜗

在现代实践中，内耳结构是通过计算机断层扫描（CT）和磁共振成像（MRI）的断层成像来评估的。无论哪种成像技术，耳蜗都呈螺旋结构，旋转2.5圈，正常测量高度为5.1mm（范围4.4～5.9mm）[1]。耳蜗回（底圈、中圈和顶圈）由阶间隔隔开，由蜗轴发出的放射状骨板形成耳蜗基底部（图3-1）。骨螺旋板从蜗轴突突出，是一种显微解剖的骨结构，它将耳蜗螺旋分成鼓阶（下方）、中阶和前庭阶（上方）。此螺板旋层在常规CT上很难看到，但在薄层MRI[2]上很容易看到（图3-2A）。高分辨率1.5T和3T MRI可区分充满液体的鼓阶和前庭阶，但只有高特斯拉成像才能显示中阶[3, 4]。蜗神经通过称为蜗孔（或骨蜗神经管）的骨管从内耳道到达蜗轴（图3-1）。这个"耳蜗颈"（蜗孔）的正常测量宽度为1.9mm（±0.24mm）[2, 5]。

（二）内耳道及前庭蜗神经

IAC 大小因人而异，但平均管直径为 4.21 ± 0.79mm（范围 2～8mm），两侧大小几乎对称，最多相差 2mm[6, 7]。前庭蜗和面神经可通过高分辨率、T_2 加权成像得到很好的识别（图 3-2A）。尽管轴位片可以显示前庭蜗神经的大小并有助于评估其走行，但垂直于前庭蜗神经长轴获得的斜矢状位图像由于能够显示神经横截面，是最好的能区分 VCN 的各个组成部分的方法[8]。在 IAC 中部，VCN 显示为月牙形结构（图 3-2B）；而在更外侧的内听道底部，可以分别看到 VCN 的三个组成部分，蜗神经位于前下方（图 3-2C）[9]。MRI 上蜗神经的正常大小在内耳道口处为 1.8 ± 0.2mm，在中外端 IAC 处为 1.2 ± 0.2mm[10]。在大多数情况下，蜗神经较前庭上神经或下神经粗大[11]。半数以上的蜗神经粗细与面神经相似或更粗[9]。

（三）耳蜗核

MRI 能更好地显示大脑解剖的细节，但在脑干显示中却存在局限[12]。使用 MRI 评估脑干的困难不仅由于各种脑干结构偏小，同时也由于这些解剖成分没有足够的对比度差异[13]。因此，当使用基于弛豫加权对比 MR 图像时，尽管分辨率高，但这些结构（如脑神经核）在临床场强中无法清晰显示[14]。然而由耳蜗核复合体在第四脑室外侧隐窝和 Luschka 孔形突起，这一结构可以在 MRI 上被识别。孔（图 3-2A）[15]。

（四）听觉通路

形态影像解剖

与耳蜗核复合体相似，常规 MR 序列检查无法观察到听觉通路的上行纤维。听觉辐射只能通过弥散加权成像获得定向纤维追踪来显像[16]。功能磁共振成像（functional MRI，fMRI）可以无创评估大脑功能而定位听觉皮质（图 3-3）。

二、听觉脑干植入术前影像检查

（一）影像检查技术

对于 ABI 患者的术前影像学检查，高分辨率

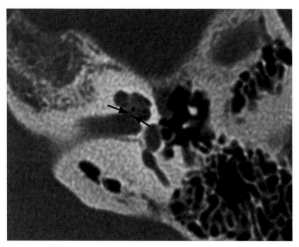

▲ 图 3-1　耳蜗的计算机断层扫描解剖

颞骨轴位 CT 显示蜗孔的正常外观（箭），注意蜗轴在耳蜗底部的（星）正常外观

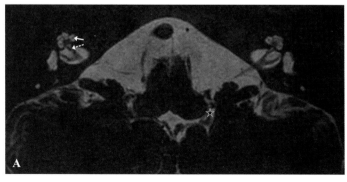
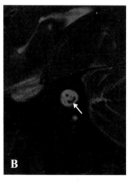
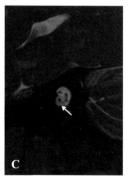

▲ 图 3-2　高分辨率磁共振成像下对耳蜗和蜗神经的解剖，轴位（A）和斜矢状位（B 和 C）重 T_2 加权驱动平衡（DRIVE）图像

A. T_2 加权轴位像显示耳蜗蜗回和内部的螺旋板（箭），蜗神经（虚箭）位于内耳道的底部，可见左侧外侧隐窝（星）；B. 在斜矢状位成像中，IAC 内前庭蜗神经（箭）为新月形结构；C. 在更外侧，蜗神经（箭）可见已与前庭上、下神经分开

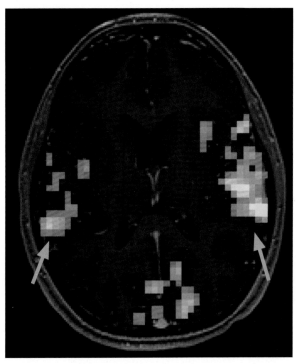

▲ 图 3-3 血氧水平依赖性功能磁共振成像研究的轴位图像显示，双侧听觉皮质激活（箭）

图片由 Dr. Keith Thulborn 提供

CT 和 MRI 提供了补充信息。

1. CT　CT 仍是先天性感音神经性听力下降（sensorineural hearing loss，SNHL）的首选检查方法。颞骨 CT 能够描绘内耳详细解剖结构；但更重要的是，它还可以帮助评估 IAC 和蜗孔尺寸，以发现可能需要 ABI 的患者。目前颞骨成像推荐的 CT 扫描仪是多探测器 CT（multi-detector CT，MDCT）和锥束 CT（cone-beamCT，CBCT）。

(1) MDCT：MDCT 现在是世界上大多数中心行颞骨 CT 检查的标准方法。图像采集在轴平面上执行。但是，等向体素允许在任何附加平面上以高分辨率重新格式化图像。成像参数取决于扫描仪，但准直通常为 0.5～0.625mm，并且必须小于 1mm。应始终使用骨算法处理图像，并以 4000HU 的窗宽和 200～500HU 的窗位查看图像[17]。

(2) CBCT：尽管 MDCT 在世界范围内得到广泛应用，但使用平板探测器技术的 CBCT 正在慢慢取代其对精细颞骨结构的详细评估[17]。CBCT 使用旋转机架和锥形 X 线束生成三维体积数据集[17]。它以较低的剂量获得更高的分辨率（0.15mm 厚）。此外，

它对金属和光束硬化伪影不太敏感。然而，因为采集过程通常需要 40s，对患者的移动较敏感，因此儿童患者可能需要麻醉后进行。

2. MRI　为了评估蜗神经、脑干以及到颞叶皮质的听觉通路的完整性，MRI 是至关重要的。同样，患者限动配合尤为重要，因此儿童往往需要麻醉。由于更高的场强可提高信噪比（signal to noise ratio，SNR）和空间分辨率，所以应尽可能使用 3.0T 扫描仪进行 MRI 检查[18]。用于评估 ABI 候选者的 MRI，应包括高分辨率 T_2 加权序列能够详细评估膜迷路，更能评估蜗神经。这些序列可以通过梯度回波（gradient-echo，GRE）和快速自旋回波（fast spin-echo，FSE）T_2 加权技术来实现，但选择哪种序列目前仍存在争论[19]。根据不同的扫描仪品牌，最常用的序列包括稳态构成干扰序列（constructive interference into steady state，CISS）、快速平衡稳态采集（fast imaging employing steady-state acquisition，FIESTA）、驱动平衡射频复位脉冲（driven equilibrium radio frequency reset pulse，DRIVE）、3D 真实稳态进动快速成像（fast imaging with steady-state precession，FISP）、3D T_2 快速自旋回波或 3D T_2 快速反转快速自旋回波（fast recovery FSE，FRFSE）。当层厚小于或等于 1mm 时，应增加重 T_2 加权序列的分辨率。由于直接斜矢状位图像比通过轴位扫描后重建的图像具有更好的分辨率，因此建议直接采集斜矢状位图像[8]。同时，也需要对整个大脑进行 T_2 加权成像用以评估听觉通路[20, 21]。对于神经纤维瘤病 2 型患者，还需要对整个大脑进行增强 MRI 检查，用以发现其他可能存在的颅内外肿瘤。

（二）听觉脑干植入候选者的放射学评估

1. 先天性感音神经性耳聋患者的资格标准评估　先天性感音神经性耳聋 ABI 候选者的基本放射学评估与人工耳蜗植入（CI）相同，若结果不符合 CI 适应证，则应考虑 ABI[22, 23]。ABI 候选者的先天性内耳异常将在其他章节中详细讨论。从影像学角度来看，不仅要检测和正确标记特定的畸形，更要评估蜗孔大小和蜗神经存在与否及其粗细情况。植入前影像检

查需要仔细评估以下结构。

(1) 耳蜗：耳蜗发育不全是一类耳蜗畸形，即耳蜗尺寸小于正常，并且耳蜗圈数或高度减小[24, 25]。当耳蜗发育不全时，神经也可能发育不全或缺如，都需要通过 MRI 进行评估[26]。同样，共同腔畸形、不完全分隔 1 型和 2 型也被报道可以伴有神经发育不全或不发育，都需要用 MRI 进行评估[7, 27, 28]。

(2) 蜗孔：蜗孔闭锁是提示蜗神经异常的一个重要指标[7, 29]。Tahir 等报道，所有 21 例蜗孔闭锁患者均伴有蜗神经缺陷（发育不全或未发育）[7]。患者的蜗孔大小也需要评估，因为其直径是蜗神经状态的标志[7, 30]。当蜗孔小于 1.4mm 时，定义为狭窄的（图 3-4A）[5, 31-34]。在 Tahir 等的系列报道中，大多数蜗孔狭窄的病例伴有蜗神经发育不全 / 未发育，只有 15% 的病例有正常粗细的蜗神经[7]。在耳蜗大小正常的情况下，蜗孔也可能存在狭窄。因此，正常的耳蜗形态并不一定意味着正常的蜗神经结构，需要进一步的 MRI 成像来评估。

(3) 内耳道：当 IAC 中点直径小于 2mm 时，定义为 IAC 狭窄[35]。IAC 狭窄或闭锁很容易通过 CT 显示。虽然 MRI 很难对 IAC 直径精确测量，但高分辨率 T_2 加权成像仍能显示 IAC 发育不全或闭锁，表现为 IAC 内 T_2 高信号的脑脊液（cerebrospinal fluid，CSF）减少或消失。同样，狭窄或闭锁的 IAC 代表着蜗神经缺陷[29, 36]。然而，IAC 形态并不是蜗神经完整性的不可代标，正如 Adunka 等所报道，在多达一半的蜗神经不发育患者中可见正常的

IAC 直径[7, 37]。

(4) 蜗神经：在人工耳蜗植入前，对 VCN 特别是其耳蜗分支的评估是非常重要的。在正常大小的 IAC 中，利用斜矢状位高分辨率图像可以直接诊断蜗神经未发育（图 3-4B）[38]。然而，在非常狭窄的 IAC 中，由于无法分辨神经，诊断可能很困难[35, 37]。即使内耳可见正常，也存在蜗神经严重发育不全的情况[39]。区分发育不全和正常大小的蜗神经很难，需要尽可能高的 MRI 分辨率[39]。关于蜗神经发育不全的定义尚没有一个明确的共识。Li 等将蜗神经发育不良定义为在斜矢状面图像上，蜗直径小于面神经直径[29]。同样，Glastonbury 等认为，蜗神经直径小于 IAC 内其他神经为蜗神经发育不全[39]。必须认识到，在蜗神经的形态 / 功能方面，影像学和听力学的发现之间是可能偶尔存在差异的[40, 41]。多项研究表明，某些蜗神经缺如患者具有阳性的听力学反应，可以从耳蜗植入中获益[40-42]。蜗神经和前庭 - 耳蜗复合体其他分支之间低于当前 MRI 分辨率的解剖连接可能是造成这种放射学 - 听力学不一致的原因[43]。使用超高场磁体和弥散张量成像（diffusion tensor imaging，DTI）纤维束成像可能在将来解决这一难题[3, 44]。

(5) 脑干及幕上脑：在每一个 ABI 候选者中，利用 MRI 对脑干和幕上大脑结构进行成像，不仅可以验证到颞叶皮质的听觉通路的完整性，而且可以发现可能限制植入后康复效果的潜在先天性或后天性畸形[45]。由于胚胎和胎儿发育异常，先天性聋

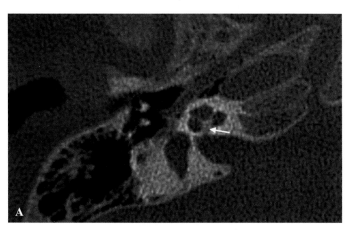
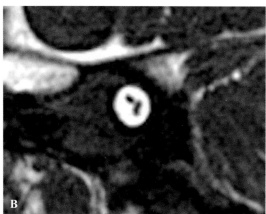

▲ 图 3-4　A. 双侧先天性重度感音神经性耳聋患者的颞骨轴位计算机断层扫描（B）和斜矢状位三维驱动平衡图像；B. CT 图像显示右耳蜗孔闭锁患者相应的磁共振图像，显示右蜗神经未发育

患儿外侧隐窝的解剖结构可能存在显著的变异[46]。先前已有报道，先天性脑发育异常在听神经病谱系障碍患者中更为常见[21, 46, 47]。在双侧蜗神经缺损的情况下，脑桥发育不全等后脑异常是最常见的颅内异常表现[46]。此外，还能发现可能存在的中枢病变的证据，如慢性缺氧缺血性损伤、核黄疸、先天性中枢神经系统（central nervous system，CNS）感染的慢性改变[48, 49]。白质病变也是 CI/ABI 患者植入前常见的影像表现[21, 50]。这些病变是非特异性的更为弥漫和重要的实质性病变，是植入后语言和言语发育的负面预后因素[20, 49, 50]。因此，对每个 ABI 候选者的脑干和大脑进行综合评估是至关重要的。此外，随着新技术的发展，MRI 也有可能通过体素形态计量学和功能磁共振成像来研究听觉皮质的解剖和功能联系[51]。DTI 测量，如各向异性分数可能对选择患者和预测植入后的结果起重要作用[52]。

2.获得性感音神经性耳聋患者的资格标准评估　获得性 SNHL 的 ABI 候选者的放射学评估与先天性 SNHL 不同。由于影像学更侧重于发现可能存在的手术困难，应单独评估以下结构。

(1) 脑干：耳蜗核复合体所在的后外侧髓质应当无明显信号的改变。创伤后或术后的脑软化改变及先前放射治疗的潜在损伤是在该位置的重要考虑因素[53, 54]。同样，患者不应存在脑干尤其是后外侧髓质的缺血性病变[55]。尽管目前 T_2 加权成像是桥髓连接的推荐评估方法，但 DTI 可以显示更细微的异常，例如早期发现前庭神经鞘膜瘤患者的听觉通路的改变，并术前预测植入的成功率[44, 56]。

(2) 外侧隐窝：电极放置位置的大小应该正常，不存在非对称的宽大情况。因为该位置的宽大可能会导致电极阵列的移动或旋转（图 3-5）[57]。此外，在 NF2 患者中，肿瘤的留存或先前手术切除可能导致脑干的变形，会导致外侧隐窝难以识别[58]。如在先前手术的瘢痕组织中，正常脑脊液信号消失，而在预期植入的部位可以看到伴随的增强信号，说明正常解剖结构可能已有变形。

(3) 基底池：术前需要仔细寻找异常的后组脑神经和外侧隐窝周围的异常血管，这些异常可能会妨碍 ABI 的放置或导致意外的手术困难[59]。这一评估最好

使用高分辨率的重 T_2 加权序列。也有报道说，脑膜炎史可能导致术中过多的出血和增加手术难度。因此，增强的 T_1 加权图像用以评估增强的软脑膜非常重要[60]。

(4) 幕上脑：对于 NF2 患者，应检查其他幕上肿块，如脑膜瘤或脑膜瘤病及其他实质性信号异常[61]。同样，外伤后双侧聋患者可能伴有听觉皮质创伤性脑软化症或剪力性损伤，需要进一步完善检查[60, 62]。

三、听觉脑干植入术后影像

（一）听觉脑干植入后相关影像问题

植入后，通常需行影像学检查以确定电极阵列的位置，并检查电极阵列是否正确放置[63]。此外，可能还需要进行脑部影像检查以了解术后即刻的并发症，或对 NF2 患者进行随访[64]。

（二）放射科评估

正位 X 线前后位平片和改良 Stenvers 位 X 线平片是 ABI 术后的标准成像方法，在大多数患者中足以显示电极阵列的位置和完整性，并检查电极扭曲（图 3-6）。Cerini 等在侧位和正位视图上对这些平片的评估进行了标准化，使用角度而不是与特定标志物的距离来评估正确电极定位的准确性。然而，由于是平面显示，其所提供的电极阵列精确定位的

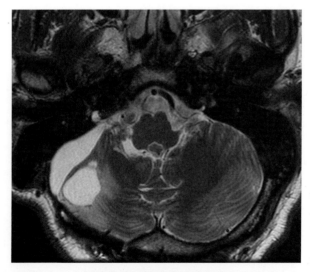

▲ 图 3-5　右侧前庭神经鞘膜瘤切除史的 NF2 患者 ABI 术前磁共振成像
轴位 T_2 加权像显示右侧外侧隐窝明显不对称性扩大

信息比较局限。

（三）CT 影像

当术后平片不能正确显示电极阵列的位置或怀疑术后并发症时，CT 评估尤其有用[65]。CT 适合评估植入设备的完整性。虽然软组织窗可以充分显示脑干结构，但它不能区分金属电极和电线（图 3-7A）。与之相应的是，骨窗很好地描绘了电极，但是伴随的条纹伪影不利于确定周围软组织与植入体的位置（图 3-7B）[65]。为了克服这一限制，

Lo 等提出了一种叠加技术，将倒置的骨窗叠加到软组织窗上，以便更好地描绘电极与周围软组织结构的关系[67]。新的技术，如视角倾斜（view angle tilting，VAT）和金属人工制品切片编码复位术（slice-encoding for metal artefact reduction，SEMAC）也在发展中，可以解决设备伪影，并取得了很好的效果[66]。CT 更是评估潜在的术后早期并发症（如出血或脑脊液漏）的适当和推荐的方法[22]。

（四）MRI 安全性

目前，由于植入体的伪影和低分辨率，MRI 并不是术后影像检查的金标准。然而，由于大多数 ABI 候选者是需要继续影像学随访的 NF2 患者，因此 ABI 设备的 MRI 安全性问题是一个重要的考虑因素[68]。初代 ABI 具有磁性，与 MRI 不兼容。但据报道，大多数现有设备都是非磁性的，并且与 1.5T 的 MRI 兼容[69]。ABI 的 MRI 安全性方面的主要问题与内部磁铁有关[66]。磁场力可能使内部磁铁旋转，从而在扫描过程中产生疼痛和移位，因此，幼童（由于较薄的骨骼）在扫描时有较大的移位风险。对于移位的风险，建议使用局麻下移除磁铁；然而，这是昂贵而有侵入性的，并有皮瓣感染的风险（图 3-8A 和 B）[66]。另一个解决方案是头部包扎，即使使用 3T 磁共振也能取得成功[70, 71]。磁铁技术

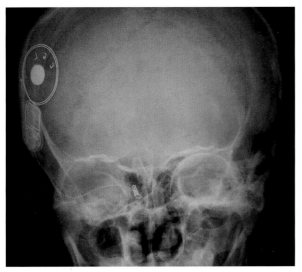

▲ 图 3-6　31 岁 NF2 患者植入后前后位（AP）X 线片显示听觉脑干植入电极阵列

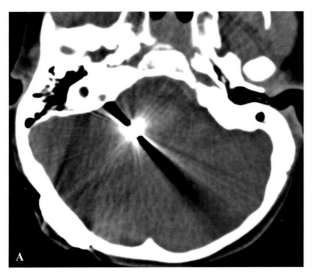
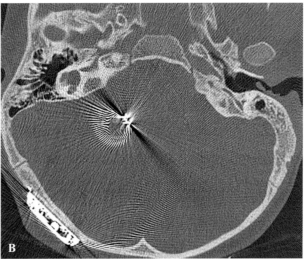

▲ 图 3-7　软组织（A）和骨窗（B）内为双侧耳蜗未发育行听觉脑干植入术的儿童头部计算机断层扫描
A. 由于受植入体的伪影影响，软组织窗上颅后窝的结构显示受到严重影响，但依旧可见；B. 骨窗显示嵌入颞骨内的接收 - 刺激器及电极阵列；然而，由于该窗上的软组织结构不可见，植入体的确切位置难以评估

正在不断进步。现在已开发出一种可自由旋转的磁铁，检查时无须移除磁铁，甚至无须压力敷料即可使用，而且尚没有移位或退磁的病例报道[72]。

植入体磁铁产生的伪影可能会导致邻近区域的晕染伪影和变形。然而，据报道，很少出现同侧颅后窝完全显示不清的情况。因此，残留/复发的前庭神经鞘膜瘤仍可以被影像随访（图 3–8C）[71]。

目前 ABI 的术前影像学检查是选择合适的候选者和制订手术计划的关键。但由于电极和磁铁伪影，尤其是由于当前影像学无法描绘耳蜗核复合体，术后影像学检查仍然受到限制。尽管如此，更高特斯拉下的新序列设计和后处理软件技术的使用，会提高我们未来的影像检查能力，更好地评估更高听觉通路的细微结构变化，从而更好地评估植入者的预后。

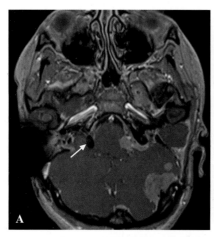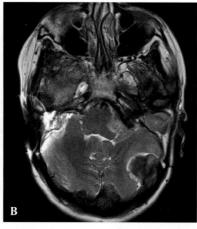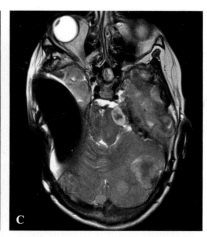

▲ 图 3–8　1 例 NF2 患者的术后磁共振研究，该患者先前切除了右侧神经鞘膜瘤，并放置了听觉脑干植入体

A 和 B. 移除磁铁后，增强后 T_1 加权（A）和 T_2 加权（B）图像显示了颅后窝手术后的变化，电极阵列（箭）仅在 T_1 加权图像（A）上可见，左侧可见前庭神经鞘膜瘤残留，颅后窝多发脑膜瘤；C. 1 年后对同一患者同样 MRI 检查，磁铁保留在原位未取出，T_2 加权像显示磁铁的伪影更加明显（图片由 Dr. Bert De Foer 提供）

参 考 文 献

[1] Purcell DD, Fischbein N, Lalwani AK. Identification of previously "undetectable" abnormalities of the bony labyrinth with computed tomography measurement. Laryngoscope. 2003; 113(11):1908–1911

[2] Fatterpekar GM, Doshi AH, Dugar M, Delman BN, Naidich TP, Som PM. Role of 3D CT in the evaluation of the temporal bone. Radiographics. 2006; 26 Suppl 1:S117–S132

[3] Thylur DS, Jacobs RE, Go JL, Toga AW, Niparko JK. Ultra-high-field magnetic resonance imaging of the human inner ear at 11.7 Tesla. Otol Neurotol. 2017; 38(1):133–138

[4] van der Jagt MA, Brink WM, Versluis MJ, et al. Visualization of human inner ear anatomy with high-resolution MR imaging at 7T: initial clinical assessment. AJNR Am J Neuroradiol. 2015; 36(2):378–383

[5] Stjernholm C, Muren C. Dimensions of the cochlear nerve canal: a radioanatomic investigation. Acta Otolaryngol. 2002; 122(1):43–48

[6] Valvassori G, Palacios E. The abnormal internal acoustic canal. Ear Nose Throat J. 1998; 77(4):260–262

[7] Tahir E, Bajin MD, Atay G, Mocan BO, Sennaroğlu L. Bony cochlear nerve canal and internal auditory canal measures predict cochlear nerve status. J Laryngol Otol. 2017; 131(8):676–683

[8] Noij KS, Remenschneider AK, Kozin ED, et al. Direct parasagittal magnetic resonance imaging of the internal auditory canal to determine cochlear or auditory brainstem implant candidacy in children. Laryngoscope. 2015; 125 (10):2382–2385

[9] Rubinstein D, Sandberg EJ, Cajade-Law AG. Anatomy of the facial and vestibulocochlear nerves in the internal auditory canal. AJNR Am J Neuroradiol. 1996; 17(6):1099–1105

[10] Nadol JB, Jr, Xu WZ. Diameter of the cochlear nerve in deaf humans: implications for cochlear implantation. Ann Otol Rhinol Laryngol. 1992; 101(12): 988–993

[11] Lou J, Gong WX, Wang GB. Cochlear nerve diameters on multipoint measurements and effects of aging in normal-hearing children using 3.0–T magnetic resonance imaging. Int J Pediatr Otorhinolaryngol. 2015; 79(7):1077–1080

[12] Sclocco R, Beissner F, Bianciardi M, Polimeni JR, Napadow V. Challenges and opportunities for brainstem neuroimaging with ultrahigh field MRI. Neuroimage. 2018;168:412–426

[13] Beissner F. Functional MRI of the brainstem: common problems and their solutions. Clin Neuroradiol. 2015; 25 Suppl 2:251–257

[14] Lambert C, Lutti A, Helms G, Frackowiak R, Ashburner J. Multiparametric brainstem segmentation using a modified multivariate mixture of Gaussians. Neuroimage Clin. 2013; 2:684–

694

[15] Gebarski SS, Tucci DL, Telian SA. The cochlear nuclear complex: MR location and abnormalities. AJNR Am J Neuroradiol. 1993; 14(6):1311–1318

[16] Javad F, Warren JD, Micallef C, et al. Auditory tracts identified with combined fMRI and diffusion tractography. Neuroimage. 2014; 84:562–574

[17] Lemmerling M, de De Foer B. Temporal Bone Imaging. Berlin Heidelberg: Springer; 2014

[18] Schulze M, Reimann K, Seeger A, Klose U, Ernemann U, Hauser TK. Improvement in imaging common temporal bone pathologies at 3 T MRI: small structures benefit from a small field of view. Clin Radiol. 2017; 72(3): 267.e1–267.e12

[19] Glastonbury C. The vestibulocochlear nerve, with an emphasis on the normal and diseased internal auditory canal and cerebellopontine angle. In: Swartz JD, Loevner LA, eds. Imaging of the Temporal Bone. New York, NY: Thieme Medical Publishers; 2009:480–558

[20] Moon IJ, Kim EY, Park GY, et al. The clinical significance of preoperative brain magnetic resonance imaging in pediatric cochlear implant recipients. Audiol Neurotol. 2012; 17(6):373–380

[21] Lapointe A, Viamonte C, Morriss MC, Manolidis S. Central nervous system findings by magnetic resonance in children with profound sensorineural hearing loss. Int J Pediatr Otorhinolaryngol. 2006; 70(5):863–868

[22] Sennaroglu L, Ziyal I. Auditory brainstem implantation. Auris Nasus Larynx. 2012; 39(5):439–450

[23] Sennaroğlu L, Colletti V, Lenarz T, et al. Consensus statement: long-term results of ABI in children with complex inner ear malformations and decision making between CI and ABI. Cochlear Implants Int. 2016; 17(4):163–171

[24] Giesemann AM, Goetz F, Neuburger J, Lenarz T, Lanfermann H. Appearance of hypoplastic cochleae in CT and MRI: a new subclassification. Neuroradiology. 2011; 53(1):49–61

[25] Shim HJ, Shin JE, Chung JW, Lee KS. Inner ear anomalies in cochlear implantees: importance of radiologic measurements in the classification. Otol Neurotol. 2006; 27(6):831–837

[26] Cinar BC, Batuk MO, Tahir E, Sennaroglu G, Sennaroglu L. Audiologic and radiologic findings in cochlear hypoplasia. Auris Nasus Larynx. 2017; 44(6): 655–663

[27] Özbal Batuk M, Çınar BC, Özgen B, Sennaroğlu G, Sennaroğlu L. Audiological and radiological characteristics in incomplete partition malformations. J Int Adv Otol. 2017; 13(2):233–238

[28] Giesemann AM, Kontorinis G, Jan Z, Lenarz T, Lanfermann H, Goetz F. The vestibulocochlear nerve: aplasia and hypoplasia in combination with inner ear malformations. Eur Radiol. 2012; 22(3):519–524

[29] Li Y, Yang J, Liu J, Wu H. Restudy of malformations of the internal auditory meatus, cochlear nerve canal and cochlear nerve. Eur Arch Otorhinolaryngol. 2015; 272(7):1587–1596

[30] Fatterpekar GM, Mukherji SK, Alley J, Lin Y, Castillo M. Hypoplasia of the bony canal for the cochlear nerve in patients with congenital sensorineural hearing loss: initial observations. Radiology. 2000; 215(1):243–246

[31] D'Arco F, Talenti G, Lakshmanan R, Stephenson K, Siddiqui A, Carney O. Do measurements of inner ear structures help in the diagnosis of inner ear malformations? A review of literature. Otol Neurotol. 2017; 38(10):e384–e392

[32] Lan M-Y, Shiao J-Y, Ho C-Y, Hung H-C. Measurements of normal inner ear on computed tomography in children with congenital sensorineural hearing loss. Eur Arch Otorhinolaryngol. 2009; 266(9):1361–1364

[33] Miyasaka M, Nosaka S, Morimoto N, Taiji H, Masaki H. CT and MR imaging for pediatric cochlear implantation: emphasis on the relationship between the cochlear nerve canal and the cochlear nerve. Pediatr Radiol. 2010; 40(9): 1509–1516

[34] Yi JS, Lim HW, Kang BC, Park S-Y, Park HJ, Lee K-S. Proportion of bony cochlear nerve canal anomalies in unilateral sensorineural hearing loss in children. Int J Pediatr Otorhinolaryngol. 2013; 77(4):530–533

[35] Romo LV, Casselman JW, Robson CD. Temporal bone: congenital anomalies. In: Som PM, Curtin HD, eds. Head and Neck Imaging. 5th ed. St. Louis, Missouri: Elsevier Health Sciences; 2011:1097–1165

[36] Shelton C, Luxford WM, Tonokawa LL, Lo WW, House WF. The narrow internal auditory canal in children: a contraindication to cochlear implants. Otolaryngol Head Neck Surg. 1989; 100(3):227–231

[37] Adunka OF, Roush PA, Teagle HFB, et al. Internal auditory canal morphology in children with cochlear nerve deficiency. Otol Neurotol. 2006; 27(6):793–801

[38] Casselman JW, Offeciers FE, Govaerts PJ, et al. Aplasia and hypoplasia of the vestibulocochlear nerve: diagnosis with MR imaging. Radiology. 1997; 202 (3):773–781

[39] Glastonbury CM, Davidson HC, Harnsberger HR, Butler J, Kertesz TR, Shelton C. Imaging findings of cochlear nerve deficiency. AJNR Am J Neuroradiol. 2002; 23(4):635–643

[40] Peng KA, Kuan EC, Hagan S, Wilkinson EP, Miller ME. Cochlear nerve aplasia and hypoplasia: predictors of cochlear implant success. Otolaryngol Head Neck Surg. 2017; 157(3):392–400

[41] Young NM, Kim FM, Ryan ME, Tournis E, Yaras S. Pediatric cochlear implantation of children with eighth nerve deficiency. Int J Pediatr Otorhinolaryngol. 2012; 76(10):1442–1448

[42] Acker T, Mathur NN, Savy L, Graham JM. Is there a functioning vestibulocochlear nerve? Cochlear implantation in a child with symmetrical auditory findings but asymmetric imaging. Int J Pediatr Otorhinolaryngol. 2001; 57(2):171–176

[43] Ozdoğmuş O, Sezen O, Kubilay U, et al. Connections between the facial, vestibular and cochlear nerve bundles within the internal auditory canal. J Anat. 2004; 205(1):65–75

[44] Vos SB, Haakma W, Versnel H, et al. Diffusion tensor imaging of the auditory nerve in patients with long-term single-sided deafness. Hear Res. 2015; 323:1–8

[45] Colletti G, Mandalà M, Colletti L, Colletti V. Nervus intermedius guides auditory brainstem implant surgery in children with cochlear nerve deficiency. Otolaryngol Head Neck Surg. 2016; 154(2):335–342

[46] Huang BY, Roche JP, Buchman CA, Castillo M. Brain stem and inner ear abnormalities in children with auditory neuropathy spectrum disorder and cochlear nerve deficiency. AJNR Am J Neuroradiol. 2010; 31(10):1972–1979

[47] Joshi VM, Navlekar SK, Kishore GR, Reddy KJ, Kumar ECCT. CT and MR imaging of the inner ear and brain in children with congenital sensorineural hearing loss. Radiographics. 2012; 32(3):683–698

[48] Jallu AS, Jehangir M, Ul Hamid W, Pampori RA. Imaging evaluation of pediatric sensorineural hearing loss in potential candidates for cochlear implantation. Indian J Otolaryngol Head Neck Surg. 2015; 67(4):341–346

[49] Xu XQ, Wu FY, Hu H, Su GY, Shen J. Incidence of brain abnormalities detected on preoperative brain MR imaging and their effect on the outcome of cochlear implantation in children with sensorineural hearing loss. Int J Biomed Imaging. 2015; 2015:275786

[50] Hong P, Jurkowski ZC, Carvalho DS. Preoperative cerebral magnetic resonance imaging and white matter changes in pediatric cochlear implant recipients. Int J Pediatr Otorhinolaryngol. 2010; 74(6):658–660

[51] Semenza C, Cavinato M, Rigon J, Battel I, Meneghello F, Venneri A. Persistent cortical deafness: a voxel-based morphometry and tractography study. Neuropsychology. 2012; 26(6):675–683

[52] Huang L, Zheng W, Wu C, et al. Diffusion tensor imaging of the auditory neural pathway for clinical outcome of cochlear implantation in pediatric congenital sensorineural hearing loss patients. PLoS One. 2015; 10(10): e0140643

[53] Schick B, Brors D, Koch O, Schäfers M, Kahle G. Magnetic resonance imaging in patients with sudden hearing loss, tinnitus and vertigo. Otol Neurotol. 2001; 22(6):808–812

[54] Linskey ME, Lunsford LD, Flickinger JC. Neuroimaging of acoustic nerve sheath tumors after stereotaxic radiosurgery. AJNR Am J Neuroradiol. 1991; 12(6):1165–1175

[55] Oas JG, Baloh RW. Vertigo and the anterior inferior cerebellar artery syndrome. Neurology. 1992; 42(12):2274–2279

[56] Kurtcan S, Hatiboglu MA, Alkan A, et al. Evaluation of auditory pathways using DTI in patients treated with Gamma Knife radiosurgery for acoustic neuroma: apreliminary report. Clin Neuroradiol. 2018; 28(3):377–383

[57] KuchtaJ. Central Auditory Implants. Books on Demand; 2010

[58] Brackmann DE, Hitselberger WE, Nelson RA, et al. Auditory brainstem implant: I. Issues in surgical implantation. Otolaryngol Head Neck Surg. 1993; 108(6):624–633

[59] Puram SV, Lee DJ. Pediatric auditory brainstem implant surgery. Otolaryngol Clin North Am. 2015; 48(6):1117–1148

[60] Marsot-Dupuch K, Meyer B. Cochlear implant assessment: imaging issues. Eur J Radiol. 2001; 40(2):119–132

[61] Vargas WS, Heier LA, Rodriguez F, Bergner A, Yohay K. Incidental parenchymal magnetic resonance imaging findings in the brains of patients with neurofibromatosis type 2. Neuroimage Clin. 2014; 4:258–265

[62] Aziz KM, Yu AK, Chen D, Sekula RF Jr. Chapter 204 – Management of cranial nerve injuries A2.In: Quiñones-Hinojosa, Alfredo. Schmidek and Sweet: Operative Neurosurgical Techniques.6th ed. Philadelphia: W.B. Saunders; 2012:2329–2338

[63] Shannon RV, Fayad J, Moore J, et al. Auditory brainstem implant: Ⅱ. Postsurgical issues and performance. Otolaryngol Head Neck Surg. 1993; 108(6): 634–642

[64] Colletti V, Shannon RV, Carner M, Veronese S, Colletti L. Complications in auditory brainstem implant surgery in adults and children. Otol Neurotol. 2010; 31(4):558–564

[65] Cerini R, Faccioli N, Barillari M, et al. Bionic ear imaging. Radiol Med (Torino). 2008; 113(2):265–277

[66] Connor SE. Contemporary imaging of auditory implants. Clin Radiol. 2018; 73 (1):19–34

[67] Lo WW, Tasaka A, Zink B, Harris O. A simple CT method for location of auditory brain stem implant electrodes. AJNR Am J Neuroradiol. 1995; 16(3): 599–601

[68] Azadarmaki R, Tubbs R, Chen DA, Shellock FG. MRI information for commonly used otologic implants: review and update. Otolaryngol Head Neck Surg. 2014; 150(4):512–519

[69] Heller JW, Brackmann DE, Tucci DL, Nyenhuis JA, Chou CK. Evaluation of MRI compatibility of the modified nucleus multichannel auditory brainstem and cochlear implants. Am J Otol. 1996; 17(5):724–729

[70] Todt I, Tittel A, Ernst A, Mittmann P, Mutze S. Pain free 3 T MRI scans in cochlear implantees. Otol Neurotol. 2017; 38(10):e401–e404

[71] Walton J, Donnelly NP, Tam YC, et al. MRI without magnet removal in neurofibromatosis type 2 patients with cochlear and auditory brainstem implants. Otol Neurotol. 2014; 35(5):821–825

[72] Shew M, Bertsch J, Camarata P, Staecker H. Magnetic resonance imaging in a neurofibromatosis type 2 patient with a novel MRI-compatible auditory brainstem mplant. J Neurol Surg Rep. 2017; 78(1):e12–e14

第 4 章　听觉脑干植入适应证：患者选择及其他
Clinical Indications for ABI: Patient Selection and Alternatives

Mia E. Miller　Eric P. Wilkinson　著

摘　要

　　听觉脑干植入的传统适应证已从神经纤维瘤病 2 型患者扩展到因缺乏合适的蜗神经而无法进行其他听觉植入治疗的患者。许多研究表明，非 NF2 患者的听觉获益研究优于 NF2 患者的平均水平。随着进一步的临床研究在美国完成，蜗神经未发育已成为 ABI 最紧迫的扩大适应证选项。ABI 可能会成为听力重建康复选择受限患者人群的标准治疗。

关键词

听觉脑干植入；神经纤维瘤病 2 型；感音神经性听力损失；听神经瘤；前庭神经鞘膜瘤

　　听觉脑干植入是为患有神经纤维瘤病 2 型患者切除双侧听神经瘤后导致的蜗神经缺失而研发的[1, 2]。1979 年 House 和 Hitselberger 首次为一位 NF2 患者植入 ABI，此后 ABI 适应证已扩大到那些无法通过人工耳蜗刺激蜗神经的患者人群。获得性适应证包括耳蜗完全骨化和颅底损伤所致的蜗神经损伤。此外对人工耳蜗植入（cochlear implant，CI）无效的耳蜗异常儿童患者，ABI 有一定疗效；对于先天性蜗神经未发育的患者，ABI 也是唯一可以提供听力获益的治疗方法[3]。

　　FDA 仅批准 ABI 用于 12 岁以上的 NF2 患者；然而，在非 NF2 患者组扩大适应证中，尤其是 2 岁前植入的儿童患者，其听力获益效果更佳。扩大 ABI 适应证已在欧洲广泛应用，目前美国正在进行蜗神经不连续患者使用 ABI 的临床试验。

　　在一些迷路径路或经乙状窦后径路保留听神经的听神经瘤切除病例中可以同期植入 CI；由于肿瘤和手术操作会对蜗神经的可能损伤，以及术后 CI 的效果多变及不可预测性，对于 NF2 患者而言 ABI 是可行的替代方案。有人主张早期治疗 NF2 肿瘤，从而尽可能保留听力[4]；虽然理想状况下这种治疗方案能够替代 ABI 保留听力，但实际上并非总能实现。

　　随着欧洲各团队，特别是意大利维罗纳的 Vittorio Colletti 团队通过临床研究证明 ABI 在各种情况下的有效性，突破了传统 ABI 适应证的界限。显然，ABI 是治疗蜗神经缺失或发育不良的金标准。ABI 不仅是治疗 NF2 患者听力重建非常重要的方法，由于耳蜗核是听觉通路中最远端信号接收部位病例，ABI 可能是更好的听力重建的方法。

一、临床适应证

（一）装置的监管

如前所述，首次 ABI 于 1979 年在 House 耳研所实施。随后，1993 年 Cochlear 公司帮助设计 / 制造了多通道 ABI。2000 年 3 月，Nucleus24 ABI 被提交给 FDA。ENT 顾问组建议患者使用 Nucleus24 ABI。Nucleus ABI 于 2000 年 10 月通过上市前批准申请（PMA 号：P000015）。人工听觉脑干植入体外机（ABI541）在 2016 年获得 PMA 批号。

（二）FDA 准入现状批准

在最初的 PMA 中，ABI 被批准用于不小于 12 岁的 NF2 患者[5]。FDA 规定可以在第一侧或第二侧肿瘤切除过程中或先前已切除双侧肿瘤的患者中植入。患者须要对 ABI 抱有适当的期望，并积极参与术后康复训练。这些要求也适用于新机型 ABI541。

（三）欧洲 CE 准入现状标志批准

尽管 MED-EL ABI 设备未经 FDA 批准，但在欧洲应用更广泛。2011 年，MED-EL 推出了 Concerto ABI。最初在欧洲 ABI 被批准用于不小于 15 岁的 NF2 患者。MED-EL 要求设备植入和肿瘤切除应在同期手术中完成[6]。

最近，MED-EL 的首席执行官 Ingeborg Hochmair 告诉我们，他们的 ABI 产品已经获得了为 12 个月及以上儿童植入的 CE 准入。

二、成人患者的选择

（一）NF2 患者的选择

如前所述，年龄在 12 岁或 12 岁以上的 NF2 患者必须具有切合实际的期望，并且能够在术后遵循听力康复训练才能入选为 ABI 患者。通常患者在植入时已经完全没有听力或唯一听力耳需要手术切除肿瘤；对侧有部分听力并且能接受未来听力会继续下降这一事实的患者也可纳入 ABI。尽管许多 NF2 患者只要对侧耳朵有听力，就不会使用 "静默状态的" ABI。NF2 患者预埋 ABI 与非预埋 ABI 的功能并未被发现有显著差异[7]。

植入 ABI 的患者一般接受迷路径路或乙状窦后径路肿瘤切除，再进入第四脑室外侧隐窝和耳蜗核的。尽管习惯上使用迷路径路放置 ABI，但一些专家认为，乙状窦后径路也具有一定优势：可以减少手术时间和降低鼓室乳突气房的感染风险[8]。

（二）非 NF2 患者的选择

尽管目前 ABI 最常见适应证仍然是 NF2，但近期 ABI 已应用于其他情况如耳蜗或蜗神经条件不满足于进行人工耳蜗植入的要求。Colletti 发表的 49 例创伤（蜗神经撕脱）、耳蜗畸形、听神经病或耳蜗通畅程度改变的患者使用 ABI 的情况[9]。除听神经病患者外，其他组 ABI 效果表现均优于 NF2 的 ABI 患者（图 4-1 和表 4-1）。

Colletti 等解释，脑膜炎后耳蜗骨化会导致 CI 效果变差[10, 11]，即使电极部分插入或使用双阵列电极，仍约有 50% 的患者缺乏开放性言语识别。耳蜗骨化导致神经元变性可能是效果较差的原因。这些患者植入电极后耳蜗可能会继续骨化，导致 CI 功能下降。作者们建议，在类似病例中，ABI 可能会为提供更好的听觉系统神经接入。

同样，耳硬化症晚期可能会引起耳蜗的新骨形成，提高人工耳蜗植入难度，还可能刺激面神经。尽管大多数耳硬化症患者的 CI 效果良好，但那些由于 CI 效果不佳而需要再次植入的晚期耳硬化症

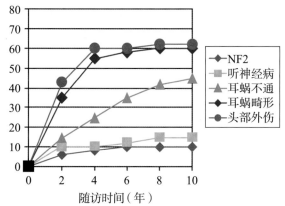

▲ 图 4-1 神经纤维瘤病 2 型组与不同非肿瘤（NT）（听神经病、耳蜗不通、耳蜗畸形和头部外伤）组平均语言表现 [开放性言语正确率（%）随时间（年）的变化]
引自 Colletti V, Shannon RV, et al.[23]

表 4-1　非肿瘤成人患者 ABI 后末次随访开放性句子言语识别率比较

原　因	例　数	识别率（%）	均　值	Md SD	T vs. NT T 检验	Md SD
脑外伤	7	32～80	62	57	23.41	P=0.005
听神经病	4	12～18	15	16	2.52	P=0.07
耳蜗畸形	6	37～61	44	61	11.2	P=0.006
耳蜗不畅	31	34～100	60	64	19.81	P=0.0048

Md. 中位数；NT. 非肿瘤；T. 肿瘤；SD. 标准差
引自 Colletti V, Shannon RV, et al [23]

患者则效果欠佳[12, 13]。在这些情况下，ABI 可以帮助患者获得开放性言语识别。

颅底外伤可导致迷路骨折、内耳震荡、淋巴瘘或蜗神经撕脱。Colletti 指出，由于第Ⅷ对脑神经内听道段较长（8～10mm），非常脆弱，加速 / 减速损伤可能导致 CN 撕脱[14]。耳蜗骨折或出血也会导致耳蜗腔骨化。这类创伤性听力损失植入 CI 的效果较非创伤性 CI 差[15]。在植入 ABI 之前，创伤患者应进行圆窗电刺激试验，不能引起电刺激听觉脑干反应（electric auditory brainstem response，eABR）的患者可以入选 ABI；此外，创伤患者也可以进行助听器试验作为术前评估[16]。Colleti 等提出了创伤后 ABI 的选择标准（框 4-1）。

框 4-1　颅底外伤后 ABI 的入选标准（改编自 Colleti 等）[9]

- CT 和 MRI 中有证据表明由于耳蜗骨折、骨化或纤维化导致的耳蜗解剖结构改变
- 圆窗刺激无反应，CN 撕脱可能
- 无其他神经系统严重疾病，即存在认知、行为和沟通缺陷的脑损伤
- 患者具有主观能动性

三、儿童患者的选择

（一）儿童 NF2 患者的选择

研究表明，ABI 用于重建 NF2 患者听力，在 12—18 岁的青少年与成年患者效果相当[16]。在这一患者群体中，家庭支持程度、治疗期望值和参与听力康复的主观能动性是区分入选和不入选 ABI 的重要因素。2013 年，FDA 批准 ABI 用于 12 岁以下儿童的临床试验。美国已经进行了小规模的儿科试验研究，并且近期发表了最新的大规模幼儿 ABI 研究结果[17]。

（二）耳蜗畸形

正如 Colletti 团队所述[9]，当 CI 无法为耳蜗畸形患者提供良好的听觉功能时，可采取 ABI 治疗。耳蜗畸形患者进行人工耳蜗植入过程中，很难甚至无法确定螺旋神经节在耳蜗腔的位置，并且可能同时存在面神经畸形、脑脊液漏等更多的手术风险，进而导致 CI 失败。对于耳蜗畸形患者，只要可以植入人工耳蜗（如排除 Michel 畸形，其耳蜗未发育无法植入），我们建议仍然使用 CI，仅在 CI 术后无效时再考虑应用 ABI。

（三）蜗神经未发育

蜗神经缺失是目前美国 ABI 临床试验中的临床指征。蜗神经未发育表现为计算机断层扫描上内耳道狭窄，并且磁共振成像未见蜗神经（图 4-2）。一项Ⅰ期临床试验的初步结果表明，4 名完成 1 年随访的儿童言语识别阈为 30～35dB，并且在呈现封闭词时具有模式感知能力[18]。欧洲已经开始对 CN 未发育患者植入 ABI；2008 年，Eisenberg 等发表了 1 名在意大利维罗纳植入 ABI 的 3 岁患者的听力测试结果[19]。在持续刺激 6 周后，他有了声音意识并且发音改善。后续测试显示，他在 6 个月后有闭合性语言；1 年后，他的听觉功能与年龄相近的 CI 患者水平相当。

2008 年，Colleti 和 Zoccante 报道了 19 例 CN 未发育的儿童 ABI 植入，其中 5 例曾接受过 CI 但是没有音感[20]。尽管作者没有将 CN 未发育患者与肿瘤患者区分开，但他们确实证明所有接受 ABI 的

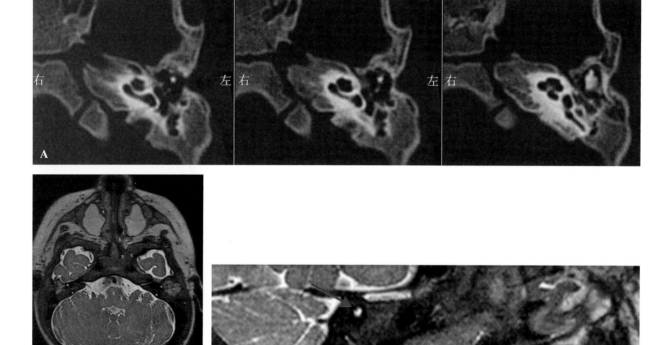

▲ 图 4–2　A. 内耳道发育不良的计算机断层扫描图像；**B. IAC** 狭窄在 **MRI T**$_2$ 相冠状位上图像；**C.** 矢状位上显示 **IAC** 中仅有面神经（箭所示为面神经）

儿童患者唇读能力和环境声音感知能力均有所改善。Colletti 报道，21 例 CI 无效且术中证实蜗神经缺如的儿童患者重新植入 ABI 后，其听力测试结果明显改善，并且有统计学意义[21]。

2011 年，欧洲几个 ABI 中心达成的专家共识中包含 ABI 的先天性疾病适应证，与本次讨论密切相关[22]。在明确的先天性适应证中不仅包括蜗神经未发育，还纳入迷路未发育（Michel 畸形）、耳蜗未发育和蜗孔未发育。显然，这些疾病中患者缺少可用的蜗神经，从而无法接受人工耳蜗植入。框4–2 中可以看到明确的先天性适应证和可能的先天性适应证。纵览这些适应证，在无法确定是否存在可用蜗神经的情况下（如蜗神经发育不全），可以尝试 CI，并且多数情况下可以改善患者对听觉刺激的反应。对于 CI 效果甚微的患者可以再次实施 ABI。

蜗神经未发育的患者在进行 ABI 植入前应评估是否具有正常的蜗核，可以在 MRI 中分析第四脑室及附近脑干的正常解剖结构。与 CI 相似，当患者

框 4–2　ABI 的先天性适应证（改编自 Sennaroglu 等）[22]

第 1 组：明确的先天性适应证
- 完全性迷路未发育（Michel 畸形）
- 耳蜗未发育
- 蜗神经未发育
- 蜗孔未发育

第 2 组：可能的先天性适应证
- 耳蜗发育不良伴蜗孔发育不良
- 耳蜗共同腔及不完全分隔 I 型，蜗神经缺失
- 耳蜗共同腔及不完全分隔 I 型，蜗神经存在：即使神经存在，异常耳蜗中神经组织的分布仍无法预测，在这种情况下，如果 CI 无法引出听觉反应，可以使用 ABI
- 若存在未分支的前庭蜗神经，是有风险的，因为无法确定神经束中蜗神经的纤维量。如果存疑，可以先选择使用 CI，反应不足的患者可以使用 ABI
- 蜗神经发育不良对植入团队而言是两难选择

蜗神经发育不良的定义是少于正常大小的 50% 或小于面神经的直径。应该由经验丰富的神经放射科医生仔细检查患者的影像资料后明确。如果无法追踪到足量的神经组织进入耳蜗腔内，则提示可能需要 ABI 治疗

植入 ABI 时年龄越小（即 2 岁前），术后听力效果越好，也会影响言语理解能力[23]。

为有蜗神经未发育的儿童的家庭提供咨询是十分必要的，也是非常有难度的。他们需要明白，如果没有蜗神经，CI 就无法发挥作用。此外家属还要接受患者在 ABI 术后功能恢复的不确定性，并且对术后康复和功能的期望应切合实际。家属还应该理解，即使他们最终会愿意使用 ABI 并发现它是有用的，发育迟缓患儿的听力主观检测指标结果表现结果也更差[22]。

（四）儿童患者的 ABI 编程

由于语前聋患者难以帮助调机师区分听觉和非听觉的感知，儿童患者的调机是非常困难的[20]。

此外，当患者第一次听到一个新的听觉刺激时，可能会被视为一个负的听觉刺激，并且在随后的刺激中，同一电极可能只产生听觉刺激。通常在植入 5~6 周后开始调机，在确定最舒适的水平（most-comfortable level，MCL）后，从中央向外层依次激活电极[24]。儿童对听觉刺激的反应可能会表现为暂停活动，哭泣，看着母亲或握住植入侧物体。产生不良反应的电极（如与迷走神经刺激有关的咳嗽）需要被关闭。

（五）扩展 ABI 适应证的阻碍

扩大 ABI 适应证至非 NF2 患者过程中有许多因素值得商榷。首先，NF2 患者作为应用 ABI 体量最大的群体，患者听力恢复程度不一，可能是蜗神经的损伤所致。在非 NF2 适应证中 ABI 的效用平均水平显著提高（图 4-1，表 4-1），但这一改善功能尚未得到广泛认可。此外，在 NF2 病例中需要行开颅手术切除肿瘤；FDA 指南指出，在切除第一侧或第二侧肿瘤时应同期植入 ABI。这样一来，我们应谨慎考量对原本不需要开颅手术的患者群体植入 ABI。但是，支持在非 NF2 中扩大 ABI 适应证的专家强调，颅后窝径路是前庭神经切除术或其他脑神经减压术的常规方法，术后并发症少[3]。他们还表示，这些患者应首选乙状窦后径路，因为该径路破坏性小，手术时间短，规避乳突气房，从而将感染风险降到最低，并保证硬脑膜的水密性封闭。

四、ABI 的其他问题

（一）听力保留

从历史来看，NF2 通常发展成严重的双侧耳聋。通过增强 MRI 和基因检测一定程度上能够早发现早诊断，进而采用保护听力的显微外科手术方法（颅中窝径路和乙状窦后径路）治疗，使得一些 NF2 患者保留可用听力（A 级或 B 级）。Slattery 等在 2007 年发现，35 例颅中窝径路切除肿瘤的 NF2 儿童患者（平均年龄 12.6 岁，肿瘤平均大小 1.1cm），超过半数维持纯音测听（pure tone average，PTA）≤ 70dB，47.7% 的患者保持 A 级听力[4]。有趣的是，因为绝大多数患者术后听力水平不是 A 级就是 D 级，听力保留存在"全或无"的现象。

（二）耳蜗植入

一些 NF2 患者在切除听神经瘤手术中能够保留蜗神经，为人工耳蜗植入提供了条件。2006 年，Lustig 等为 7 位有音感的患者植入 CI，但 7 人中只有 2 个人具有开放性言语识别[25]。其他人也发现耳蜗植入在 NF2 患者中的表现不佳。Sanna 研究小组证实，在 15 名通过扩大迷路径路（保留完整 CN）切除前庭神经鞘膜瘤（vestibular schwannoma，VS）的 CI 患者中，NF2（8/15）患者的开放式言语识别率为

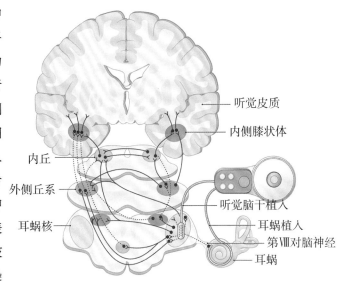

▲ 图 4-3　听觉通路：人工听觉脑干植入和人工耳蜗植入的相对位置

50%，而散发 VS 患者（7/15）具有 71% 的开放式言语识别率，然而这种差异在统计上并不显著[26]。

通常，VS 切除后的 CI 表现未达到常规 CI 患者的水平，其中 CN 的完整性起到决定性作用；肿瘤生长、手术创伤或放射线都会引起 CN 损伤。争议在于尚缺少可靠的术中监测技术来决策 CN 是否

还适合传导电刺激。图 4-3 展示了听觉通路中 ABI 和 CI 与听神经瘤的相对位置。

此外，也有报道在立体定向放射治疗后的 NF2 患者中 CI 效果差异较大[27]。在肿瘤稳定的情况下，CI（有时与贝伐单抗联用）也用于 NF2 患者的听力重建[28]。

参考文献

[1] Edgerton BJ, House WF, Hitselberger W. Hearing by cochlear nucleus stimulation in humans. Ann Otol Rhinol Laryngol Suppl. 1982; 91(2 Pt 3):117–124

[2] Eisenberg LS, Maltan AA, Portillo F, Mobley JP, House WF. Electrical stimulation of the auditory brain stem structure in deafened adults. J Rehabil Res Dev. 1987; 24(3):9–22

[3] Colletti V, Carner M, Miorelli V, Guida M, Colletti L, Fiorino F. Auditory brainstem implant (ABI): new frontiers in adults and children. Otolaryngol Head Neck Surg. 2005; 133(1):126–138

[4] Slattery WH, III, Fisher LM, Hitselberger W, Friedman RA, Brackmann DE. Hearing preservation surgery for neurofibromatosis type 2–related vestibular schwannoma in pediatric patients. J Neurosurg. 2007; 106(4) Suppl: 255–260

[5] https://www.accessdata.fda.gov/scripts/cdrh/cfdocs/cfpma/pma.cfm?id=P000015

[6] http://www.medel.com/maestro-components-abi/

[7] Ramsden RT, Freeman SR, Lloyd SK, et al. Manchester Neurofibromatosis Type 2 Service. Auditory brainstem implantation in neurofibromatosis type 2: experience from the Manchester programme. Otol Neurotol. 2016; 37(9): 1267–1274

[8] Puram SV, Herrmann B, Barker FG, II, Lee DJ. Retrosigmoid craniotomy for auditory brainstem implantation in adult patients with neurofibromatosis type 2. J Neurol Surg B Skull Base. 2015; 76(6):440–450

[9] Colletti V, Shannon R, Carner M, Veronese S, Colletti L. Outcomes in non tumor adults fitted with the auditory brainstem implant: 10 years' experience. Otol Neurotol. 2009; 30(5):614–618

[10] Thomas J, Cheshire IM. Evaluation of cochlear implantation in postmeningitic adults. J Laryngol Otol Suppl. 1999; 24:27–33

[11] Rauch SD, Herrmann BS, Davis LA, Nadol JB, Jr. Nucleus 22 cochlear implantation results in postmeningitic deafness. Laryngoscope. 1997; 107(12 Pt 1): 1606–1609

[12] Ramsden R, Rotteveel L, Proops D, Saeed S, van Olphen A, Mylanus E. Cochlear implantation in otosclerotic deafness. Adv Otorhinolaryngol. 2007; 65: 328–334

[13] Rotteveel LJ, Proops DW, Ramsden RT, Saeed SR, van Olphen AF, Mylanus EA. Cochlear implantation in 53 patients with otosclerosis: demographics, computed tomographic scanning, surgery, and complications. Otol Neurotol. 2004; 25(6):943–952

[14] Colletti V, Carner M, Miorelli V, Colletti L, Guida M, Fiorino F. Auditory brainstem implant in posttraumatic cochlear nerve avulsion. Audiol Neurotol. 2004; 9(4):247–255

[15] Camilleri AE, Toner JG, Howarth KL, Hampton S, Ramsden RT. Cochlear implantation following temporal bone fracture. J Laryngol Otol. 1999; 113(5): 454–457

[16] Otto SR, Brackmann DE, Hitselberger W. Auditory brainstem implantation in 12– to 18–year–olds. Arch Otolaryngol Head Neck Surg. 2004; 130(5): 656–659

[17] Aslan F, Ozkan HB, Yücel E, Sennaroğlu G, Bilginer B, Sennaroğlu L. Effects of age at auditory brainstem implantation: impact onauditory perception, language development, speech intelligibility. Otol Neurotol. 2020; 41(1): 11–20

[18] Wilkinson EP, Eisenberg LS, Krieger MD, et al. Los Angeles Pediatric ABI Team. Initial results of a safety and feasibility study of auditory brainstem implantation in congenitally deaf children. Otol Neurotol. 2017; 38(2):212–220

[19] Eisenberg LS, Johnson KC, Martinez AS, et al. Comprehensive evaluation of a child with an auditory brainstem implant. Otol Neurotol. 2008; 29(2):251–257

[20] Colletti L, Zoccante L. Nonverbal cognitive abilities and auditory performance in children fitted with auditory brainstem implants: preliminary report. Laryngoscope. 2008; 118(8):1443–1448

[21] Colletti L, Wilkinson EP, Colletti V. Auditory brainstem implantation after unsuccessful cochlear implantation of children with clinical diagnosis of cochlear nerve deficiency. Ann Otol Rhinol Laryngol. 2013; 122(10):605–612

[22] Sennaroglu L, Colletti V, Manrique M, et al. Auditory brainstem implantation in children and non-neurofibromatosis type 2 patients: aconsensus statement. Otol Neurotol. 2011; 32(2):198–191

[23] Colletti V, Shannon RV, Carner M, et al. Progress in restoration of hearing with the auditory brainstem implant. In: Verhaagen J, et al. eds. Progress in Brain Research. Chapter 22. Vol. 175. Elsevier;2009

[24] Sennaroglu L, Sennaroglu G, Atay G. Auditory brainstem implantation in children. Curr Otorhinolaryngol Rep. 2013; 1:80–91

[25] Lustig LR, Yeagle J, Driscoll CL, Blevins N, Francis H, Niparko JK. Cochlear implantation in patients with neurofibromatosis type 2 and bilateral vestibular schwannoma. Otol Neurotol. 2006; 27(4):512–518

[26] Lassaletta L, Aristegui M, Medina M, et al. Ipsilateral cochlear implantation in patients with sporadic vestibular schwannoma in the only or best hearing ear and in patients with NF2. Eur Arch Otorhinolaryngol. 2016; 273(1):27–35

[27] Carlson ML, Breen JT, Driscoll CL, et al. Cochlear implantation in patients with neurofibromatosis type 2: variables affecting auditory performance. Otol Neurotol. 2012; 33(5):853–862

[28] Harris F, Tysome JR, Donnelly N, et al. Cochlear implants in the management of hearing loss in neurofibromatosis type 2. Cochlear Implants Int. 2017; 18 (3):171–179

第5章 听觉脑干植入手术：迷路径路
Surgery for ABI: The Translabyrinthine Approach

Marc S. Schwartz　Eric P. Wilkinson　Gregory P. Lekovic　著

摘　要

自 20 世纪 60 年代以来，人们就开始使用迷路径路安全可靠地切除前庭神经鞘膜瘤（VS）和其他小脑脑桥角（CPA）肿瘤。该径路可直接显露术区而无须下压脑组织。这是听觉脑干植入手术最初采用的径路，并且仍然是许多中心的首选方法，特别是在肿瘤切除同期植入 ABI 时。本章描述通过迷路径路植入 ABI 的手术标准和特点。

关键词

听觉脑干植入；经迷路；前庭神经鞘膜瘤；神经纤维瘤病 2 型

迷路径路（TL）被用于首例听觉脑干植入手术，它目前仍然是脑桥小脑三角（cerebellopontine angle，CPA）手术的主要径路之一[1-4]。该径路穿过乳突和内耳，广泛切除骨质，直达内耳道和颅内。CPA 区更有利于颅内操作。其优点是打开硬脑膜前能够彻底去除骨质、小脑下压成都最小。其皮肤切口在头皮下耳后乳突区。

迷路径路是神经纤维瘤病 2 型相关听神经瘤切除的理想径路。该径路需要在术中切除部分内耳，因此不能应用于要求保留听力者。但这与 ABI 手术的条件和目标不冲突。

实施迷路径路需要熟悉颞骨的复杂解剖结构，包括面神经的走向和 IAC 的定位标志。因此，大多数中心由耳神经外科医生和神经外科医生团队共同手术。通常，耳神经外科医生负责颞骨骨质切除，而神经外科医生负责小脑和脑干附近的颅内肿瘤切除。

一些外科医生不喜欢采用迷路径路实施前庭神经鞘膜瘤切除或其他 CPA 手术，例如他们可能更喜欢采用乙状窦后径路进行 ABI 植入。迷路径路的缺点可能包括手术时间较长、径路相对狭窄及脑脊液漏风险较高。在迷路径路中，中耳由于被广泛打开，会成为脑脊液流往咽鼓管和鼻腔的直接通道。通常，采用腹壁脂肪填塞乳突，可形成防止脑脊液漏的屏障。有经验的耳神经外科医生可以把径路的缺点最小化。

作为最初 ABI 临床准入试验的一部分，所有NF2 患者的手术都是采用迷路径路[5]。迷路径路仍然是美国绝大多数 NF2 中心的 ABI 植入首选径路。但在非 NF2 相关肿瘤耳聋患者的 ABI 手术中，迷路径路的优势则没那么突出。事实上，这种径路对于耳聋但仍有前庭功能的非肿瘤患者是不合适的。迷路径路也不适应于婴幼儿患者，因为乳突较小、未发育而通常不能提供足够的术野显露。

迷路径路能保证 ABI 接收器放置于耳廓后上方的最佳放置。因此，ABI 装置体外部分的外机硬件可自然地位于头部一侧，比乙状窦后径路所放置的位置更靠前、更好。由于手术医生需要使用高倍手术显微镜下将 ABI 电极直接放置在脑干表面，所以必须对脑干表面解剖有详细的了解，以确定合适的植入位置。解剖标志包括前庭蜗神经残端、舌咽神经和来自第四脑室的脉络丛。同样重要的是，要认识到脑干解剖结构可能会因 ABI 植入前的桥小脑角肿瘤切除而变形。

耳蜗核复合体位于大脑表面深处，沿着第四脑室外侧隐窝的上前壁分布，位于 Luschka 孔内。Luschka 孔是脑脊液从脑室系统进入大脑外侧脑池系统的出口之一。在手术显微镜下，脑室系统的室管膜表面具有独特的外观，使其能够与大脑外部的典型软脑膜表面区分开来。电极阵列可以简单地插入到这个"孔"中，使其激活电极能够直接接触脑干表面的正确位置。

ABI 电极植入后，通过利用特氟龙垫、肌肉、脂肪或其他材料将其固定在位。随后进行电诱发听觉脑干反应的测试，以确认植入位置是否正确。术腔则需要仔细地用腹壁脂肪封闭。

一、解剖学考虑

迷路径路的主要优点是提供了进入脑桥小脑三角和脑干外侧的直接入路，而不需要下压小脑。这种方法利用了稳定的骨性通道，呈穿过颞骨、乳突、内耳的金字塔形。理解并掌握详细的解剖学是磨除这些骨性结构的先决条件。仔细解剖颅底所需的时间和精力可能被许多外科医生视为该手术径路的缺点。然而，迷路径路主要在硬膜外进行，几乎所有的显露都是在打开硬脑膜之前进行的。因此，这种径路的风险在许多方面均低于主要在硬膜内进行操作的径路，如乙状窦后径路。

迷路径路的解剖边界大致呈三角形。前方是外耳道和面神经乳突部，上方是颞叶硬脑膜，后下方是乙状窦。乙状窦是影响所有径路进入 CPA 区的关键结构。这是一根在硬脑膜表面的大静脉，它将大

脑大部分静脉血液输送到颈静脉，然后再输送到腔静脉和心脏。乙状窦存在于颅骨两侧，通常情况下两侧大小基本一致，但也存在一侧显著大于另一侧的变异情况（一侧优势乙状窦）。在手术中，可允许较小的乙状窦损伤，但损伤正常大小的乙状窦可能会导致严重的术后并发症。而优势乙状窦的阻断通常会引发致命的后果。迷路径路是一种位于乙状窦前的手术径路，即窦前径路，而乙状窦后径路是窦后径路。在迷路径路中，需磨除颞骨骨质，以直接显露内耳道硬脑膜的脑桥小脑三角区。正常的乳突由蜂窝状的骨质和气房组成，而迷路的硬质骨有别于其他解剖标志，面神经在颞骨中沿面神经骨管穿行，然后到达内耳道（图 5-1）。

作为颞骨内结构显露的最后一步，面神经可以在肿瘤外侧被识别，这是面神经从内耳道段到迷路段的标志。在识别面神经并完成所有骨质磨除后，可以直接在肿瘤附近切开桥小脑角处硬脑膜。第一个关键的硬膜内操作步骤是释放脑脊液。其释放对降低颅压和后续手术操作至关重要。脑脊液释放使小脑自然回缩，从而打开脑池空间，为肿瘤切除和 ABI 提供创造足够的空间。与乙状窦后径路相反，迷路径路不需要下压小脑或处理大脑即可暴露肿瘤或释放脑脊液。

完成肿瘤切除后，最好在切瘤同时保留所有神经和血管标志，随后识别前庭蜗神经及脑干标志，

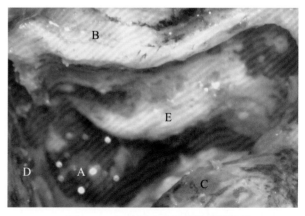

▲ 图 5-1　经右侧迷路径路暴露硬脑膜

A. 肿瘤位于内耳道，通常这个区域有肿瘤主体部分；B 至 D. 手术显露的边界是外耳道后壁（B）、乙状窦（C）和颅中窝硬脑膜（D）；E. 面神经垂直段也限制了前方和下方的显露

以确定 ABI 电极放置位置。耳蜗核复合体位于脑干，靠近第四脑室外侧隐窝，居于前庭蜗神经末端下方，后者在脑桥的最低部分进入脑干。迷路径路提供了通向 CPA 的直接径路，而上述结构靠近显露区域的最下方。迷路径路的一个缺点可能是对 ABI 放置位置正下方的暴露有限或不便暴露。手术难度很大程度上取决于个体解剖，也可能受大肿瘤导致脑干变形的影响，这种影响可好可坏，NF2 病例中常见。

ABI 电极阵列的准确植入的位置是在第四脑室外侧隐窝内。进入外侧隐窝要通过 Luschka 孔，后者可以被理解为一个位于脑桥延髓连接处侧面的"洞"。该孔洞的前部或边缘位于延髓的上部，也是舌咽神经出脑干水平处，其上缘由脑桥形成，更确切地说，由小脑中脚形成。Luschka 孔的后边界由小脑半球形成，在其下部，由脑干和小脑表面融合而成的脉络丛形成了最终的边界。电极阵列植入位置的空间狭小使得其能被后方的材料所固定（如电极背面的特氟龙毡）。

迷路径路术腔关闭主要与预防脑脊液漏。该径路涉及中耳的开放，而中耳直接连接咽鼓管，因此，存在液体漏入鼻腔的自然通道。腹壁脂肪可用于封闭乳突腔，但发生脑脊液漏的风险仍然很大。这是因为开颅手术后颅内脑脊液压力升高，ABI 导线提供了一个从颅内到颅外的自然管道，液体可以沿着该管道在虹吸作用下流出。

二、术前评估

在我们的临床实践中，迷路径路 ABI 植入多应用于行前庭鞘膜瘤切除的 NF2 患者，很少用于过去曾接受过肿瘤切除术的 NF2 患者。而对非肿瘤患者（包括成人和儿童）常采用的是乙状窦后方法。

由此，除解剖学因素外，临床因素的术前评估也是有必要的。

这些患者的临床评估主要包含 NF2 肿瘤本身及其导致的颅内后遗症。最值得注意的是双侧前庭神经鞘膜瘤患者的 ABI 植入，可以在第一侧或第二侧肿瘤切除时放置 ABI。虽然在残存听力较好的一侧偶尔可能出现体积大且具有危险性的肿瘤，理应先

对该侧肿瘤进行手术，但是就一般情况来说，我们常对听力较差的一侧首先进行手术。由于迷路径路会损伤听力，而乙状窦后径路切除 NF2 相关的大肿瘤对听力保留而言也效果欠佳，所以临床上对患者听力优势侧肿瘤进行手术抉择总是很艰难。

尽管可能存在巨大肿瘤，但研究数据并没有显示 ABI 预后与肿瘤大小有关 [6, 7]。因此，手术医生在面对小肿瘤时不应过于乐观。而肿瘤造成的问题可能更大，因为相比于小肿瘤，将它们从脑干无创伤地移除更困难。

因此应注意累及面神经迷路段部分或膝状神经节的肿瘤，这是提示面神经肿瘤存在的证据，可能使得手术切除和术后恢复复杂化。此外，对侧 CPA 若存在大体积肿瘤也会阻碍术侧脑组织下压，导致手术空间减少。

对患者的颞骨和颅底解剖进行研究也是必须的。如果在薄层磁共振成像上不明显，也可以进行颞骨计算机断层扫描。优势乙状窦的存在增加了手术的难度和风险。应注意收缩型乳突、高位颈静脉球和低位天盖，这些都会妨碍视野，增加手术径路和随后硬膜内手术操作的难度。由于许多 NF2 患者也曾接受过开颅手术，因此也应考虑既往手术对本次手术的影响。

NF2 患者也可能出现其他脑神经功能障碍或风险。即使没有临床症状或在影像学检查没有显示有明显肿瘤，术前也应通过直接喉镜检查确认声带功能。如果术前未能认识到已存在的后组脑神经功能障碍，尤其是手术对侧的功能障碍，可能会出现患者术后气道状况不佳的严重后果。对双侧三叉神经功能和双侧视力的评估也很重要。对侧视力不佳的患者在术侧出现面部和（或）三叉神经功能障碍时，可能出现较术侧功能障碍更为严重的痛苦。

另外还应考虑 CPA 区之外的潜在问题。脑积水、由肿瘤或既往手术造成的静脉窦闭塞或巨大的幕上肿瘤造成的负担都可能会加剧术后的脑脊液压力升高，并可能进一步导致脑脊液漏或其他并发症。如果要进行脑室腹腔分流术，应仔细考虑放置的侧别，以便尽可能减少对后续治疗的干扰。且可调分流阀和 ABI 接收器不能共存于同一侧。

最后，术前进行脊髓影像学检查是必要的，需要确保颈髓不处于手术体位或其他操作所带来的风险中。否则脊髓或外周神经功能障碍可能与前庭功能障碍相互协同，从而在术后及后续过程中阻碍患者活动[8]。

三、手术技术和操作细节

（一）麻醉和体位

开颅手术和 ABI 植入采用标准的气管插管麻醉技术。虽然麻醉诱导需要进行短期化学性麻痹（肌松），但由于术中需要利用肌电图（electromyographic，EMG）对脑神经进行监测，这些药物不能应用于后续手术的麻醉中。所有病例均须使用导尿管、经动脉的动脉血压连续监测和下肢压迫装置进行治疗。

术中监测包括面神经和舌咽神经的监测。后者的肌电图电极置于软腭[9]。虽然那些已存在完全性面神经麻痹的患者可放弃面神经监测，但应始终进行后组脑神经监测。此外，可使用气管内导管电极监测迷走神经，也可用该方法监测三叉神经的运动分支。放置头颅脑电图（electroencephalogram，EEG）电极进行后续记录 ABI 装置反应的 eABR 测试。

脊髓监测也可被采用。我们通常对巨大肿瘤或曾经治疗过的肿瘤（手术或立体定向放射）使用体感诱发电位监测（somatosensory evoked potential monitoring，SSEP）。如果使用运动诱发电位脊髓监测，在脑干上放置 ABI 电极阵列后绝对禁止进行一切运动刺激。此外，应该注意在放置电极阵列后，或者对侧已有 ABI 植入时，禁止使用电刀操作[10]。

患者在手术台上的体位为仰卧位，头转向手术对侧。我们不使用颅骨固定装置，因为患者头部在平坦的手术台上倾向于自然下落至正确的方向。当然，患者也会被适当地固定于手术台，包括在枕骨后使用柔软的凝胶垫。患者腹部按无菌要求准备的，并与手术部位一起覆盖，手术区域包括头皮和外耳道。我们建议在手术开始之前将手术台向两边倾斜测试，以确保患者得到适当的保护。

（二）径路和肿瘤切除

迷路径路切除前庭神经鞘膜瘤，包括散发肿瘤和 NF2 相关肿瘤的技术细节已在前面介绍过[11]。其步骤、注意事项本章不再重复。本章中，我们将重点关注与 ABI 植入相关的关键问题。

经典的耳后弧形皮肤切口，从乳突尖开始往耳后最宽约一指距离直达耳廓上缘。由于需要进入乳突，因此必须将切口上缘向前延伸。在规划切口上缘时必须注意避免切口与 ABI 接收器的最终位置形成交叉。这通常意味着上端切口不能做得太高。如果需要更好地暴露术野，可以将切口的末端轻轻地向上弯曲（图 5-2）。

对于硬膜外入路来说，需要完全去除周围骨质，所以几乎不需要调整骨质显露范围。对于较小的肿瘤，手术医生可能会减小术野区域。但为了 Luschka 孔，术中仍需要较大范围的显露硬脑膜。特别是内耳道的下方，必须充分磨除。也有必要沿着乙状窦向前弯曲的下方进行完全的减压。虽然不建议下压高位的颈静脉球，但为了充分显露该区域的硬脑膜并将硬脑膜上的所有骨质从颈静脉球后方移除，下压高位颈静脉球是至关重要的。如果乙状窦下方前硬膜没有广泛显露，就不能进入外侧隐窝。正如下面将要讨论的，在这种情况下，也有必要尽早封闭咽鼓管和中耳。我们需要在进行规划径路的同时完成这些步骤。

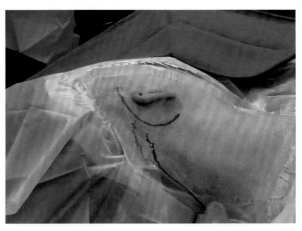

▲ 图 5-2　迷路径路行颅骨切开、肿瘤切除放置 ABI 接收器的手术切口

切口上方不能太高，以免跨过 ABI 接收器。如有必要，切口前端可以向上弯曲，以便更好地接近接收器的位置

以经典方式切除肿瘤时，特别要注意沿着脑干和靠近前庭蜗神经根的进颅入口进行。肿瘤与脑干的分离必须尽可能地减少对脑组织的损伤[12]。我们更倾向使用凝血酶浸泡的明胶海绵或其他止血材料进行止血，应避免使用烧灼止血。我们还试图早将前庭蜗神经向中间推移，以便放置脑棉进一步保护脑干表面。

如果面神经完整性被破坏，并且需要进行神经修复，那么修复应该在 ABI 植入之前完成。我们的做法是：在前庭神经鞘膜瘤手术过程中不要切除后组脑神经肿瘤。这些肿瘤通常生长非常缓慢，根据经验，切除这些肿瘤不可避免地会导致术后吞咽困难或气道保护困难。这对于即使是小部分的肿瘤切除或对于已存在同侧声带麻痹的患者来说也是如此。

迷路径路可以拓展为耳囊径路或耳蜗径路，在迷路切除的同时封住外耳道形成一个封闭的囊腔。经典的耳囊径路中，面神经骨桥可保留，而在经典的耳蜗径路中，需要切断岩浅大神经，将面神经向后移位，从而更好地显露岩骨前方的空间。当肿瘤十分巨大或复发及同时存在脑膜瘤和神经鞘膜瘤中的情况下，这些径路的改变可能非常有帮助。读者可以参考颅底外科教科书，更深入地讨论这些外科手术的改变。

（三）植入 ABI

了解各个步骤，遵循合理的操作顺序，使得 ABI 可以正确并简单地植入。尤其是外科医生需要在拆开装置包装之前必须要做好充分准备，以便下一步进行装置植入。如果忽略早期的常规步骤，在 ABI 已经放置好的情况下，即使是简单的操作也可能变得更加复杂。值得注意的是，有两个可用的 ABI 装置（包括备用装置）至关重要。这应该在手术开始前或者在"手术暂停"时确认。

我们更倾向于在切除肿瘤前甚至打开硬脑膜之前就做好充分的准备，以放置颅外皮下接收器。颅外接收器的植入步骤基本上类似于耳蜗植入的步骤。在皮瓣深面，手术切口上方制备一个囊袋。在耳的后上方，分离骨膜下方皮瓣。根据所使用的装置和外科医生的偏好，可以磨制一个骨床，以容纳接收器。由于此时还未拆开 ABI 装置包装，可利用仿真硅胶模型帮助正确地进行上述操作。或者可以在肿瘤切除后进行囊袋和骨床准备，但是一旦电极阵列已经安装于脑干上，便不可再进行这些操作。

在肿瘤切除之后，ABI 拆封之前，尽可能多地进行"术区管理"。将脑棉和其他材料从术区取出并确保已止血。在这一步骤中，术区要尽可能地做到"干净"，因为后续再进行清理会很困难。从这一刻开始，ABI 植入的原则是填塞物最少化和整体简化。

下一步是定位 Luschka 孔。特别是在肿瘤较大的情况下，前庭蜗神经的残端可能很难辨认。此时，最好的解剖标志是舌咽神经，它沿着 Luschka 孔的前缘离开脑干[13]。在脑池空间中识别出该神经后，沿其向内侧追踪。通常，神经的路线会被绒球遮挡，必须将其剥离开。可以使用新的脑棉来安全地进行这项解剖操作（图 5-3）。

脉络丛是辨认 Luschka 孔的不可靠指标。虽然它有时可于其位置被辨认，但是必须在第四脑室的外侧端进行观察。我们也会被 CPA 的异位脉络丛所误导，虽然这似乎与脑室系统没有任何关系。特别

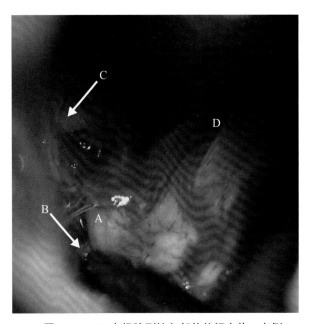

▲ 图 5-3　ABI 电极阵列植入部位的标志物，左侧
A. 电极沿着第四脑室侧隐窝的表面放置；B. 脉络丛通常可以在第四脑室发现；C. 它位于舌咽神经根的后方，这个病例中，沿这条神经纤维可以看到一个小肿瘤；D. 面神经根也被标记

是在肿瘤非常大的情况下，该区域的脑干表面可能非常扭曲，在舌咽神经根后的预期位置也没有任何明显的"孔"。在这些情况下，该区域可能会显示为几个可疑的凹痕。此时可能需要请麻醉师为患者进行 Valsalva 试验。如有脑脊液的溢出则表明有孔的存在，这时可进行进一步探查，通过直接检查以确认侧隐窝。植入部位的室管膜表面具有区别于其他组织的外观，外科医生经历过第一次成功手术之后，这一区别很容易被识别（图 5-4）。

外侧隐窝被识别后，在 Luschka 孔中放置一个微小的脑棉用作标记。应注意避免在该区域使用电凝止血，而是通过放置止血材料来控制出血。易损伤的静脉通常位于孔的边缘。而动脉几乎总是可以很容易地进行无创分离和移位。

只有在确定了合适的脑干植入部位后，ABI 装置的包装才可被拆开。此外，在 ABI 装置包装拆除后，除了标记外侧隐窝的单个脑棉外，其他所有后颅窝的脑棉都应移除。ABI 电极阵列放置完成后，取出填塞物的操作（尤其是带线的脑棉）困难得多。线和 ABI 电极极有可能会缠绕在一起，如果留到后续处理，就增加了无意中将两者缠结的风险。

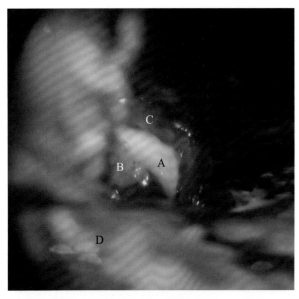

▲ 图 5-4　第四脑室侧隐窝的外观，左侧

A. 脑室的室管膜表面比脑干外部的软脑膜表面更白，反光更强；B. 脉络丛位于隐窝中，并且会堵塞它；C. 通常，也有一条静脉位于脑干表面。乙状窦必须经常被下压，以获得足够的机会进入隐窝

ABI 装置的相关处理方式因制造商而异。MED-EL 设备的接收器与 1.5T 磁共振成像条件兼容，在植入电极阵列之前，可以将其放置在囊袋中[14]。Cochlear 的设备必须移除磁体，才可与磁共振成像兼容。对于可能需要频繁进行磁共振扫描的 NF2 患者，通常在植入 ABI 时不带磁铁[10]。然而，对于术中测试，需要将磁体留在原位，以确保外部测试设备和接收器之间连接。因此，此时 Cochlear 的设备应留在皮瓣之外。用止血钳夹着铺巾固定皮下囊袋，然后用磁铁固定接收器。Cochlear 的 ABI 有一个接地电极，直接放置于耳前的颞肌深处。

下一步是将电极阵列准确地植入侧隐窝。这两种装置都有覆盖在阵列上的涤纶网作为背衬，外科医生可能会发现仔细切除多余的材料对于电极的正确放置是有帮助的。在 Cochlear 的 ABI 的手术中通常会切断阵列根部的两个小"翅膀"。

在做了这些准备之后，将电极阵列放置于颅后窝中。然后，在高倍放大的视野下，首先移除标记该位置的脑棉，轻轻将电极植入侧隐窝中。需要注意电极导线产生的巨大扭力，这使得植入阵列的难度增高。对抗这种扭矩是外科医生面临的主要挑战之一。电极阵列的有效面沿着侧隐窝的前上表面放置，理想的植入效果是直接覆盖耳蜗核复合体（图 5-5）。阵列放置的合适深度如下所述：使最外侧的电极在尽可能与脑干表面接触。外科医生必须注意到与肿瘤相关的脑干变形，并且相应地调整电极位置。这种变形可以是平移、旋转或两者兼有。

接下来的步骤是将电极阵列固定在正确的位置。我们使用修整过的心脏特氟龙材料。神经外科医生会发现这与微血管减压的材料相同[15]。作为替代，也可以使用脂肪、肌肉或其他材料。由于侧隐窝是圆柱形的，电极阵列可以牢固地固定于脑干表面。最关键的是两者之间不能有其他材料。

此时，对该装置进行 eABR 测试（图 5-6）。提供有关电极阵列中较好、较差或没有反应的反馈。可以通过沿着耳蜗核弯曲的表面从上向前"旋转"电极阵列或者通过增加或减少其深度来改善电极阵列的定位。在进行调整之前，通常需要去除压迫物。必须注意的是，Cochlear 的电极体积比植入

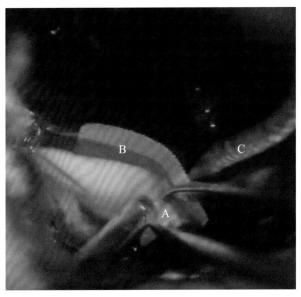

▲ 图 5-5 将电极植入侧隐窝，左侧

A. 可以看到电极阵列与侧隐窝的前上表面接触；B. 因为侧隐窝空间被扩大，一个涤纶片留在该处帮助固定阵列；C. 电极导线通常会产生扭矩，使预先计划的放置变得更加困难

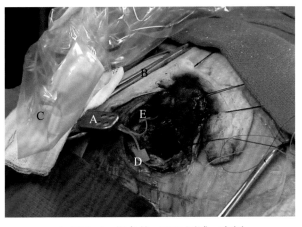

▲ 图 5-6 设备的 eABR 测试，右侧

A 和 B. ABI 接收器（A）被磁铁固定在附在手术单上的止血钳上（B）；C. 测试装置也通过磁体与设备连接，在接收器和测试装置之间放置一个外科海绵，以模拟头皮的厚度；D 和 E. 电极（D）和接地电极（E）

靶点耳蜗核大。因此，在大多数情况下，阵列的至少一个角不会诱发良好的 eABR 反应。由于每次重新定位都有一定的风险，也有可能对脑干造成微损伤，这绝也诠释了"完美是优秀的敌人"的含义。

Cochlear 装置的接收器在测试时仍需要埋入皮下。在此之前，它的磁铁被一个非磁性圆盘代替。因此需要在换置过程中小心注意不使电极阵列移位。植入完成后，MEDEL 装置需要移除接收器上

的标签。这也使得设备从双极刺激模式转换为单极刺激模式[14]。

（四）术腔关闭

常规方式进行关闭。从解剖学上来说，迷路径路不可能获得水密性硬脑膜缝合，并且穿过硬脑膜的 ABI 电极增加了脑脊液漏和形成假性脑膜膨出的风险。如果可行，可以使用一根或两根 4-0Nurolon 缝线将乙状窦前硬脑膜缝合固定，但必须非常小心，以免撕裂电极和电极阵列。

随后，用腹部脂肪填充乳突腔以确保脂肪包围电极，电极不应与颞骨的磨除边缘接触。在进行脂肪填塞的同时，也应该调整导线使其处于不会影响头端电极与脑干表面接触情况的位置。后续进行颅骨缺损修复术，也应避免损坏接收器、激活或接地导线。分层缝合伤口，并予以常规护理。

四、结果

NF2 患者中，经迷路径路行 ABI 植入术的大部分风险可归因于肿瘤切除。在 Otto 等对应用迷路径路植入 ABI 的 61 名患者的回顾中，3 名患者（4.9%）发生脑脊液漏，1 名患者（1.6%）发生脑膜炎。在该系列病例中，没有其他并发症的报道。6 例患者未获得任何有意义的听觉反应（9.8%），无重新植入的病例。

也有一些 NF2 患者行迷路径路 ABI 植入的其他文献报道。Kanowit 等在 2004[16] 年报道了他们在纽约大学的经验。在他们的 18 名患者中，各有 1 名患者（5.5%）出现的脑脊液漏、浅表伤口感染和需要抽吸和加压包扎的积液。此外，一名患者（5.5%）没有获得听觉刺激反应。2012 年，Sanna 和他的同事分享了他们的 25 例病例。虽然这一研究中没有发生脑脊液漏，但 1 名患者（4%）出现了需要抽吸术区积液的情况，另外 1 名患者（4%）由于伤口感染需要移除该装置。4 名患者（16%）未获得听觉刺激。

最近，Ramsden 等详细介绍了在曼彻斯特项目中经迷路进行 ABI 植入的经验[17, 18]。他们的手术结果也相似，在 50 例 ABI 植入病例中，脑脊液漏

发生率为 6%，脑膜炎发生率为 2%。他们的报道提到，后组脑神经功能障碍的发生率为 14%，其中大多数患者需要临时留置鼻饲管。1 名患者需要行临时气管切开术。1 名患者还需要在二次手术后进行临时鼻饲和气管切开术，以尝试重新植入电极阵列。这一研究中还注意到，9.8% 的病例（4/41）未能获得听觉刺激反应。

尽管在外科手术和其他术中技术方面取得了许多进展，但我们无法观察到自最初研究以来 ABI 听觉结果的显著改善。然而，我们未发表的研究结果显示，听觉刺激的实现（无效刺激率＜5%）和可用电极的平均数量都有所改善。此外，在我们的 80 名患者的个人经验中，只有 4 例脑脊液漏，没有发生感染或脑膜炎。

参 考 文 献

[1] Ben Ammar M, Piccirillo E, Topsakal V, Taibah A, Sanna M. Surgical results and technical refinements in translabyrinthine excision of vestibular schwannomas: the Gruppo Otologico experience. Neurosurgery. 2012; 70(6): 1481–1491, discussion 1491

[2] Brackmann DE, Hitselberger WE, Nelson RA, et al. Auditory brainstem implant: I. Issues in surgical implantation. Otolaryngol Head Neck Surg. 1993; 108(6):624–633

[3] House WF, Hitselberger WE. Twenty-year report of the first auditory brain stem nucleus implant. Ann Otol Rhinol Laryngol. 2001; 110(2):103–104

[4] Schwartz MS, Kari E, Strickland BM, et al. Evaluation of the increased use of partial resection of large vestibular schwanommas: facial nerve outcomes and recurrence/regrowth rates. Otol Neurotol. 2013; 34(8):1456–1464

[5] US Food and Drug Administration. 2000. Nucleus 24 Auditory Brainstem Implant System. PMA #P000015. Docket number 00M–1659

[6] Matthies C, Brill S, Varallyay C, et al. Auditory brainstem implants in neurofibromatosis Type 2: is open speech perception feasible? J Neurosurg. 2014; 120(2):546–558

[7] Otto SR, Brackmann DE, Hitselberger WE, Shannon RV, Kuchta J. Multichannel auditory brainstem implant: update on performance in 61 patients. J Neurosurg. 2002; 96(6):1063–1071

[8] Schniepp R, Schlick C, Schenkel F, et al. Clinical and neurophysiological risk factors for falls in patients with bilateral vestibulopathy. J Neurol. 2017; 264 (2):277–283

[9] Singh R, Husain AM. Neurophysiologic intraoperative monitoring of the glossopharyngeal and vagus nerves. J Clin Neurophysiol. 2011; 28(6):582–586

[10] Schwartz MS, Otto SR, Shannon RV, Hitselberger WE, Brackmann DE. Auditory brainstem implants. Neurotherapeutics. 2008; 5(1):128–136

[11] Slattery WH Ⅲ. The translabyrinthine approach. In Friedman RA, Slattery WH Ⅲ, Brackmann DS, Fayad JN, Schwartz MS, eds. Lateral Skull Base Surgery: The House Clinic Atlas. New York: Thieme; 2012

[12] Behr R, Colletti V, Matthies C, et al. New outcomes with auditory brainstem implants in NF2 patients. Otol Neurotol. 2014; 35(10):1844–1851

[13] Rosahl SK, Rosahl S. No easy target: anatomic constraints of electrodes interfacing the human cochlear nucleus. Neurosurgery. 2013; 72(1) Suppl Operative:58–64, discussion 65

[14] Jackson KB, Mark G, Helms J, Mueller J, Behr R. An auditory brainstem implant system. Am J Audiol. 2002; 11(2):128–133

[15] Ammar A, Lagenaur C, Jannetta P. Neural tissue compatibility of Teflon as an implant material for microvascular decompression. Neurosurg Rev. 1990; 13 (4):299–303

[16] Kanowitz SJ, Shapiro WH, Golfinos JG, Cohen NL, Roland JT, Jr. Auditory brainstem implantation in patients with neurofibromatosis type 2. Laryngoscope. 2004; 114(12):2135–2146

[17] Odat HA, Piccirillo E, Sequino G, Taibah A, Sanna M. Management strategy of vestibular schwannoma in neurofibromatosis type 2. Otol Neurotol. 2011; 32(7):1163–1170

[18] Ramsden RT, Freeman SR, Lloyd SK, et al. Manchester Neurofibromatosis Type 2 Service. Auditory brainstem implantation in neurofibromatosis type 2: experience from the Manchester Programme. Otol Neurotol. 2016; 37(9): 1267–1274

第 6 章　乙状窦后径路听觉脑干植入
The Retrosigmoid Approach in Auditory Brainstem Implantation

Robert Behr　著

摘 要

乙状窦后径路是到达脑桥小脑三角的经典手术径路，不仅用于前庭神经鞘膜瘤，还能广泛应用于其他病变。事实上，它是公认的这个区域标准且最常用的神经外科手术径路。正如最近研究显示，乙状窦后径路可安全有效地对成人进行人工听觉脑干植入，不仅适用于同期 NF2 肿瘤切除的患者，也能用于无肿瘤的患者，均可取得良好的预后。该后径路是所有儿童病例进行 ABI 植入的标准术式。本章讨论经乙状窦后径路行 ABI 植入的技术，包括在某些情况下需要利用的半坐位。

关键词

人工听觉脑干植入；乙状窦后；半坐位；前庭神经鞘膜瘤；神经纤维瘤病 2 型

一、历史进程

乙状窦后径路是听神经瘤手术中最早发展出的径路之一。最早对前庭神经鞘膜瘤的描述可能是由 Sandifort 医生在 1777 年提出的（图 6-1）。

Bell 于 1830 年率先描述了前庭神经鞘膜瘤的临床表现。然而，结合临床症状和病理结果的第一次综合表述则由 Jean Cruveilhier 在 1835 年提出[2]。

对前庭神经鞘膜瘤的首次成功切除是由伦敦的 Charles Balance 爵士于 1894 年完成的[3]。他分两步进行手术，单侧枕下径路和颅骨凿除。同样地，柏林的 Fedor Krause 医生早在 1904 年开始推广使用单侧枕下径路治疗这些病变[4]。

在 20 世纪早期，Cushing 医生进入该领域后实施了双侧枕下径路行肿瘤减压和减瘤，这显著降低了前庭神经鞘膜瘤的死亡率和并发症率[5]。他的学生 Dandy 手术技术更进一步，在 1917 年完成了他的首例听神经瘤的完全切除。在 1925 年，Dandy 描述了他的单侧枕下径路技巧，包括减瘤技术，以及去除肿瘤包膜的难点[6]。

当然，也有其他径路被应用于前庭神经鞘膜瘤的切除。例如，Panse 医生在 1904 年提出了迷路径路[7]。这一径路后来被 House 和他的团队进行了调整和改进[8]。20 世纪 60 年代中期，House 和 Kurle、Rand 还在听神经瘤手术中引入了手术显微镜[9]。

二、听觉脑干植入的发明和演变

值得注意的是，在手术显微镜引入前庭神经鞘膜瘤手术后仅仅十余年，House 和 Hitselberger 于 1979 年成功地植入了第一个人工听觉脑干植入体[10,11]。

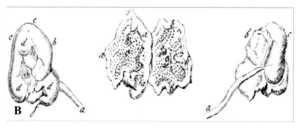

▲ 图 6-1 第一个前庭神经鞘膜瘤的解剖学描述，由莱顿大学的 Eduard Sandifort 于 1777 年提出的[11]

然而，当时人们对 ABI 植入手术并不感兴趣。在十年后才逐渐着眼于该领域。这主要是由于人工耳蜗技术也在同期发展。在 20 世纪 90 年代初，几家人工耳蜗供应商（Cochlear，MED-EL，Advanced Bionics）生产了 ABI，并获得了第一批多通道 ABI 系统应用的临床经验[12-14]。

三、到达 Luschka 孔的手术径路

从这之后，学界就一直在讨论如何寻找最合适的径路和患者体位。

在儿童患者群体中对需要通过 Luschka 孔到达电极植入部位这一原则上没有争议，采用乙状窦后径路和侧卧位。然而，在成年人中，尤其是在 NF2 患者中，原则上有两种不同的径路均可利用。除乙状窦后径路外，迷路径路也被广泛用于听神经瘤切

除和 ABI 植入。与迷路径路不同，乙状窦后径路可采用两种体位，即侧卧位和具有一定优势的半坐位。并且在半坐位下的乙状窦后径路似乎有利于肿瘤切除和解剖结构的保留，这也直接影响 ABI 植入后的听觉获益[15]。进入耳蜗核的另一种选择是中线径路和小脑扁桃体剥离，这两种方法也可用于双侧植入[16]。

四、乙状窦后径路的手术步骤

（一）患者体位

采用侧卧位时（图 6-2），患者身体转向肿瘤的对侧，头部稍向肿瘤侧倾斜，并用类似 Mayfield 钳的头部固定器固定。患者必须确保姿势稳定的固定在手术台上，因为在手术过程中，手术台应绕其长轴旋转，以直接显露脑桥小脑三角。

相反，在半坐位时，患者的头部向肿瘤侧偏转（图 6-3）。在这两种情况下，都不应受压较大的颈静脉。

在患者处于半坐位时，应使用心前区多普勒装置或经食管超声探头来监测空气栓塞。此外，呼气末 CO_2 分压的测量也是必要的。

如果较大的周围神经上存在神经鞘膜瘤，如臂丛和腰骶丛、大的臂神经和坐骨神经，建议在手术前进行磁共振成像检查。通过定位以防止对这些脆弱结构的损伤。例如，在半坐位时，坐骨神经近端

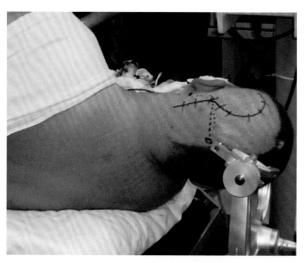

▲ 图 6-2 卧位，肿瘤位于左侧，头部旋转至对侧，问号状切口

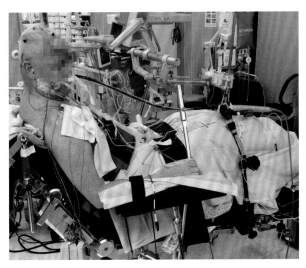

▲ 图 6-3 半坐姿，头转向肿瘤一侧

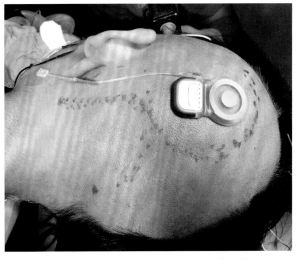

▲ 图 6-4 左侧问号状皮肤切口，用于放置植入体

的大肿瘤很容易遭受压迫损伤。此外，建议在患者定位前后测量体感诱发电位和运动诱发电位。特别是在 NF2 患者中，他们可能患有颈椎肿瘤或曾进行过颈椎手术并存在粘连，头部的旋转和倾斜可能导致血液循环障碍或对脊髓的直接压迫。这些体位导致的压迫可以在切开皮肤之前通过上述监测技术检测到。

（二）皮肤切口和颅骨钻孔

我们一般更倾向于作出问号状的皮肤切口来创建一个双层皮瓣以容纳植入体（图 6-2 和图 6-4）。通常做蒂在前的皮瓣，以保持颞部皮肤血管的血供良好。由于枕动脉在解剖枕下和乙状窦后时总是有被损伤的危险。所以为了保护枕动脉，左边的切口呈问号状，右边的切口呈反向问号状。

轻柔分离皮瓣，形成蒂部与皮瓣蒂部相对的肌骨膜瓣。这样可以实现对植入体的双层覆盖。

此后，切开覆盖颅后窝的肌肉层，可以用电刀将骨膜向内侧和外侧剥离显露骨质。找到骨性标志，一个是乳突后沟，另一个是星点。这是三条骨缝接合的区域：人字缝、枕乳突缝和顶乳突缝。当这些标志被确定，第一处颅骨钻孔应位于星点后方，第二处在乳突后方，尽可能使之低至颅后窝的底部（图 6-5）。可选的第三处钻孔可以更靠中线，并且垂直于前两个孔之间的连接线，以形成三角形。将硬脑膜从骨头上剥离后，用高速锯将其切

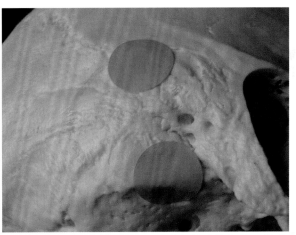

▲ 图 6-5 星点（上方）和颅后窝底部钻孔的位置示意图，蓝线表示骨瓣边缘

割下来。最后一个切口应该是最外侧的切口，靠近预估的乙状窦部位。为了防止乙状窦受损，如果没有骨片遗留，就应当快速进入术腔。在某些情况下，钻孔骨质需要扩大到颅后窝底部，磨除的骨缘要尽可能靠近乙状窦。颅骨上应该显露横窦和乙状窦之间的连接，以便判断环形钻孔位置靠近小脑幕（图 6-6）。此外，开放的乳突气房的骨缘应打磨光滑。这些气房后续可以用骨蜡或用带有纤维蛋白胶的肌肉进行封闭。在打开硬脑膜之前，应将容纳植入体的骨床先磨好。这样做主要是防止骨粉进入硬膜内。因此，需要与适合植入体形似的测试放置位置。骨床处于皮瓣深部，横窦上方。对成人而言，骨床应该足够深以容纳植入体，可以用不可吸收的

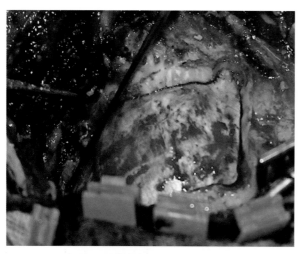

▲ 图 6-6　仰卧位显露硬脑膜，颅骨开窗右侧的蓝色结构是横窦，指针指向颅后窝的底部

缝线固定。再用直径 1mm 的金刚钻在骨床边缘钻出骨管插入固定线固定，也可以将通常用于骨瓣固定的微型钛板固定。这对于骨质较薄的儿童来说是一个很好的选择。

　　容纳植入体的第二种选择，可以做出骨膜下、皮下囊袋，并且将植入体塞进该袋中，不用缝线固定。一些医生在骨头上钻出小块区域以刚好放置植入体发射器线圈和磁体下方的电子元件部分。这种方法不需要皮瓣来覆盖植入体。有些植入物带有针状的小柄，可插入骨头来加强固定。这种方法减少了手术创伤和手术时间。然而，其存在的缺点是，如果出现脑脊液漏（相对于成人，这样的情况在儿童中较多见，因为儿童的依从性较低），植入体漂浮在容纳它的口袋中，可能增加导线张力和扭转力从而引起植入体的功能障碍。因此，植入体应该牢固地固定在位。

（三）硬膜切开和肿瘤显露

　　用生理盐水冲洗干净手术野后，可将硬膜打开。建议预先触诊评估硬脑膜的张力，如果张力较高，应请麻醉师采取一些措施来降低颅内压（intracranial pressure，ICP），并通过移动手术台抬高患者的头部。尤其是采取卧位的患者以及儿童患者中，硬脑膜张力可能非常强，打开硬脑膜有导致小脑疝的风险。建议在钻孔底部仅打开硬膜 1cm，并用缝线将硬脑膜固定在肌肉或骨骼上。这

会将在抽吸脑脊液期间使硬脑膜保持开放。在使用显微镜以获得更好照明的情况下，插入一个小压板使小脑部分轻柔的回缩。一旦到达蛛网膜的深处，主要是在后组脑神经的后面，就可以通过抽吸或用微剪刀将蛛网膜打开。在打开蛛网膜并引流脑脊液后，小脑张力放松并开始搏动。此时硬脑膜可以很容易地以半圆形方式打开，其两端分别位于乙状窦下方和横窦与乙状窦的交界处。硬膜瓣的底部处于外侧，沿着乙状窦走行。硬脑膜在自身收缩和与肌肉进行微缝合带来的张力下保持固定。此时应该用脑绵保护硬脑膜，并在整个手术过程中维持硬脑膜的湿润。在术野中心之外的伤口也应该用湿辅料覆盖。通过使用自动牵开器，小脑被轻轻地移向侧方。在排出足够多的脑脊液后，尤其是在取半坐位的患者中，通常可以在没有压力的情况下移动小脑。此时可以切开蛛网膜，对观察到的肿瘤一步一步切除。通常，如果患者的面神经和听神经仍有功能，应该在对其监测的前提下进行手术操作。主要步骤是肿瘤缩减，然后将肿瘤的包膜从脑神经和脑干剥离。这在取半坐位时更容易实现，此时不需要抽吸血液、冲洗液和脑脊液，因为它们会在重力作用下流出伤口。可以用镊子钳住肿瘤包膜边缘，稍微向侧面移动，另一只手用解剖器械从肿瘤上剥离蛛网膜，注意保持正确的解剖平面。利用这种技术，肿瘤可以在最大限度保护神经和血管结构的情况下被分块切除。内耳道外肿瘤切除完成后，磨除其内侧骨壁，切除 IAC 内肿瘤。在我中心，这部分手术是由耳鼻喉科的医生完成的[18]。

　　有时，可能需要更早打开内耳道，特别是在面神经和（或）听神经较难定位的情况下。例如肿瘤复发时、既往做过手术或做过放疗的情况。内耳道一旦开放，术者也就可以更容易地在内耳道中间解剖神经。

　　在打开 IAC 和并将肿瘤切除后，检查 IAC 的骨壁是否有开放的气房是非常重要的。30° 光学内镜有助于观察内耳道。必须正确封闭已开放的气房，以防止经乳突脑脊液漏。

　　当肿瘤切除完成后，特别是在采取半坐位的

患者中，建议进行双侧颈静脉加压，以识别出血的小静脉。若手术部位干燥无液体渗出，便可以进行 ABI 植入，但这不是本章的主题。

（四）肿瘤切除及 ABI 植入后术腔关闭

一旦肿瘤被移除，并且 ABI 被正确地放置和固定，就应该进行最后一次术区出血检查。硬脑膜用单条或多条细线缝合，如 5-0 Vicryl® 缝线或 Prolene® 缝线。

越过 ABI 导线附近的硬脑膜应被严密地缝合，并用肌肉块和纤维蛋白胶或 TachoSilR 覆盖。为了防止脑脊液漏，可以使用人工材料，如 Durasil®，进行额外的硬脑膜水密性缝合。

骨瓣应该用钛钉或类似装置复位。这对后续的二次手术很有帮助。如果没有骨瓣，肌肉会与硬脑膜及 ABI 导线产生大量粘连，二次手术时解剖会变得困难很多。有了一个重新复位的骨瓣，则硬脑膜很容易被重新显露，可以更好地保护 ABI 导线。软组织常规分层封闭。由于可能诱发脑脊液漏，不建议放置引流。

成人不需要使用加压绷带，无菌覆盖就足够了。不过，对儿童来说，5~7 天的绷带包扎轻压迫是有意义的，因为他们依从性差，经常因为哭泣和坐立不安导致增高颅内压。

（五）术后护理

手术后，患者应被送入重症监护室，至少监护一夜。头部和胸部抬高 30° 以降低颅内压，使用药物包括地塞米松 4~8mg，每天 3 次，抗生素维持 3~5 天。

我们在术后第 1 天常规进行术后计算机断层扫描，以尽早发现术后并发症或可能成为并发症的轻微异常，如小血肿、硬膜下空气灌注、肌内液体积聚等。ABI 电极的定位也很重要，尤其是在怀疑发生移位的情况下，术后首日的 CT 可以作为后续 CT 扫描的参考。

如果患者情况稳定，他 / 她将被送入中级护理病房 1~3 天，然后再进入普通病房。皮肤缝线在术后第 10 天拆除。

ABI 的首次调机通常在植入后 6 周进行。更多详情，请参见制造商的参考资料。

五、讨论

自 20 世纪初以来，乙状窦后径路一直被用于听神经瘤手术 [3-6]。以前，枕下径路和乙状窦后径路之间没有严格区分，一些外科医生甚至使用双侧径路降低颅后窝压力。在那个时代较晚的阶段，手术者并不会缝合硬脑膜，为小脑的肿胀预留一些空间 [17]。脑脊液密闭是通过肌肉层的精确缝合而实现的。1904 年，Panse 提出迷路径路 [7]，一种全新的切除前庭神经鞘膜瘤的可能性由此诞生。从那时起，人们就一直在讨论哪种方法是最好的，以及赞成和反对的理由分别是什么。在一项基于 35 项研究的 5064 名患者的数据库分析的回顾性研究中，Ansari 和同事 [19] 发现，不同手术径路在残留肿瘤的发生率、死亡率、肿瘤复发、主要并发症和脑神经（第Ⅶ对和第Ⅷ对脑神经除外）功能障碍方面没有显著差异。值得注意的是，他们发现，乙状窦后径路在对内耳道外直径 1.5~3cm 以上肿瘤的面神经保留优于其他径路。在听力方面，对于小于 1.5cm 的肿瘤，颅中窝径路优于乙状窦后径路。在其他尺寸的肿瘤中无差异。在 ABI 手术中通常不考虑听力保护。此外，乙状窦后径路有较高的脑脊液漏和头痛风险，后者可以通过复位骨瓣进行预防，这样的骨瓣复位可以成为防止肌肉和硬脑膜瘢痕的屏障 [20]。由于大多数需要植入 ABI 的患者具有较大的肿瘤，并且已经耳聋或接近耳聋，因此保留第Ⅷ对脑神经很少作为外科手术的目标。仅在少数情况如极小的肿瘤伴有残余功能性听力，或者有计划进行人工耳蜗植入时，可以考虑采用颅中窝径路，以保护听觉神经。然而，尤其是在左侧，采用这种方法与更高的心理功能障碍风险相关 [21]。

根据作者的个人经验，乙状窦后径路的另一个重要优点是，它比迷路径路快得多。有经验的主刀医生在 30min 内即可完成从皮肤进入到硬脑膜的手术操作。这是一个重要的问题，因为肿瘤切除和 ABI 植入也需要一定的时间。

此外，Colletti 和他的团队在早期的一篇论文 [22] 中指出，乙状窦后径路有助于 NF2 和非 NF2 病例的肿瘤切除和 ABI 植入。特别是有保存听力的机会时，建议采用这种方法。在 2015 年，马萨诸塞州眼耳医院 / 哈佛大学的研究小组也支持乙状窦后径路，认为这是一种安全有效的方法，可以通过 Luschka 孔进行 ABI 植入[23]。

在儿童患者群体中，对于经迷路径路的讨论不太多。在儿童 ABI 植入方面有丰富经验的外科医生和手术团队都推荐乙状窦后径路。它提供了有利的手术区以及对 Luschka 孔和周围神经和血管的可视化。脑脊液充分引流后，小脑即刻放松，几乎不需

要回缩。如果需要，应使用显微剥离子来保持侧隐窝的开放以便植入。颅骨环钻术的速度非常快，可以节省手术时间，尤其是对儿童来说，麻醉时间的长短也非常重要。据报道，这种方法的并发症发生率很低，并且主要与脑脊液漏有关。然而，这个问题与硬脑膜的缝合和导线穿过硬脑膜相关。它们可以通过使用特殊的硬脑膜密封材料来增强封闭效果。骨瓣的再次复位也是减少一些较轻微的术后不适的方法[24-30]。

参考文献

[1] Sandifort, E. Observationes Anatomico-Pathologicae vol. I. Leiden: Apud Eyk P. V. d., Vygh, D. University of Leiden. 1777.

[2] Cruveilhier, J. Anatomie pathologique du corps humain, ou Descriptions, avec figures lithographiées et coloriées, des diverses altérations morbides dont le corps humain est susceptible. Paris, Baillière, vol. 2, 1829–1842.

[3] Nehls DG, Spetzler RF, Shetter AG, Sonntag VK. Application of new technology in the treatment of cerebellopontine angle tumors. Clin Neurosurg. 1985; 32: 223–241

[4] Koos WT, Perneczky A. Suboccipital approach to acoustic neurinomas with emphasis of preservation of facial nerve and cochlear nerve function. In: Rand RW, ed. Microneurosurgery. 3rd ed. St. Louis: Mosby CV Co.; 1985:335–365

[5] Cushing H. Tumors of the Nervus Acusticus and the Syndrome of the Cerebellopontine Angle. Philadelphia, W.B.: Saunders Co.;1917

[6] Dandy WE. An operation for total removal of cerebellopontine (acoustic) tumors. Surg Gynecol Obstet. 1925; 41:139–148

[7] Rand RW, Dirks DD, Morgan DE, Bentson JR. Acoustic neuromas. In: Youmans JR, ed. Neurological Surgery. 2nd ed. Philadelphia: Saunders WB Co.; 1982:2967–3003

[8] House WF. Transtemporal bone microsurgical removal of acoustic neuromas. Monograph I.. Arch Otolaryngol. 1964; 80:597–756

[9] Rand RW, Kurze TL. Facial nerve preservation by posterior fossa transmeatal microdissection in total removal of acoustic tumours. J Neurol Neurosurg Psychiatry. 1965; 28:311–316

[10] Edgerton BJ, House WF, Hitselberger W. Hearing by cochlear nucleus stimulation in humans. Ann Otol Rhinol Laryngol Suppl. 1982; 91(2 Pt 3) Suppl. 91: 117–124

[11] McElveen JT, Jr, Hitselberger WE, House WF, Mobley JP, Terr LI. Electrical stimulation of cochlear nucleus in man. Am J Otol. 1985 Suppl:88–91

[12] Behr R, Müller J, Shehata-Dieler W, et al. The high rate CIS auditory brainstem implant for restoration of hearing in NF-2 patients. Skull Base. 2007; 17(2): 91–107

[13] Mueller J, Behr R, Knaus C, Milewski C, Schoen F, Helms J. Electrical stimulation of the auditory pathway in deaf patients following acoustic neurinoma surgery and initial results with a new auditory brainstem implant system. Adv Otorhinolaryngol. 2000; 57:229–235

[14] Nevison B, Laszig R, Sollmann WP, et al. Results from a European clinical investigation of the Nucleus multichannel auditory brainstem implant. Ear Hear. 2002; 23(3):170–183

[15] Behr R, Colletti V, Matthies C, et al. New outcomes with auditory brainstem implants in NF2 patients. Otol Neurotol. 2014; 35(10):1844–1851

[16] Behr R. Bilateral auditory brain stem implantation with single implant. J Neurol Surg B Skull Base. 2015; S1(76):S113

[17] Irsigler FJ. Allgemeine Operationslehre. In: Olivecrona H, Tönnis W, Hrsg. Handbuch der Neurochirurgie. Band 4 1. Teil P 90.Springer Verlag; 1960

[18] Schwager K. [Acoustic neuroma (vestibular schwannoma) therapy from an oto-rhino-laryngological perspective]. HNO. 2011; 59(1):22–, 24–30

[19] Ansari SF, Terry C, Cohen-Gadol AA. Surgery for vestibular schwannomas: a systematic review of complications by approach. Neurosurg Focus. 2012; 33 (3):E14

[20] Harner SG, Beatty CW, Ebersold MJ. Impact of cranioplasty on headache after acoustic neuroma removal. Neurosurgery. 1995; 36(6):1097–1099, discussion 1099–1100

[21] Minovi A, Mangold R, Kollert M, Hofmann E, Draf W, Bockmühl U. [Functional results, cognitive and effective quality of life disturbances after trans-temporal resection of acoustic neuroma]. Laryngorhinootologie. 2005; 84(12):915–920

[22] Colletti V, Sacchetto L, Giarbini N, Fiorino F, Carner M. Retrosigmoid approach for auditory brainstem implant. J Laryngol Otol Suppl. 2000(27): 37–40

[23] Puram SV, Herrmann B, Barker FG, II, Lee DJ. Retrosigmoid craniotomy for auditory brainstem implantation in adult patients with neurofibromatosis type 2. J Neurol Surg B Skull Base. 2015; 76(6):440–450

[24] Jung NY, Kim M, Chang WS, Jung HH, Choi JY, Chang JW. Favorable long-term functional outcomes and safety of auditory brainstem implants in nontumor patients. Oper Neurosurg (Hagerstown). 2017; 13(6):653–660

[25] Sennaroğlu L, Sennaroğlu G, Yücel E, et al. Long-term results of ABI in children with severe inner ear malformations. Otol Neurotol. 2016; 37(7): 865–872

[26] Bayazit YA, Abaday A, Dogulu F, Göksu N. Complications of pediatric auditory brain stem implantation via retrosigmoid approach. ORL J Otorhinolaryngol Relat Spec. 2011; 73(2):72–75

[27] Colletti V, Shannon RV, Carner M, Veronese S, Colletti L. Complications in auditory brainstem implant surgery in adults and children. Otol Neurotol. 2010; 31(4):558–564

[28] Colletti V, Shannon R, Carner M, Veronese S, Colletti L. Outcomes in nontumor adults fitted with the auditory brainstem implant: 10 years' experience. Otol Neurotol. 2009; 30(5):614–618

[29] Colletti V, Fiorino FG, Carner M, Giarbini N, Sacchetto L, Cumer G. Advantages of the retrosigmoid approach in auditory brain stem implantation. Skull Base Surg. 2000; 10(4):165–170

[30] Noij KS, Kozin ED, Sethi R, et al. Systematic review of nontumor pediatric auditory brainstem implant outcomes. Otolaryngol Head Neck Surg. 2015; 153(5):739–750

第 7 章　听觉脑干植入手术：迷路后径路
Surgery for ABI: Retrolabyrinthine Approach

Ricardo F. Bento　Paula T. Lopes　著

摘　要

　　迷路后径路（RLA）具有手术距离短、需要下压小脑但保留迷路结构的优点，通常被认为是能快速且安全到达脑桥小脑三角区和后颅窝的手术径路。耳神经外科医师需熟知该区域的解剖标志，才能熟练地抵达这一深在的手术区域。Bento 等于 2006 年首次报道了经迷路后径路，将听觉脑干电极植入 Luschka 孔。本章旨在概述径路的手术技术、并发症及我们的结果。

关键词

迷路后径路；迷路径路；耳科手术；听觉脑干植入

　　1966 年，House 描述了一种经颞骨到达脑桥小脑三角的手术径路，即迷路径路。该径路通过去除迷路结构，广泛显露脑桥小脑三角区，并且能良好分辨面神经，并减少对脑干、小脑及血管的损伤[1]。

　　然而，该径路需要牺牲患者的听觉和前庭功能。

　　1972 年，Hitselberger 和 Pulec 在迷路径路的基础上，提出了迷路后径路或迷路下径路。最初这些径路应用于三叉神经功能性手术和选择性前庭神经切断术，后应用于微血管减压术[2]。

　　1979 年，美国洛杉矶 House 耳研所的 William F. House 医生和 William Hitselberge 医生在 1 例神经纤维瘤病 2 型患者中首次进行了听觉脑干植入手术，术中摘除肿瘤并同期植入了电极[3]。

　　2001 年，Collettti 等在 2 例双侧重度耳蜗畸形且蜗神经未发育的儿童患者中进行了经乙状窦后径路 ABI 手术[4]。

　　2002 年 9 月，Benta 等将乙状窦后径路进一步拓展，应用于需保留残余听力的小型听神经瘤切除手术或脑桥小脑三角区其他肿瘤的切除手术[5]。

　　2012 年，Bento 等描述了经迷路后径路行 ABI 手术的重要解剖标志。从此，该径路开始应用于临床[6]。

　　2013 年，该团队为 1 名双侧蜗神经发育不良的儿童患者实施了首例经迷路后径路 ABI 手术，从此该径路成为 ABI 手术的主要径路[7]。

　　2014 年，Bento 等报道经迷路后径路 ABI 手术，可以获得与迷路径路、乙状窦后径路 ABI 手术相近的结果[8]。

　　目前，大多数外科医生对肿瘤切除（神经性纤维瘤病 2 型）或其他适应证，如神经发育不良或外伤、耳蜗骨化、内耳畸形等患者行 ABI 手术时，多采用乙状突后径路[9]。

　　迷路后径路技术的优点是，保留了迷路结构，最大限度地减少了对儿童平衡能力的影响。这种位于乙状窦前、迷路后的手术径路，优点在于保留迷路结构，使患者可保持正常的前庭功能，并且还可以充分显露延髓神经和 Luschka 孔。该径路的另一优点在于，减少对小脑的下压，减小硬脑膜开口，减少脑脊液漏及因血管损伤而引起的出血，缩短术后在重症监护病房的恢复时间，以及无须引流。

而乙状窦后径路存在一些缺点，例如需要下压小脑。

一、迷路后手术技术

患者处于全身麻醉状态（因术中监测第Ⅶ、Ⅸ、Ⅹ、Ⅺ对脑神经，不使用肌松药）。

患者取仰卧位，头转向对侧，使患侧耳朝上。设计耳后切口，起自耳轮上方距耳廓约3cm处与外耳道后壁平面交界处，经距耳后沟约5cm处，向下至乳突尖。切口处用含浓度为1∶100 000 肾上腺素的2% 利多卡因先行皮下浸润注射。切开耳后皮肤切口，保留骨膜上方的软组织，并用靠近乳突的皮质骨制备带蒂骨膜瓣[10]（图7-1）。

C形皮肤切口起自耳廓上方，于颧弓根向后向枕骨隆突延伸，止于乳突尖前下约1cm处。显露胸锁乳突肌和头夹肌的乳突尖附着处并保留。在乳突切除过程中，二腹肌沟作为重要的解剖标志也需显露，其紧邻茎乳孔，面神经垂直段从该处穿出。

在手术显微镜下，用耳科钻行管壁式乳突切除术，磨薄并保留外耳道后壁。定位砧骨、外半规管和后半规管，并显露乙状窦和面神经。轮廓化面神经乳突段和三个半规管。广泛磨除乙状窦表面从窦脑膜角至颈静脉球的骨质。根据需要，可在乙状窦中央保留一个骨岛，以便放置撑开器（图7-2）。显露颅后窝硬脑膜，并紧贴乙状窦前方，在后半规管、乙状窦、颈静脉球之间切开。磨除颈静脉球周围骨质并将之下压，尽可能扩大后半规管和颈静脉球之间的空间，从而良好显露后组脑神经（Ⅸ、Ⅹ和Ⅺ）。

在极少数情况下（少于10%），如果无法充分显露脑神经，术者可磨除后半规管（PSC）并填塞总脚。

切开颅后窝硬脑膜后，打开蛛网膜下腔并释放脑脊液。通过最低限度的回压部分小脑，并显露位于脑桥小脑三角的神经根（图7-3）。

蜗核复合体由腹侧核和背侧核组成，是电极放置的位置目标。耳蜗腹侧核是第Ⅷ对脑神经主要的神经冲动传递核，其轴突是蜗神经的主要上升通路。腹侧核和背侧核均无法在术中可见，其位置识别取决于相邻解剖结构。背侧核位于第四脑室侧隐窝的上方，而腹侧核被小脑脚覆盖。

在面神经（Ⅶ）根和舌咽神经（Ⅸ）根之间，可见侧隐窝或 Luschka 孔。Luschka 是放置 ABI 电极的首选位置，耳蜗腹侧核和背侧核的下部位于该处，并且该区域不易受非听觉刺激的影响（如面神

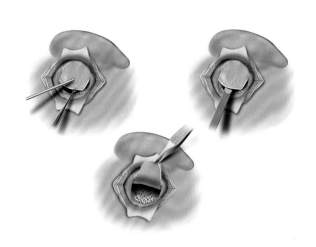

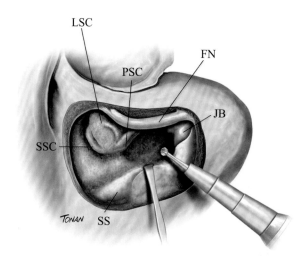

▲ 图7-2 广泛磨除乙状窦表面从窦脑膜角至颈静脉球的骨质

乙状窦中央保留一个骨岛。FN. 面神经；JB. 颈静脉球；LSC. 外半规管；PSC. 后半规管；SS. 乙状窦；SSC. 上半规管

▲ 图7-1 切开耳后皮肤切口，保留骨膜上方的软组织，并用靠近乳突的皮质骨制备带蒂骨膜瓣

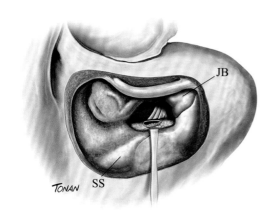

▲ 图 7-3　定位后半规管、乙状窦和颈静脉球，作为显露术区的主要解剖标志

显露并切开后半规管与乙状窦之间的颅后窝硬膜。显露并回压小脑，可见 Luschka 孔前方的脉络丛

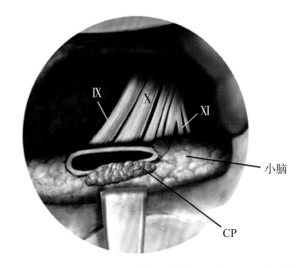

▲ 图 7-4　将 Luschka 孔表面的蛛网膜去除，小脑绒球和脉络丛回缩，定位后组脑神经（Ⅸ、Ⅹ和Ⅺ），从而进入第四脑室

随后将电极阵列插入第四脑室。CP. 脉络丛

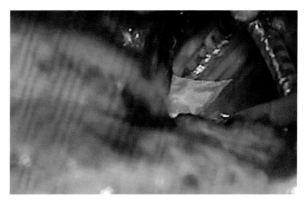

▲ 图 7-5　术中所见：将听觉脑干电极插入 Luschka 孔

经和舌咽神经）。

　　识别蜗核区域最重要的解剖标志是第Ⅸ对脑神经。在第Ⅷ对脑神经向第Ⅸ对脑神经接近时，蜗核复合体可能突出。可以通过覆盖小脑绒球的脉络丛来识别 Luschka 孔入第四脑室处，该脉络丛是 Luschka 孔处可见的最突出的结构。进入第四脑室时，将 Luschka 孔表面的蛛网膜去除，并将静脉及动脉网推开，最后使绒球和脉络丛回缩。为此，小脑的回缩是必要的。脉络丛从侧隐窝（Luschka 孔）伸出并覆盖在蜗核复合体上，顺着脉络丛即可找到侧隐窝的入口（图 7-4）。

　　脑脊液溢出可证实侧隐窝已被打开，于侧隐窝底部隆起处定位蜗核复合体。

　　然后用小的电极镊将电极阵列插入侧隐窝中。

　　术中应用电诱发听觉脑干反应和神经遥测反应来评估电极的正确位置。

　　确保电极位置正确对于避免非听觉刺激的不良反应而言十分重要。已证实，将电极放置于 Luschka 孔可产生有效听觉刺激，并且不良反应极小。由于放置空间较狭小，电极位置可较稳定（图 7-5）。

　　术中放置电极时，通过引出听觉电位的方式，肌电图和诱发电位监测可反馈手术医生的电极合适位置。

　　最后，放置电极完毕后，用颞肌筋膜和纤维蛋白胶修复硬脑膜缺损处。于左髂窝处取腹壁游离脂肪填充乳突腔（图 7-6 和图 7-7）。

　　关闭骨膜瓣，复位骨膜，用 3-0 可吸收缝线关闭肌层，4-0 不可吸收缝线关闭皮肤切口。随后术耳加压包扎 3 天。

二、术后注意事项

　　术后我们极力避免的并发症包括脑脊液漏、术后出血、脑膜炎、小脑综合征、颅高压。考虑到这些主要并发症，术后第 1 天可在重症监护病房进行监护。

　　为了避免脑脊液漏，术腔关闭需要颞肌筋膜、生物组织胶及脂肪。此外，最新开发了骨膜移植物以降低风险。术后还需要绝对卧床 72 小时，术区加压包扎，保持通便饮食。之后继续休息两天经综合评估后再考虑出院。

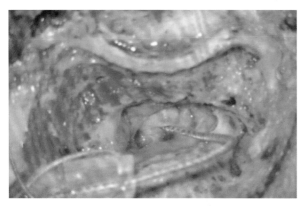

▲ 图 7-6 术中所见：电极放置于位于脑干的耳蜗腹侧核和背侧核下部，颞肌筋膜覆盖脑膜缺损处

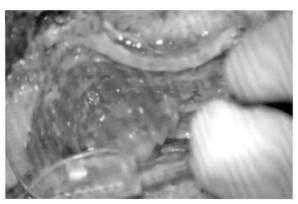

▲ 图 7-7 术中所见：从左髂窝处取腹壁脂肪，填充乳突腔

住院期间，每 12 小时静脉注射使用第三代头孢菌素 2.0g，以预防术后感染。另外，应用皮质类固醇以减少由手术创伤引起的炎症反应，并且应用抗眩晕药以减少由于前庭神经操作引起的相应症状。

三、讨论

经验表明，经迷路后径路将 ABI 电极放置于蜗核表面所产生的突触输入，可获得与迷路径路和乙状窦后径路植入手术相似的听觉反应。

另外，死亡率结果令人满意，由血管损伤或小脑受压导致的死亡风险及发生率较低[11]。

手术规划时有几点注意事项：颈静脉球高位会限制乙状窦和后半规管之间的空间，这一点可通过术前高分辨率 CT 预判。

后颅窝硬脑膜切开范围要大，向下达颈静脉球底部，向上达内耳道水平，向后紧贴乙状窦，从而能充分显露侧隐窝，利于将电极阵列插入 Luschka 孔。

小幅度的下压小脑是有必要的。需要精细解剖后组脑神经周围的脉络丛和蛛网膜。

定位 Luschka 孔的主要解剖标志包括舌咽神经、小脑绒球和脉络丛。因此，无须磨除外半规管、后半规管或打开前庭。在儿童患者中亦可以实施该径路。

该径路另一个优点在于，如果术中需要扩大术野，可以直接转变为迷路径路。

前文中我们还描述了磨除后半规管的手术方法，该方法有助于对脑桥小脑三角进行手术操作，包括切除该部位的大肿瘤。这一方法的并发症率低。

对于需要在脑桥小脑三角进行手术操作并且需要保留残余听力的患者，该手术径路已越来越多地被实践证实为一种可靠的外科手术径路，可获得满意的听觉保留和术后恢复效果。

关于并发症和死亡率，我们的病例中无神经系统后遗症，获得了令人满意的结果。

结论

对于 ABI 手术，迷路后径路是一种安全可靠的手术技术，并且不需要切除半规管或前庭。该径路可以获得足够宽敞的术野，可以正确定位电极植入的解剖标志。实践证明，可以采取这一较小的径路来实施手术。但其缺点在于，不适合颈静脉球较大的患者。在手术规划时，应该通过 CT 和 MRI 协助评估术侧选择，并将颈静脉球纳入考量。该径路还具有可扩展性的优点，在需要时可以转变为迷路径路。

参 考 文 献

[1] Hitselberger WE, House WF. A combined approach to the cerebellopontine angle: a suboccipital-petrosal approach. Arch Otolaryngol. 1966; 84(3):267–285

[2] Hitselberger WE, Pulec JL. Trigeminal nerve (posterior root) retrolabyrinthine selective section:operative procedure for intractable pain. Arch Otolaryngol. 1972; 96(5):412–415

[3] Hitselberger WE, House WF, Edgerton BJ, Whitaker S. Cochlear nucleus implants. Otolaryngol Head Neck Surg. 1984; 92(1):52–54

[4] Colletti V, Carner M, Fiorino F, et al. Hearing restoration with auditory brainstem implant in three children with cochlear nerve aplasia. Otol Neurotol. 2002; 23(5):682–693

[5] Bento RF, De Brito RV, Sanchez TG, Miniti A. The transmastoidretrolabyrinthine approach in vestibular schwannoma surgery. Otolaryngol Head Neck Surg. 2002; 127(5):437–441

[6] Bento RF, Monteiro TA, Tsuji RK, et al. Retrolabyrinthine approach for surgical placement of auditory brainstem implants in children. Acta Otolaryngol. 2012; 132(5):462–466

[7] Bento RF, Monteiro TA, Bittencourt AG, Goffi-Gomez MV, de Brito R. Retrolabyrinthine approach for cochlear nerve preservation in neurofibromatosis type 2 and simultaneous cochlear implantation. Int Arch Otorhinolaryngol. 2013; 17(3):351–355

[8] BentoRF, LimaLRPJr, TsujiRK, et al. Tratado de ImplanteCoclear e Próteses Auditivas Implantáveis. Parte 6. Capítulo 58: Implante Auditivo de Tronco Encefálico: Bento RF, Santos AF, Goffi-Gomez MV. Editora Thieme Publicações Ltda. Rio de Janeiro, RJ, Brasil.; 2014:Págs. 37482

[9] Colletti V, Shannon RV, Carner M, Veronese S, Colletti L. Complications in auditory brainstem implant surgery in adults and children. Otol Neurotol. 2010; 31(4):558–564

[10] Bento RF, Tsuji RK, Fonseca ACO, Alves RD. Use of an osteoplastic flap for the prevention of mastoidectomy retroauricular defects. Int Arch Otorhinolaryngol. 2017; 21(2):151–155

[11] Goffi-Gomez MVS, Magalhães AT, Brito Neto R, Tsuji RK, Gomes MdeQ, Bento RF. Auditory brainstem implant outcomes and MAP parameters: report of experiences in adults and children. Int J Pediatr Otorhinolaryngol. 2012; 76(2): 257–264

第8章 儿童听觉脑干植入：评估与手术
Auditory Brainstem Implantation in Children: Evaluation and Surgery

Levent Sennaroğlu　Burçak Bilginer　著

摘 要

儿童内耳畸形（IEM）常需人工耳蜗植入（CI）或听觉脑干植入（ABI）以重建听力。ABI 适用于某些严重内耳畸形。本章将详细介绍 ABI 确定和可能适应证，并围绕存在争议的蜗神经发育不良最佳听力重建方法作文献回顾。需要强调，儿童 ABI 的年龄限制已显著降低，需要耳鼻咽喉、神经外科和听力学等学科加强团队合作从而保障手术安全和植入效果。本章对比分析 ABI 主要手术径路，包括乙状窦后、迷路及迷路后径路，同时讨论术中监护对于确定 ABI 电极植入位置、保证术后最大听力获益的重要性，最后论述相关并发症。

关键词

听觉脑干植入；内耳畸形；手术；迷路完全未发育；耳蜗未发育；蜗神经未发育；蜗孔未发育；适应证；蜗神经发育不良

1979 年，William House 和 William Hitselberger 医生在洛杉矶 House 耳研所（HEI）为 1 例听神经瘤切除术后患者实施全球第 1 例听觉脑干植入手术[1]。2001 年，Colletti 等[2] 首次报道 2 例严重内耳畸形伴蜗神经（CN）缺如患儿的 ABI 手术经验。既往这些患儿为 CI 禁忌，缺少合适的听力重建方法，而 ABI 的问世为耳蜗、前庭或耳蜗未发育等 CI 禁忌证患儿开创了听力重建新纪元。最初这篇文献结果显示 2 例患儿均获良好环境音感知和一定程度的言语识别，经过一段时间观察后，其他中心亦开始开展儿童 ABI 手术。

土耳其 Hacettepe 听觉植入团队于 2006 年开始，至今已完成 128 例儿童 ABI 手术，在其举办的植入团队组织了 2009 年第一届专家共识会议上讨论了儿童 ABI 适应证[3]，并在 2013 年第二届专家共识会议上讨论儿童 AB 远期效果[4]。

一、适应证

ABI 适用于严重内耳畸形或脑膜炎后耳蜗完全骨化的儿童。虽然内耳畸形是其主要适应证，但并不适用于所有前庭耳蜗畸形。不完全分隔 Ⅱ、Ⅲ 型和前庭导水管扩大者的耳蜗和蜗神经具有一定程度发育，因此 CI 更为适合这类患者的听力重建。在专家共识文献中，Sennaroglu 等将适应证分为 2 组：确定适应证和可能适应证。最近，初级听泡这一新定义的内耳畸形被纳入确定适应证[3, 5]。

（一）确定适应证

• 迷路完全未发育（Michel 畸形）：耳蜗、前庭、前庭导水管和耳蜗导水管均缺如。

• 初级听泡：不完全的耳囊仅数毫米，无内耳道。

• 耳蜗未发育：耳蜗缺如，前庭系统可正常或扩大。

• 蜗神经（CN）未发育：蜗神经缺如。

• 蜗孔未发育：连接内听道底和耳蜗的蜗神经骨管缺如。

（二）可能适应证

• 耳蜗发育不良伴蜗孔发育不良：耳蜗发育不良可有多种程度的听力表现。若助听器有效，患儿可有极好的言语和语言发育。若 HRCT 上发现伴有蜗孔发育不良和内耳道狭窄，则 CN 通常为发育不良或缺如，听力呈重度到极重度听力下降。此类患儿符合 ABI 可能适应证。

• 共同腔畸形和不完全分隔 Ⅰ 型（IP-I）伴 CN 缺如：进入共同腔畸形的神经是前庭蜗神经束（CVN）。IP-Ⅰ 型耳蜗和前庭分隔良好，进入耳蜗的神经是蜗神经。如果 CVN 和 CN 存在，适用人工耳蜗植入。如果神经不存在，则适用 ABI。

• 共同腔畸形和不完全分隔 Ⅰ 型（IP-Ⅰ），伴 CN 存在：即使前庭蜗神经和蜗神经存在，神经元在共同腔和 IP-Ⅰ 型耳蜗内的分布也不可预测，若 CI 失败，可考虑行 ABI。

• 若前庭蜗神经 (CVN) 无分支，则决策具有挑战。此时无法确定 CVN 中蜗神经纤维数量。如果有疑问，可先行 CI，若无效再改用 ABI。

• 蜗神经发育不良处理比较棘手。蜗神经发育不良，即 CN 小于正常直径的 50% 或小于面神经直径，须由有经验的神经影像学医师复核此类患者的影像资料。如果没有足够的神经汇入耳蜗区域内，应考虑 ABI。

蜗神经发育不良或纤细无分支患儿是 CI 和 ABI 之间考量的最争议群体。须注意蜗神经发育不良患儿的言语和语言发育无法达到耳蜗正常儿童水平。由于影像学无法精确预测上述具有挑战性的 5 组患

者蜗神经是否存在，所有患儿的听力学和影像学临床资料均应作为考量 CI 和 ABI 适应证的依据。若经验丰富的儿童听力师发现此类患儿的任一耳在佩戴耳机后有轻微反应，可作为选择 CI 的重要依据。当然，必须详细告知患儿家庭，在术后随访中若发现 CI 增益不足，未来可能再行 ABI 手术。

肺炎球菌脑膜炎可能会导致耳蜗完全骨化，此时 CI 无法满意植入耳蜗鼓阶。术者可可采用不同手术技术（如耳蜗开窗）和特殊电极（双电极或分叉电极）在耳蜗完全骨化病例植入人工耳蜗电极，但结果通常不理想。ABI 可将电极直接置于耳蜗核，是耳蜗完全骨化病例的另一种选择。对于部分骨化病例，需尽可能将 CI 电极植入鼓阶或前庭阶。若无法满意植入，则可采用 ABI 作为替代。

二、蜗神经发育不良儿童 CI 和 ABI 的选择

蜗神经发育不良的处理仍然存在争议。尽管极少数蜗神经发育不良患儿在 CI 后可获得良好的听力和言语发育，但大部分这类患儿的听力和语言发育非常有限，因此其转而成为 ABI 候选者。对于他们来说，正确作出诊断和在需要时直接行 ABI 对于听力重建非常重要，但目前术前和术中听力学测试尚未达到精确诊断水平。

Bradley 等[6] 报道 6 例蜗神经发育不良患儿的远期效果。术前佩戴助听器对声音有明确反应。行 CI 后虽然初期助听听阈在正常范围内，但在使用 2～6 年后感觉听力效果不满意：5 例听觉行为分级量表（CAP）2 级，1 例 4 级。结论认为，虽然蜗神经发育不良患儿 CI 术后听阈与其他 CI 患儿类似，但 CI 增益非常有限。

Warren 等[7] 报道，3 例患儿内听道狭窄且仅含 2 根神经，1 根为面神经，1 根进入前庭。2 例患儿家庭报道患儿随时间推移对助听刺激有反应。遂对这 2 例患儿植入 CI，早期结果（为 4 个月、5 个月和 9 个月）显示对声刺激有反应。对此的解释为，内听道远端狭窄处的蜗神经支极其纤细导致影像学上不可见，或是蜗神经支先进入前庭而后转入耳蜗内。但该团队认为 CI 在此类患儿的效果有天花板

效应，术后总体听力水平通常不足以促进相应语言发育，达不到正常耳蜗 CI 水平。

Valero 等[8] 报道，大部分蜗神经发育不良患儿 CI 后记录到异常电诱发反应，其非典型振幅和潜伏期提示为非听性反应，不应被误读为典型电诱发听性脑干反应（eABR）峰值。听觉通路大小和诱发脑干反应之间没有关系来确定伴有 CN 发育不良的患儿是否为 CI 良好候选者而在这里观察到不可预测的诱发反应也无法预测术后听力效果。虽然 CI 术后初期会出现有限的言语感知能力提高，但是内听道狭窄伴 CN 发育不良患儿 CI 结果无法达到 CN 正常的 CI 水平。远期随访结果也较差，随访 120 个月的结果显示仅相当于正常结构 24 个月的结果。结论认为，根据异常电生理结果，CN 发育不良并非 CI 良好适应证。若决定行 CI，应告知患儿家庭对听力和言语发育预期不能过高。

Buchman 等[9] 报道迷路畸形患者 CI 结果。结论为，大多数情况下，蜗神经发育不良患儿周围神经元数量不足以支持同步听觉刺激的发育。建议对此类患者在 ABI 之前行 CI。此研究的重要发现是耳蜗内第Ⅷ对脑神经复合动作电位（ECAP）测试结果与言语感知能力发育相关。

Song 等[10] 报道内听道狭窄患儿耳蜗内、外 eABR 对于远期效果的预测作用。结论为术中或术后早期耳蜗内 eABR 对于是否继续 CI 听力康复，抑或为了不错失最佳语言发育而改行 ABI 有决定作用。对于已行 CI 患儿，术前耳蜗外电生理测试或影像学的预后价值有限，术中或术后早期耳蜗内 eABR 监测可获得对远期效果有价值的预测信息。

Song 等[11] 结论认为，相对于影像学或电生理测试，纯音测听的残余反应和环境音的行为反应可能是预测 CVN 存在与否的更精准标志，因为所有 3 例对声有刺激反应的患儿均在术中发现纤细的 CVN。本团队得出同样结论，行为测听对于选择 CI 和 ABI 更重要。CN 发育不良患儿 CI 术后初期可获得一定进步，但是在更复杂的学习过程无法持续进步。

最近，Birman 等[12] 报道蜗神经未发育 / 发育不良患儿 CI 术后更好的听力效果。可见，蜗神经未

发育 / 发育不良患儿 CI 手术效果存在较大差异。总体来说，术后近 75% 的患儿能使用一定程度的口语，近 50% 的 CN 未发育和 90% 的 CN 发育不良获得一定程度的言语发育（CAP 5～7 分）。这些结果有助于回答术前门诊咨询，但是提出"50% 的 CN 未发育患儿 CI 术后可获得 CAP 5～7 分"的论断必须非常谨慎。

Kutz 等[13] 报道蜗神经发育不良患儿 CI 结果，7 例患儿在 MRI 未见蜗神经侧行 CI，1 例达到早期闭合式言语识别能力，其余 6 例仅达到言语察觉或模式感知的水平。2 例患儿在 MRI 上可见 CN 侧行 CI，1 例达到持续性闭合式言语识别能力，另 1 例达早期闭合式言语识别能力。结论认为，蜗神经发育不良是导致极重度感应神经性听力下降的常见原因，儿童伴发育不良但 MRI 上有可显示的蜗神经，CN 发育不良但 MRI 上可见 CN 的患儿，有望在 CI 术后获得一定程度的言语理解能力，但无法达到 CN 正常儿童 CI 的言语理解水平。而 MRI 确定 CN 缺如的患儿，在 CI 术后仅能获得有限的声音和言语感知能力。

严重内耳畸形（inner ear malformation, IEM）患儿很难通过鼓岬刺激或圆窗刺激测得 eABR 阳性结果。Hacettepe 大学听觉植入团队在 11 例不同内耳畸形患儿中，使用耳蜗内测试电极（ITE）在术中刺激耳蜗从而决定 CI 或 ABI[14]。将 ITE 植入耳蜗直至圆环标记处，全长 18mm 的 ITE 包含 3 个耳蜗内触点和 1 个耳蜗外接地电极。在解剖正常或 IP-Ⅱ病例中，可获得 eABR 良好波形。若未引出 eABR 者，则应选择 ABI。2 例患者效果矛盾：第 1 例为 IP-Ⅰ型且 MRI 显示 CN 存在，测试结果为阴性，但仍行 CI 且远期随访获得良好语言发育。第 2 例为共同腔畸形患儿，CI 效果很好但所有电极均会引起面神经刺激，修正手术术中 ITE 未引出 eABR 反应，但 CI 效果良好。因此，若引出 eABR 阳性反应，ITE 是可靠的，若为阴性反应，则需结合影像学和术前听力检查谨慎考虑选择 CI 和 ABI。

大部分文献报道蜗神经发育不良 CI 效果不成功，因此，对于内听道狭窄和蜗神经发育不良的患儿，CI 和 ABI 选择上仍很难决策。耳蜗内 eABR

相对于术前电生理检查可能是更好的指标。

三、ABI 团队成员

ABI 手术技术要求很高，团队须在手术、听力随访、CI 患者康复等方面有丰富的经验。具有丰富小儿神经外科经验的手术医生能够精确定位 Luschka 孔的位置，是完成手术和避免并发症的关键。本团队曾遇到数次需要仔细解剖隐匿 Luschka 孔从而确认位置的情况，手术经验对于获得成功结果、避免由于电极植入错误位置而导致失败结果尤为重要。

若手术造成脑神经损伤和（或）脑干损伤导致健康儿童发生神经后遗症，将是对家庭和团队的灾难性后果，并对 ABI 手术产生负面舆论影响。因此，合适的团队对于避免并发症至关重要。听觉脑干植入团队需要有经验的小儿神外、耳科和听力医师的通力合作，这对避免并发症至关重要。耳科医生必须对植入手术富有经验。术中 eABR 保障电极植入最适合位置，这与 CI 术中在耳蜗内简单植入电极不同。电极板最终位置取决于术中 eABR，有经验的听力师在手术这部分非常重要。

四、儿童 ABI 年龄限制

根据专家共识声明，儿童 ABI 年龄限制类似于 CI[15]。1—2 岁植入儿童语言结果预期更好。ABI 手术比 CI 手术更具挑战，因为儿童的血容量和后颅窝脑脊液量都较少。从神经外科角度看，专家共识文件中理想的年龄下限是 18 月龄；但是根据植入中心经验，建议年龄下限为 12 月龄。本团队手术 12 例 1 岁左右患儿未出现并发症。毫无疑问，早期手术可获得更好的听力结果。尽管手术风险在大龄儿童会下降这一论点存在争议，但大龄儿童植入后语言结果因中枢可塑性原因而无法令人满意。这也将影响 ABI 手术声誉，让人误以为手术无法产生良好的听力和语言结果。因此，理想植入年龄应是 1—2 岁。对于语前聋患儿，植入不应晚于 5 岁。

五、术前评估

植入团队所有成员应一起详细评估 ABI 候选者。

影像学评估包括颞骨 CT 和 MRI。若 CT 显示 Michel 畸形、初级听泡、耳蜗未发育这类 ABI 确定适应证，诊断和决策较为简单[3]。蜗神经发育不良、蜗孔发育不良、内听道狭窄则需要更仔细的听力学和 MRI 影像学评估。MRI 可显示内听道内的神经结构，以及外侧隐窝的血管畸形。应选择内耳或前庭蜗神经发育更好的一侧。如前所述，MRI 诊断具有局限性。

ABI 手术侧别选择非常重要。应选择能够提供更多信息的耳蜗核，因此，选择神经结构发育更好侧（例如，面神经清楚显示、CVN 或前庭神经更明显，可能预示耳蜗核区域发育更好）。如果所有条件都一样，应选择内耳发育更好侧（若一侧为耳蜗未发育，对侧为耳蜗发育不良，应选择后者）。另外，应选择外侧隐窝入口更容易定位以及更容易进入的侧别（小脑牵拉更少）。

听力评估流程

ABI 候选者术前应行全套听力学测试，包括主观和客观测试。迷路完全未发育和耳蜗未发育患儿应无听觉反应，但有时在最大听力测试时会在低频出现反应，这与振触觉相关。

主观测试中，候选者需佩戴耳机评估，若无法佩戴耳机，应作声场评估。根据儿童年龄，可选择行为测听法（behavioral observation audiometry, BOA）、视觉强化测听或游戏测听。

客观测试中，所有年龄组，特别是婴幼儿，均先从声导抗和声反射测试开始，随后行耳声发射（otoacoustic emission, OAE）、听觉脑干反应（auditory brainstem response, ABR）。

即使其他测试包括客观测试没有反应时，主观测试也非常重要。此时，主观测试是唯一可以反映患者听力状态信息的方法。若蜗神经发育不良患儿表现出对纯音或言语刺激的行为反应。应选择戴耳机最佳反应耳行 CI，并随访 6~9 月。随访结束时，eABR 测试佩戴 CI 是否有反应。如果既无言语识别发育又无 eABR 反应，建议行 ABI。家庭观察是重要考量因素。选择对侧耳行 ABI，可提供双侧助听。对于一侧确定适应证、对侧可能适应证者，可同期植入 CI 和 ABI。本团队至今已完成 6 例同期 CI 和 ABI 手术。

六、手术

所有 ABI 手术均经迷路、乙状窦后或迷路后径路完成[16]。儿童 ABI 主要径路为乙状窦后径路。1—2 岁儿童颞骨明显小于成人此，经迷路径路手术时，术野暴露受限，且磨骨暴露脑干所用时间较乙状窦后径路更长，因此，儿童 ABI 手术采用乙状窦后径路优势明显。考虑到儿童频繁发作中耳炎，乙状窦后径路的另一个优势凸显，即是其绕过乳突气房，避免中耳菌群引起的颅内感染。不同径路的手术标志、优势和劣势，在前文儿童 ABI 手术中已详细阐述[16]。

（一）乙状窦后径路

该径路有两种体位可选侧斜位和半坐位。在严重内耳畸形患儿，侧斜位为首选。该体位患儿颈部轻度屈曲，同侧肩膀用胶带向前下固定。在成人，Behr 等[17] 选择半坐位。以便于术者清除术野内血液和脑脊液，有助于在基本干燥环境下使用纤维蛋白胶固定电极。

Hacettepe 大学，用乙状窦后径路和侧斜位体位行儿童 ABI。皮肤切口为耳后垂直线，长 7～8cm。切口上起星点（枕、顶、颞三骨会合处）上方 1cm，下至乳突尖下后方。乙状窦后开颅。上为横窦，后为乙状窦。向下去除骨瓣至颈静脉球，以减少小脑牵拉。打开硬脑膜前应先磨好植入床以免骨粉进入颅内。植入床尽量远离切口并垂直高于术野。作位于植入床下方的缝合孔以固定植入体。本团队强烈建议必须磨植入床以减少头部外伤后引起的装置故障[18]，这在儿童 ABI 病例避免修正手术尤为重要，因为 ABI 修正手术中移动脑干电极远比常规 CI 手术困难。如果使用的是 Digisonic®SP ABI，则无须准备植入床，但植入体位置应远离切口。

遂行标准乙状窦后径路。打开桥小脑池并引流脑脊液，以便术者操作而无须使用牵开器。识别桥小脑角解剖结构。首先显露后组脑神经（图 8-1）。在语前聋内耳畸形患儿，前庭蜗神经通常发育不良

或未发育。有时面神经可在后组脑神经的颅侧单独存在。

下一步为识别小脑绒球，到达外侧隐窝。从 Luschka 孔凸出的脉络丛和耳蜗静脉是此步骤的解剖标记。脉络丛覆盖 Luschka 孔，位于由第Ⅷ对脑神经、舌咽神经和菱唇组成的三角形区域内[19]。为寻找外侧隐窝，需切除 Luschka 孔表面蛛网膜，用吸引器或双极电凝使小脑绒球和脉络丛后缩。脉络丛从外侧隐窝突出，覆盖耳蜗核复合体，追踪脉络丛即可找到外侧隐窝入口（图 8-2）。耳蜗背核是耳蜗核复合体最易受电刺激的部分，隆起于外侧隐窝底部[19]。

有时后组脑神经无法辨识。Hacettepe 大学 3 例儿童 ABI 术中发现神经严重纤维化而无法辨识。为避免损伤脑神经，不解剖分离神经，而是识别邻近第Ⅸ对脑神经根部汇入脑干区域的脉络丛作为 Luschka 孔解剖标记。

为精准定位 Luschka 孔，可让麻醉师升高脑脊

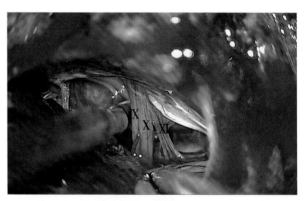

▲ 图 8-1　后组脑神经
舌咽神经（Ⅸ），迷走神经（Ⅹ），副神经（Ⅺ）

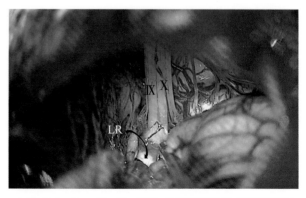

▲ 图 8-2　Luschka 孔（箭）为第四脑室外侧隐窝开口

液压力，使脑脊液从外侧隐窝流出。外侧隐窝的打开宽度由钝钩针或牵开器控制。有时需要精细解剖一些细小的静脉或小动脉才能打开 Luschka 孔。若患者有脑膜炎史，纤维化的蛛网膜可能覆盖于 Luschka 孔入口处，增加手术复杂程度。在打开和控制外侧隐窝开口后，将 ABI 接收 - 刺激器置于植入床并固定。电极轻柔植入外侧隐窝（图 8-3）。操作时应避免损伤滋养脑干该区域的血管。如果有小血管分支出血，在植入电极板之前可用 Surgicel 可吸收性止血纱布或细尖双极电凝止血。重要的是电极板接触面必须面对耳蜗核。剪小电极板周围网片以适应儿童外侧隐窝大小。通过 eABR 确认电极最终位置。根据测试结果，电极板应在隐窝内或外的垂直方向上向前或向后作轻微移动，从而调整植入位置。通常看到电极板外环即可。如果外环完全没入，则可能植入过深。为稳定电极，可取 2～3 块肌肉自隐窝进入置于电极后方，并将电极向前压，使之与耳蜗核更好接触。随后紧密关闭硬脑膜。

（二）迷路径路

Helge Rask Andersen 团队（文献未发表，个人交流）报道经迷路径路行 ABI 手术，电极成功植入外侧隐窝。

（三）迷路后径路

Bento 等[20] 报道经扩大迷路后径路（retrolabyrinthine approach，RLA）为 3 例儿童行 ABI 手术，无并发症。因评估和基于颈静脉球大小选择 RLA 手术侧别非常重要。建议在颈静脉球位置不突出的一侧行 RLA。耳科医生对熟悉该径路。耳后切口，乳

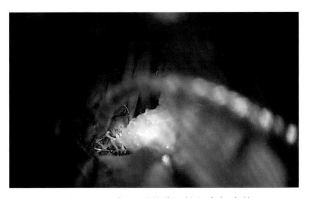

▲ 图 8-3　人工听觉脑干植入电极在位

突切开，定位颈静脉球作为进入硬脑膜的主要解剖标志，去除颈静脉球周围所有骨质，仅暴露第Ⅶ对和第Ⅷ对脑神经颅内部分。定位小脑绒球和后组脑神经。牵开脉络丛，定位 Luschka 孔，植入 ABI 电极。术者基于经验选择 RLA，该径路一般用于保留听力的前庭神经鞘膜瘤手术。RLA 可通过有限手术野直接暴露 Luschka 孔，无须牵拉小脑，亦无须打开内听道和半规管。在儿童使用该径路的缺点在于不适合颈静脉球极大的婴幼儿。本团队对 2 例血管畸形不适合乙状窦后径路的患儿使用该径路。

虽然 3 种径路均可用于儿童 ABI 手术，但乙状窦后径路使用最为广泛。任何径路的使用均应注意，脑桥小脑三角、脑神经汇入区、前庭蜗神经缺如脑干区的解剖异常，在某些情况下会增加手术困难[1]。

七、术中监护

电极植入后，eABR 用于定位耳蜗核位置。依次刺激不同电极和电极组以确定 ABI 电极板与耳蜗核的位置关系。这将有助于定位电极板，以获得最大化听性刺激和最小化非听性刺激。儿童外侧隐窝不大，因此在电极植入后，通常仅能轻度向外侧移动。若电极植入过深，则仅外侧通道有反应，则应轻轻向隐窝内深插电极。同样，如果仅电极板头端通道有反应，则应轻轻向隐窝内深插电极。在成人，曾有几例患者外侧隐窝宽度为电极板 2 倍。此时用 eABR 确认电极板位置非常有用，应根据电刺激听性反应轻微调整电极板位置。术者和听力师应熟悉电极板上激活通道数量，手术室须常备左右侧通道图表以避免电极方向混淆，左侧植入和右侧植入方向完全相反。

ABI 植入者术中 eABR 显示的Ⅲ波和Ⅴ波是有价值信息，提示电极植入正确位置。有时无反应或有肌源性活动，后者为未来可能出现的非听性反应。此时应根据术中发现调整电极板位置。

八、开机和随访

ABI 第一次开机为术后 3～4 周。本团队最初 4 例患者在术后 3 个月开机。现在的开机时间已改为术后 3～4 周。全身麻醉并非必须，但开机时需有

监护。

最舒适水平（most comfortable level，MCL）可通过逐步增加电流获得，同时观察行为反应和不良反应。MCL 确定后，所有 MCL 降低 5 个或 10 个电流单位（CU），激活言语处理器，以避免第一次刺激时所有通道共同激活导致音感过强。

最先激活电极板中心通道，若无非听性反应，可逐步激活周围电极。第一次开机通常激活 6 个到 7 个通道，1 个月后的第二次开机激活其他通道。若出现非听性反应，应调低电流直至出现听觉而无非听性反应。若无法实现，则需关闭引起非听性反应的通道。数月后，可将这些通道再次激活。在许多情况下，最初引起非听性反应的通道，再激活后能够产生听觉刺激而无不良反应。仍然引起非听性反应的通道需被永久关闭。

婴幼儿调机非常复杂，因其反应不如成人那样清晰。大部分婴幼儿根据声音刺激有行为表现，有可能表现为停止活动、看向父母、愣住、指着植入侧或哭吵。开机调机过程必须有经验的听力师完成。第一次开机时需观察和特别监护有无非听性反应。从单纯咳嗽到刺激迷走神经引起心律改变都有可能。为应对心律失常，开机需配备内科医生。开机可为随访提供重要信息，并作未来规划。

Hacettepe 大学一批患者第 1 次开机前先测 eABR，发现这并不比术中 eABR 能提供更多信息，所以现在术后不再测 eABR，而在开机时使用术中 eABR 的信息。

九、听力结果

参考第 14 章本团队儿童 ABI 远期效果。

十、手术并发症

Colletti 等[21] 报道成人和儿童 ABI 手术并发症。无死亡病例。1 例儿童术后复苏缓慢，CT 示颅内小凝血块，行手术清除凝血块后，患儿神经症状完全康复。另 1 例儿童术后脑膜炎，经药物治疗痊愈。轻微并发症方面，9 例患者术后 CT 发现一过性无症状小脑水肿，经激素和利尿药治疗后痊愈。4 例患者出现术后切口皮下积液，经负压吸引和加

压包扎后痊愈。除此之外，一些患者出现术后切口感染、一过性发音困难、平衡失调等，经对症治疗后痊愈。结论认为，儿童 ABI 手术并发症少于 NF2 的 ABI 手术，而总体并发症率并不比 CI 高很多，与神经血管减压术相当。

Bayazit 等[22] 报道 5 例儿童 ABI 手术，术后 2 例出现脑脊液漏。而术后远期并发症，如装置故障、感染、生物膜形成、排异等的信息有限。

本组病例患儿，最初的 3 例中有 1 例出现术后鼻漏，在乳突缺损修补后立即痊愈。4 例患儿出现一过性面瘫，主要原因可能是术中小脑牵拉，3 例术后 2 周完全康复，1 例 House-Brackmann Ⅱ级康复。1 例术中严重小脑水肿妨碍手术，遂停止手术，并在 3 周后再次手术。5 例患儿因脑脊液漏导致皮下积液，4 例在数日内通过腰穿和局部加压包扎得以控制，1 例在同样治疗后经过较长时间才得以控制脑脊液漏，导致住院时间明显延长，所有皮下积液患儿均未再手术，通过上述保守治疗可成功处理脑脊液漏。这些患者脑脊液主要发生从电极线周围漏出，经蛛网膜下腔到皮下。在电极线周围硬脑膜水平有效填塞软组织非常重要，同时腰穿也是常规，这两项措施成功避免了之后的病例中再出现脑脊液漏。本组最严重的并发症是脑脊液流动障碍，导致间歇性意识不清甚至昏迷，最后行腹腔分流稳定脑脊液压力，从而稳定患儿病情。

总体结果显示，通过耳科医师、神经外科医师和麻醉师的合作，能以最低手术风险完成 ABI 手术。

结论

将电极正确植入外侧隐窝耳蜗核，ABI 可为聋儿提供听觉。虽然因刺激周围脑神经导致的非听性副反应较为常见，但通过降低刺激或永久关闭通道可加以解决。

通过耳科、小儿神经外科和麻醉科的合作，尽量减少颅内并发症。术中由经验丰富的听力师行 eABR 监测，对于寻找最佳植入位置以达到刺激耳蜗核的目标非常重要。满意的听力结果和语言发育是有可能的，但是畸形会对此产生妨碍。ABI 可能适应证将继续挑战植入团队。

参 考 文 献

[1] Toh EH, Luxford WM. Cochlear and brainstem implantation. 2002. Neurosurg Clin N Am. 2008; 19(2):317–329, vii

[2] Colletti V, Fiorino F, Sacchetto L, Miorelli V, Carner M. Hearing habilitation with auditory brainstem implantation in two children with cochlear nerve aplasia. Int J Pediatr Otorhinolaryngol. 2001; 60(2):99–111

[3] Sennaroglu L, Colletti V, Manrique M, et al. Auditory brainstem implantation in children and non-neurofibromatosis type 2 patients: a consensus statement. Otol Neurotol. 2011; 32(2):187–191

[4] Sennaroğlu L, Colletti V, Lenarz T, et al. Consensus statement: long-term results of ABI in children with complex inner ear malformations and decision making between CI and ABI. Cochlear Implants Int. 2016; 17(4):163–171

[5] Sennaroğlu L, Bajin MD. Classification and current management of inner ear malformations. Balkan Med J. 2017; 34(5):397–411

[6] Bradley J, Beale T, Graham J, Bell M. Variable long-term outcomes from cochlear implantation in children with hypoplastic auditory nerves. Cochlear Implants Int. 2008; 9(1):34–60

[7] Warren FM, III, Wiggins RH, III, Pitt C, Harnsberger HR, Shelton C. Apparent cochlear nerve aplasia: to implant or not to implant? Otol Neurotol. 2010; 31 (7):1088–1094

[8] Valero J, Blaser S, Papsin BC, James AL, Gordon KA. Electrophysiologic and behavioral outcomes of cochlear implantation in children with auditory nerve hypoplasia. Ear Hear. 2012; 33(1):3–18

[9] Buchman CA, Teagle HF, Roush PA, et al. Cochlear implantation in children with labyrinthine anomalies and cochlear nerve deficiency: implications for auditory brainstem implantation. Laryngoscope. 2011; 121(9):1979–1988

[10] Song MH, Bae MR, Kim HN, Lee WS, Yang WS, Choi JY. Value of intracochlear electrically evoked auditory brainstem response after cochlear implantation in patients with narrow internal auditory canal. Laryngoscope. 2010; 120(8): 1625–1631

[11] Song MH, Kim SC, Kim J, Chang JW, Lee WS, Choi JY. The cochleovestibular nerve identified during auditory brainstem implantation in patients with narrow internal auditory canals: can preoperative evaluation predict cochleovestibular nerve deficiency? Laryngoscope. 2011; 121(8):1773–1779

[12] Birman CS, Powell HR, Gibson WP, Elliott EJ. Cochlear implant outcomes in cochlea nerve aplasia and hypoplasia. Otol Neurotol. 2016; 37(5):438–445

[13] Kutz JW, Jr, Lee KH, Isaacson B, Booth TN, Sweeney MH, Roland PS. Cochlear implantation in children with cochlear nerve absence or deficiency. Otol Neurotol. 2011; 32(6):956–961

[14] Cinar BC, Yarali M, Atay G, Bajin MD, Sennaroglu G, Sennaroglu L. The role of eABR with intracochlear test electrode in decision making between cochlear and brainstem implants: preliminary results. Eur Arch Otorhinolaryngol. 2017; 274(9):3315–3326

[15] Sennaroglu L, Colletti V, Manrique M, et al. Auditory brainstem implantation in children and non-neurofibromatosis type 2 patients: a consensus statement. Otol Neurotol. 2011; 32(2):187–191

[16] Sennaroglu L, Ziyal I. Auditory brainstem implantation. Auris Nasus Larynx. 2012; 39(5):439–450

[17] Behr R, Müller J, Shehata-Dieler W, et al. The high rate CIS auditory brainstem implant for restoration of hearing in NF-2 patients. Skull Base. 2007; 17(2): 91–107

[18] Pamuk AE, Pamuk G, Jafarov S, Bajin MD, Saraç S, Sennaroğlu L. The effect of cochlear implant bed preparation and fixation technique on the revision cochlear implantation rate. J Laryngol Otol. 2018; 132(6): 534–539

[19] Colletti V, Carner M, Miorelli V, Guida M, Colletti L, Fiorino F. Auditory brainstem implant (ABI): new frontiers in adults and children. Otolaryngol Head Neck Surg. 2005; 133(1):126–138

[20] Bento RF, Monteiro TA, Tsuji RK, et al. Retrolabyrinthine approach for surgical placement of auditory brainstem implants in children. Acta Otolaryngol. 2012; 132(5):462–466

[21] Colletti V, Shannon RV, Carner M, Veronese S, Colletti L. Complications in auditory brainstem implant surgery in adults and children. Otol Neurotol. 2010; 31(4):558–564

[22] Bayazit YA, Abaday A, Dogulu F, Göksu N. Complications of pediatric auditory brain stem implantation via retrosigmoid approach. ORL J Otorhinolaryngol Relat Spec. 2011; 73(2):72–75

第 9 章　儿童听觉脑干植入：Colletti 团队经验及特殊考量

Pediatric Auditory Brainstem Implantation: Colletti Team Experience and Special Considerations

Vittorio Colletti　Marco Mandalà　Giacomo Colletti　Liliana Colletti　著

摘　要

本章总结 Colletti 团队逾 14 年儿童听觉脑干植入经验。回顾分析伴或不伴有合并症的儿童 ABI 植入年龄和植入效果。本团队患者队列的手术植入和术后调机经验促进了 ABI 实用原则和技术的发展，例如，近场复合动作电位记录，作为 Luschka 孔重要定位标志的中间神经识别，双侧植入和修正手术经验。

关键词

　　人工耳蜗植入；儿童；蜗神经发育不良；综合征；中间神经；修正手术；双侧植入；并发症；颅骨成形术

　　语前聋患儿的听觉植入选择包括人工耳蜗植入和听觉脑干植入。其远期听觉感知效果需持续评估[1-14]。

　　为蜗神经无功能、不适合 CI 的患儿行听觉植入是一大挑战。这类患儿中枢听觉皮质可能从未接收过来自听觉外周的传入，而残存外周听觉系统亦可能不足以支持来自周围助听设备的声音传入。研究显示儿童 ABI 效果令人鼓舞[15-19]。本章讨论 74例儿童 ABI 15 年随访效果、双侧 ABI 经验，以及可降低脑脊液漏风险的可吸收网材颅骨修复技术。详细分析手术视频后发现，中间神经可作为定位 Luschka 孔（foramen of Luschka，FL）的重要标志，方便 ABI 电极植入。使用近场电位，结合传统远场诱发电位可优化电极板植入。同时亦分享植入体故

障病例的 ABI 修正手术经验。

一、总体经验和入组患者

　　从 2000 年至 2014 年，本中心以及相关协议中心共行 103 例（14 例有聆听经验，89 例先天性听力下降）儿童 ABI，植入年龄从 8 月龄至 16 岁不等，植入径路均为乙状窦后径路，植入产品来自 Cochlear 或 MED-EL 公司。在决定植入前完善全面医学评估和 CT/MRI 检查。20 所有患儿家长在被告知手术风险和 ABI 潜在获益后，签署由当地医院伦理委员会通过的知情同意书。常规行术中和术后电诱发听性脑干反应（eABR）[21]。

　　103 例手术患儿中，74 例在本中心完成且信息完整，包括 57 例蜗神经未发育 / 发育不良，1 例听

神经病，10 例耳蜗畸形，3 例脑膜炎后双侧耳蜗骨化，2 例 NF2，1 例头外伤伴双侧耳蜗骨折。其中，22 例有外院 CI 史。随访期为 6 个月～15 年。5 例不满 1 年，69 例满 1 年，56 例满 5 年，23 例满 10 年，2 例满 15 年。

用听觉行为分级量表（Categories of Auditory Perception，CAP）评估患儿听觉感知能力[22, 23]，分 8 个等级。

二、结果

本中心 74 例 ABI 入组患儿，平均年龄 3.8±2.9 岁，40 例男孩，34 例女孩。表 9-1 列出患儿临床和人口学数据。其中 38 例伴有合并症：2 例注意缺陷多动障碍，4 例自闭症谱系障碍，7 例轻中度认知障碍，6 例动缺陷相关性轻度认知障碍，1 例视觉障碍相关性中度认知障碍，1 例运动障碍，2 例对立违抗障碍，2 例特定型语言障碍，13 例不同类型的综合征［Crouzon、DiGeorge、Down、Goldenhar、Kabuki、泪 - 耳 - 指（lacrimo-auriculodento-digital，LADD）、Moebius、Shprintzen、颚心脸综合征］。无术中和围术期永久并发症。1 例患者行双侧同期

ABI 后出现假性脑膜膨出形成，遂再手术，并用脂肪移植和可吸收网片颅骨修复板修复，这将在本章稍后讨论。

听力效果见表 9-1，包括 74 例儿童植入前和最近随访 CAP 评分。所有儿童植入后听觉感知明显改善，但结果差异较大，进一步分析以寻找原因。通过所得最高分、植入年龄、是否存在非听性反应、病因来分析 ABI 结果。

图 9-1 显示了每例患儿最近随访 CAP 评分。在 9 例（12.1%）最终能够电话交谈（CAP7 分）患儿中，3 例语后聋患儿在 ABI 术后 3 年达到此水平，而语前聋（CND 不伴合并症）患儿达到此水平则更晚（随访第 6 年）。10 例（13.5%）达到 CAP6 分患儿中，40% 在 ABI 术后 3 年达到该水平。7 例（9.45%）达到最低开放式言语识别 CAP5 分患儿用更长时间（5～6 年）达到该水平。10 例（13.5%）达到闭合式言语识别（CAP4 分）的患儿用 4～6 年达到该水平。共有 26 例（35.1%）患儿 ABI 术后达到开放式言语识别水平（CAP5 分、6 分、7 分），近一半儿童（36/74=48.6%）达到 CAP4 分以上。

众所周知，植入年龄是 CI 成功的关键因素[1-4, 14]。

图 9-2 显示 ABI 手术年龄与 CAP 评分的关系。显然，植入越早，效果越好（Kendallτ = -0.23，P < 0.01）。在不伴有合并症的患儿特别明显：很多在 3 岁之前植入的患儿能够达到 CAP7 分（P=0.008 8）（图 9-3）。

图 9-4 比较伴（n=38）和不伴（n=29）其他先

表 9-1　74 例儿童 ABI 临床和人口学数据

		统计分析（Mann Whitney 检验）
病例数	74	/
平均植入年龄（岁）	3.81±2.89	/
性别（男 / 女）	40/34	/
随访时间（年）	7.40±3.90	/
病因	• 蜗神经发育不良（57） • 听神经病（1） • 耳蜗畸形（10） • 脑膜炎后双侧耳蜗骨化（3） • 神经纤维瘤病 2 型（2） • 双侧耳蜗骨折（1）	/
伴其他畸形	38/74	/
植入前 CAP	0.15±0.43（中位数：0）	P < 0.0001
最近随访 CAP	3.64±2.10（中位数：3）	

ABI. 听觉脑干植入；CAP. 听觉行为分级量表

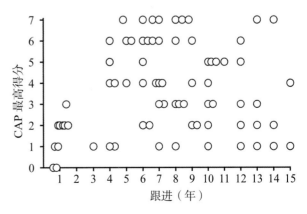

▲ 图 9-1　每例患儿最近随访听觉行为分级量表（CAP）评分

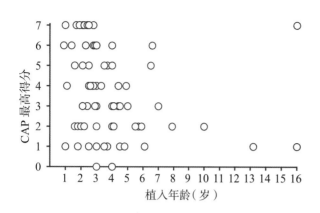

▲ 图 9-2　ABI 植入年龄与听觉行为分级量表评分的关系

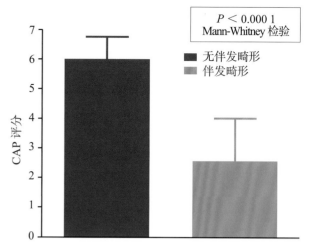

▲ 图 9-4　伴或不伴合并症患儿听觉行为量表评分（四分位数间距）

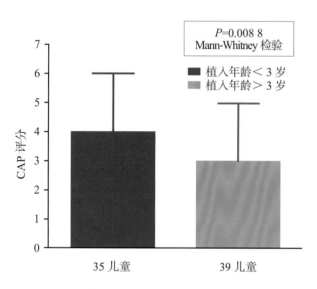

▲ 图 9-3　岁前或后植入儿童最近一次随访的听觉行为量表评分（四分位数间距）

天性合并症患儿的效果。不伴者最近随访 CAP 评分明显更高（$P < 0.001$）。ABI 植入 3 年后，两组 CAP 评分中位数相差 3 分。因此，其他先天性合并症的存在是 CAP 达到 5 分所用时程的重要预测因素（$P < 0.0001$），而与主要病因来源于耳蜗抑或是神经无关。

尽管伴合并症患儿的 CAP 评分较低（中位数仅 2.5 分），但其对环境音感知和认知发育仍有所提高[7, 8]，其中一些 CAP 能达到 4 或 5 分。

根据耳聋病因将 74 例儿童分为 5 组：外伤或严重骨化导致语后聋（$n=4$），蜗神经未发育导致先天性聋（$n=25$），耳蜗畸形（$n=10$），蜗神经未发育

伴其他非听性畸形（$n=32$），NF2 和听神经病（$n=3$）。最后这类患儿的植入年龄（平均年龄 12.4 岁）明显比其他类型大。

图 9-5 显示 ABI 使用时程与 CAP 评分的关系。虽然病因分类各组之间 CAP 评分中位数有明显不同，但其顶部和底部曲线的病例均太少而无法达到统计学意义，中间 3 条曲线因在每个病因组内高度变异亦无法达到统计学差异。4 例有聆听经验的患儿（3 例耳蜗骨化，1 例外伤）结果最好，在 ABI 最初 3 年进步快速，并最终达到最高 CAP 评分。

三、讨论

本研究组，开机 1 年，83.8% 的患儿获得环境音感知，50% 对言语音有反应。开机 2 年，51.4% 的患儿能达到环境音识别和言语音辨别（CAP3 分和 4 分）。64 例患儿经 3 年随访，28.1% 能无唇读辅助理解常用短语，12.5% 可与熟人电话交谈。

本研究确认之前的研究成果，ABI 是一种适用于耳蜗和蜗神经畸形、无法行 CI 患儿的有效听觉重建装置。将本组 ABI 结果与大样本 CI 结果比较，发现 CI 组在短期内效果更好[24]。若将 CI 组与有聆听经验的 ABI 患儿比较，两者效果和发展轨迹相当[25]。比较曾有聆听经验并由于头外伤或脑膜炎后严重骨化导致蜗神经受损的 ABI 组与先天性聋同年龄段 CI 组，两组效果和随时间发展轨迹相近，提

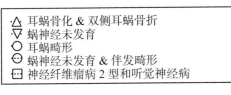

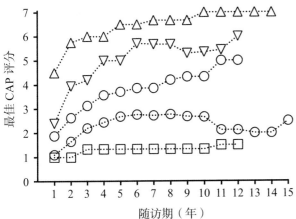

▲ 图 9-5　不同耳聋病因患儿 ABI 使用时程与 CAP 评分关系

示 ABI 可作为进展性耳蜗骨化患儿的抢救性选择。

本研究中蜗神经未发育或发育不良已行 CI 患儿，术后听力效果均欠佳。不仅在 CI 上浪费了时间（和费用），更拖长了听觉剥夺时间。如果缺少听觉刺激，神经结构无法发育成熟并且可能退化[26, 27]。听皮层区域也可被重构到其他模式中[28, 29]。

鉴于此，何时应跳过 CI 直接行 ABI？继而，何时能确信 CI 无法提供实用听力？最新儿童 CI 研究明确了 CI 劣效的原因[6, 12]。高分辨率 MRI 显示内听道内无蜗神经，CI 诱发 eABR 波形失真或缺失，提示听力效果差。此种情况下，ABI 可能比 CI 效果好。建议行内耳道高分辨率 CT[20, 30] 和 eABR 检测，后者可通过 CI 或置于圆窗的电极来刺激。

CI 植入越早效果越好证据确凿[1-4, 14]。在神经可塑性最重要时期，听觉刺激对于言语感知发育至关重要。1 岁以下 CI 植入比 1—2 岁植入者听觉发育更快更好[31]。如果先行 CI，临床医师应密切注意 CI 疗效的早期征兆。若在简单听觉任务上没有进展，可能必须尽早植入 ABI 以便获得更早、更优的神经可塑性。确认 CI 无效后，需取出 CI，重新评估患儿神经影像并尽早植入 ABI。CI 之后改用 ABI 的患儿，可能会因为两种植入体神经激活模式明显不同和重

塑时间窗部分关闭，导致听觉感知发育较慢。

进一步关注的问题是为什么有些患儿 ABI 术后能够获得环境音感知和识别能力音，但却不能发展言语感知和语言能力。以下几个情况可解释言语发育不佳或发育缓慢：ABI 电极植入位置不正确，耳蜗核和 MRI 未能发现的听觉区域发育不全，术后调机困难，其他消极心理认知因素。大部分伴有心理认知障碍的患儿在使用 ABI 仅几个月后就能达到声音感知和一定程度的言语识别。但整体听觉感知发育仍非常缓慢，难以将电刺激转化为言语和语言发育。但即使患儿不能通过 ABI 获得开放式言语识别能力，却也能获得认知方面的进步。已经证明，从 ABI 获得的听觉信息将会影响特定认知功能发育[7, 8]。在 ABI 使用的最初 12 个月中，两种认知功能评估测试（表格填写和重复模式）评分均显著增加。这些数据表明，语前聋患儿 ABI 听觉刺激可能促进了与选择性视觉 – 空间注意力和（多感觉）流体推理相关的认知参数发育。

74 例儿童 ABI 手术并发症率与儿童 CI 相当[32]。当然，ABI 的潜在并发症比 CI 多。

四、特殊情况

（一）中间神经作为解剖标志

作为大型儿童 ABI 中心，本团队在桥小脑角（CPA）解剖变异方面积累了丰富经验。在脑神经缺如或 Luschka 孔（FL）自身闭锁的情况下，定位 FL 极有难度。通常第Ⅸ对脑神经和脉络丛被作为 FL 定位参考。回顾所有手术视频后发现，即使第Ⅶ对和第Ⅷ对脑神经缺如，中间神经 NI 仍可作为手术标志（图 9-6）[33]。在 64 例儿童 ABI 手术视频中发现，NI 存在于所有患儿中，即使第Ⅶ对脑神经走行异常。

NI 虽然可能由几种束共同组成，但它与后组脑神经一样，是 CPA 中最恒定的标志之一。

（二）应用近场复合动作电位

传统上，术中 ABI 电极放置时，远场 eABR、第Ⅶ对脑神经和后组脑神经（第Ⅸ、第Ⅹ和第Ⅺ对脑神经）肌电图（EMG）监测同时进行。这样做是

第 10 章　听觉脑干植入工程问题和术中监测：Cochlear 产品

ABI Engineering and Intraoperative Monitoring: Cochlear

Barry Nevison　著

摘　要

听觉脑干植入虽然在许多方面与人工耳蜗植入密切相关，但由于其植入脑干内部，并需要刺激一些在术中难以辨别的结构，因此在技术、实践和临床方面都受到其独有的诸多挑战的制约。通过 20 年以上的经验，电极阵列设计和围绕电极植入外科和临床程序已被定制，以满足脑干解剖、可植入性、电子安全性、长期稳定性和临床有效性的要求。本章详细介绍了 ABI 的设计及其主要技术特征，并描述了设备植入过程中，如何以电生理学的方式，通过仔细选择和刺激阵列的不同区域，从而帮助电极的正确放置，以尽可能覆盖更多耳蜗核可刺激区域。本章中亦将描述电生理测试的步骤和关键参数。请尤其注意电极的放置，这将影响患者能否获得最好的临床效果：包括有意义的听觉感知，以及提高无法通过其他手段重获听觉的患者的生活质量。

关键词

脑干植入；术中监护；电生理；eABR；耳蜗核；电极阵列

自通过对耳蜗核进行电刺激实现听觉感知以来，工程设计和解剖学的发展一直齐头并进。耳蜗核是电刺激的目标，通常隐藏在外科手术的视野之外，且常被推到一侧，或被生长中的脑干肿瘤压迫，导致隐窝凹陷处的定位和进入相当困难[1]。尽管有以上因素制约，但人工脑干植入体仍可以被安全地植入，稳定地固定，并为大多数植入者进行可靠的电刺激这些因素结合起来，在手术、机械和实践上为我们提出了一个相当独特的挑战。本章聚焦于最新的商品化设备 Nucleus ABI541，探讨了独特的 ABI 设计。本章还解释了电生理测试，利用电生理测试，可以解决被隐藏的耳蜗核或脑干被巨大肿瘤扭曲得难以辨认所带来的困扰。当放置在最佳位置并进行有效电刺激时，ABI 可以为语音理解提供重要的帮助[2-5]。次优的放置或在脑干移动引起的电极异位只会带来一系列无益的不良反应。很明显，这种设备需要不同领域的专家共同合作研发。

一、ABI 的工程设计

ABI 从人工耳蜗植入的设计原理中获得灵感，但由于其在脑干侧凹中的位置，使得它的电极阵列

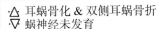

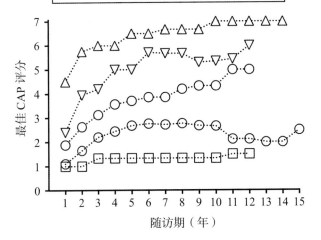

▲ 图 9-5　不同耳聋病因患儿 ABI 使用时程与 CAP 评分关系

示 ABI 可作为进展性耳蜗骨化患儿的抢救性选择。

本研究中蜗神经未发育或发育不良已行 CI 患儿，术后听力效果均欠佳。不仅在 CI 上浪费了时间（和费用），更拖长了听觉剥夺时间。如果缺少听觉刺激，神经结构无法发育成熟并且可能退化[26, 27]。听皮层区域也可被重构到其他模式中[28, 29]。

鉴于此，何时应跳过 CI 直接行 ABI？继而，何时能确信 CI 无法提供实用听力？最新儿童 CI 研究明确了 CI 劣效的原因[6, 12]。高分辨率 MRI 显示内听道内无蜗神经，CI 诱发 eABR 波形失真或缺失，提示听力效果差。此种情况下，ABI 可能比 CI 效果好。建议行内耳道高分辨率 CT[20, 30] 和 eABR 检测，后者可通过 CI 或置于圆窗的电极来刺激。

CI 植入越早效果越好证据确凿[1-4, 14]。在神经可塑性最重要时期，听觉刺激对于言语感知发育至关重要。1 岁以下 CI 植入比 1—2 岁植入者听觉发育更快更好[31]。如果先行 CI，临床医师应密切注意 CI 疗效的早期征兆。若在简单听觉任务上没有进展，可能必须尽早植入 ABI 以便获得更早、更优的神经可塑性。确认 CI 无效后，需取出 CI，重新评估患儿神经影像并尽早植入 ABI。CI 之后改用 ABI 的患儿，可能会因为两种植入体神经激活模式明显不同和重

塑时间窗部分关闭，导致听觉感知发育较慢。

进一步关注的问题是为什么有些患儿 ABI 术后能够获得环境音感知和识别能力音，但却不能发展言语感知和语言能力。以下几个情况可解释言语发育不佳或发育缓慢：ABI 电极植入位置不正确，耳蜗核和 MRI 未能发现的听觉区域发育不全，术后调机困难，其他消极心理认知因素。大部分伴有心理认知障碍的患儿在使用 ABI 仅几个月后就能达到声音感知和一定程度的言语识别。但整体听觉感知发育仍非常缓慢，难以将电刺激转化为言语和语言发育。但即使患儿不能通过 ABI 获得开放式言语识别能力，却也能获得认知方面的进步。已经证明，从 ABI 获得的听觉信息将会影响特定认知功能发育[7, 8]。在 ABI 使用的最初 12 个月中，两种认知功能评估测试（表格填写和重复模式）评分均显著增加。这些数据表明，语前聋患儿 ABI 听觉刺激可能促进了与选择性视觉 - 空间注意力和（多感觉）流体推理相关的认知参数发育。

74 例儿童 ABI 手术并发症率与儿童 CI 相当[32]。当然，ABI 的潜在并发症比 CI 多。

四、特殊情况

（一）中间神经作为解剖标志

作为大型儿童 ABI 中心，本团队在桥小脑角（CPA）解剖变异方面积累了丰富经验。在脑神经缺如或 Luschka 孔（FL）自身闭锁的情况下，定位 FL 极有难度。通常第Ⅸ对脑神经和脉络丛被作为 FL 定位参考。回顾所有手术视频后发现，即使第Ⅶ对和第Ⅷ对脑神经缺如，中间神经 NI 仍可作为手术标志（图 9-6）[33]。在 64 例儿童 ABI 手术视频中发现，NI 存在于所有患儿中，即使第Ⅶ对脑神经走行异常。

NI 虽然可能由几种束共同组成，但它与后组脑神经一样，是 CPA 中最恒定的标志之一。

（二）应用近场复合动作电位

传统上，术中 ABI 电极放置时，远场 eABR、第Ⅶ对脑神经和后组脑神经（第Ⅸ、第Ⅹ和第Ⅺ对脑神经）肌电图（EMG）监测同时进行。这样做是

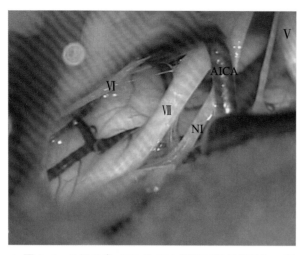

▲ 图 9-6　虽然儿童 ABI 术 CPA 第Ⅷ对脑神经缺如，但 NI（中间神经）通常都存在，作为附加标记，与后组脑神经一起，定位 Luschka 孔

Ⅴ. 三叉神经；Ⅵ. 展神经；Ⅶ. 面神经；NI. 中间神经；AICA. 小脑前下动脉

为了评估 ABI 电极可能引出的肌源性和其他非听性反应。在本中心常规监测记录耳蜗核近场复合神经动作电位（ECAP）[21]。

ECAP 显示较低反应阈值和对周围脑神经的较低影响阈值。其电伪迹和饱和度与 eABR 相似，但 ECAP 信噪比更好[21]。因此，ECAP 是 ABI 电极精确植入的辅助工具。

（三）双侧 ABI

2000 年以来，本团队 103 例儿童 ABI 中，6 例为双侧：4 例序贯植入，2 例为同期植入。初步结果很有希望，值得进一步研究。双侧同期 ABI 术可能增加脑脊液漏风险，术者在推荐双侧同期 ABI 手术时需极其谨慎，并应考虑序贯植入（这在成人 ABI 已有详细报道）[34]。

（四）可吸收网状材料颅骨成形术及脂肪移植

双侧同期 ABI 植入者，有帽状腱膜下脑脊液积聚（假性脑膜膨出）风险。脑脊液压力在 CPA 术后 24～48h 上升，然后下降，因此术后 24～48h 是防止脑脊液积聚发展的关键时刻[35]。1 例双侧同期 ABI 患儿出现巨大假性脑膜脑膨出，其伴有 Chiari 畸形是腰穿刺引流禁忌。因此，需行修正手术以避免 ABI 术后复发性脑脊液漏。修正手术部位并将接收 – 刺激器被放回正确位置。填塞脂肪移植物，在脂肪、骨瓣以及接收 – 刺激器表面放置可吸收的多聚 –L–D– 乳酸（poly-L-D-lactic acid，PLDL）颅骨成形板。此技术可解决假性脑膜脑膨出，应作为脑脊液压力疑似过高或有脑脊液漏的关闭技术[34]。

（五）ABI 修正手术

儿童 ABI 中，接收 – 刺激器故障或 ABI 电极从外侧隐窝移位极为罕见。本团队共治疗 5 例（3 例男性，2 例女性），之前通过乙状窦后径路植入 Cochlear ABI 系统，已使用时程为 5～12 年。修正手术取出原 ABI 装置并同期植入 MED-EL 植入装置。5 例患儿中，1 例患 NF2 因肿瘤生长需同期行肿瘤囊内切除手术，2 例电极从外侧隐窝移位至 FL 出口处，2 例设备功能障碍。所有病例行术中监测并记录 eABR。

所有病例术后听力重建情况均为一般至良好。术中主要问题是瘢痕导致的 ABI 电极板解剖困难和颞骨新生骨包围电极线。修正手术无并发症发生。尽管非常困难，但有经验的医生仍可安全完成手术。

参考文献

[1] Manrique M, Cervera-Paz FJ, Huarte A, Molina M. Advantages of cochlear implantation in prelingual deaf children before 2 years of age when compared with later implantation. Laryngoscope. 2004; 114(8):1462–1469

[2] Svirsky MA, Teoh S-W, Neuburger H. Development of language and speech perception in congenitally, profoundly deaf children as a function of age at cochlear implantation. Audiol Neurotol. 2004; 9(4):224–233

[3] Colletti L, Mandalà M, Zoccante L, Shannon RV, Colletti V. Infants versus older children fitted with cochlear implants: performance over 10 years. Int J Pediatr Otorhinolaryngol. 2011; 75(4):504–509

[4] Dettman SJ, Pinder D, Briggs RJS, Dowell RC, Leigh JR. Communication development in children who receive the cochlear implant younger than 12 months: risks versus benefits. Ear Hear. 2007; 28(2) Suppl:11S–18S

[5] Bayazit YA, Kosaner J, Cinar BC, et al. Methods and preliminary outcomes of pediatric auditory brainstem implantation. Ann Otol Rhinol Laryngol. 2014; 123(8):529–536

[6] Buchman CA, Teagle HFB, Roush PA, et al. Cochlear implantation in children with labyrinthine anomalies and cochlear nerve deficiency: implications for auditory brainstem implantation. Laryngoscope. 2011; 121(9):1979–1988

[7] Colletti L. Beneficial auditory and cognitive effects of auditory brainstem implantation in children. Acta Otolaryngol. 2007; 127(9):943–946

[8] Colletti L, Zoccante L. Nonverbal cognitive abilities and auditory performance in children fitted with auditory brainstem implants: preliminary report. Laryngoscope. 2008; 118(8):1443–1448

[9] Colletti L, Colletti G, Mandalà M, Colletti V. The therapeutic dilemma of cochlear nerve deficiency: cochlear or brainstem implantation? Otolaryngol Head Neck Surg. 2014; 151(2):308–314

[10] Colletti L, Wilkinson EP, Colletti V. Auditory brainstem implantation after unsuccessful cochlear implantation of children with clinical diagnosis of cochlear nerve deficiency. Ann Otol Rhinol Laryngol. 2013; 122(10):605–612

[11] Vincenti V, Ormitti F, Ventura E, Guida M, Piccinini A, Pasanisi E. Cochlear implantation in children with cochlear nerve deficiency. Int J Pediatr Otorhinolaryngol. 2014; 78(6):912–917

[12] Young NM, Kim FM, Ryan ME, Tournis E, Yaras S. Pediatric cochlear implantation of children with eighth nerve deficiency. Int J Pediatr Otorhinolaryngol. 2012; 76(10):1442–1448

[13] Couloigner V, Gratacap M, Ambert-Dahan E, et al. [A report of three cases and review of auditory brainstem implants in children]. Neurochirurgie. 2014; 60 (1–2):17–26

[14] McConkey Robbins A, Koch DB, Osberger MJ, Zimmerman-Phillips S, Kishon- Rabin L. Effect of age at cochlear implantation on auditory skill development in infants and toddlers. Arch Otolaryngol Head Neck Surg. 2004; 130(5):570–574

[15] Eisenberg LS, Johnson KC, Martinez AS, et al. Comprehensive evaluation of a child with an auditory brainstem implant. Otol Neurotol. 2008; 29(2):251–257

[16] Puram SV, Tward AD, Jung DH, et al. Auditory brainstem implantation in a 16–month-old boy with cochlear hypoplasia. Otol Neurotol. 2015; 36(4):618–624

[17] Sennaroglu L, Colletti V, Manrique M, et al. Auditory brainstem implantation in children and non-neurofibromatosis type 2 patients: a consensus statement. Otol Neurotol. 2011; 32(2):187–191

[18] Sennaroglu L, Ziyal I, Atas A, et al. Preliminary results of auditory brainstem implantation in prelingually deaf children with inner ear malformations including severe stenosis of the cochlear aperture and aplasia of the cochlear nerve. Otol Neurotol. 2009; 30(6):708–715

[19] Colletti L, Shannon RV, Colletti V. The development of auditory perception in children after auditory brainstem implantation. Audiol Neurotol. 2014; 19 (6):386–394

[20] Carner M, Colletti L, Shannon R, et al. Imaging in 28 children with cochlear nerve aplasia. Acta Otolaryngol. 2009; 129(4):458–461

[21] Mandalà M, Colletti L, Colletti G, Colletti V. Improved outcomes in auditory brainstem implantation with the use of near-field electrical compound action potentials. Otolaryngol Head Neck Surg. 2014; 151(6):1008–1013

[22] Archbold S, Lutman ME, Marshall DH. Categories of auditory performance. Ann Otol Rhinol Laryngol Suppl. 1995; 166:312–314

[23] Archbold S, Lutman ME, Nikolopoulos T. Categories of auditory performance: inter-user reliability. Br J Audiol. 1998; 32(1):7–12

[24] Niparko JK, Tobey EA, Thal DJ, et al. CDaCI Investigative Team. Spoken language development in children following cochlear implantation. JAMA. 2010; 303(15):1498–1506

[25] Eisenberg LS, Johnson KC, Martinez AS, Visser-Dumont L, Ganguly DH, Still JF. Studies in pediatric hearing loss at the House Research Institute. J Am Acad Audiol. 2012; 23(6):412–421

[26] Moore JK, Niparko JK, Miller MR, Linthicum FH. Effect of profound hearing loss on a central auditory nucleus. Am J Otol. 1994; 15(5):588–595

[27] Nadol JB, Jr, Young Y-S, Glynn RJ. Survival of spiral ganglion cells in profound sensorineural hearing loss: implications for cochlear implantation. Ann Otol Rhinol Laryngol. 1989; 98(6):411–416

[28] Lee DS, Lee JS, Oh SH, et al. Cross-modal plasticity and cochlear implants. Nature. 2001; 409(6817):149–150

[29] Giraud A-L, Lee H-J. Predicting cochlear implant outcome from brain organisation in the deaf. Restor Neurol Neurosci. 2007; 25(3–4):381–390

[30] Casselman J, Mermuys K, Delanote J, Ghekiere J, Coenegrachts K. MRI of the cranial nerves—more than meets the eye: technical considerations and advanced anatomy. Neuroimaging Clin N Am. 2008; 18(2): 197–231, x

[31] Mitchell RM, Christianson ER, Ramirez FM, et al. Auditory comprehension outcomes in children who receive a cochlear implant before 12 months of age. Laryngoscope. 2020; 130(3):776–781

[32] Colletti V, Shannon RV, Carner M, Veronese S, Colletti L. Complications in auditory brainstem implant surgery in adults and children. Otol Neurotol. 2010; 31(4):558–564

[33] Colletti G, Mandalà M, Colletti L, Colletti V. Nervus intermedius guides auditory brainstem implant surgery in children with cochlear nerve deficiency. Otolaryngol Head Neck Surg. 2016; 154(2):335–342

[34] Colletti G, Mandalà M, Colletti V, Deganello A, Allevi F, Colletti L. Resorbable mesh cranioplasty repair of bilateral cerebrospinal fluid leaks following pediatric simultaneous bilateral auditory brainstem implant surgery. Otol Neurotol. 2017; 38(4):606–609

[35] Laing RJ, Smielewski P, Czosnyka M, Quaranta N, Moffat DA. A study of perioperative lumbar cerebrospinal fluid pressure in patients undergoing acoustic neuroma surgery. Skull Base Surg. 2000; 10(4):179–185

第 10 章　听觉脑干植入工程问题和术中监测：Cochlear 产品

ABI Engineering and Intraoperative Monitoring: Cochlear

Barry Nevison　著

摘　要

听觉脑干植入虽然在许多方面与人工耳蜗植入密切相关，但由于其植入脑干内部，并需要刺激一些在术中难以辨别的结构，因此在技术、实践和临床方面都受到其独有的诸多挑战的制约。通过 20 年以上的经验，电极阵列设计和围绕电极植入外科和临床程序已被定制，以满足脑干解剖、可植入性、电子安全性、长期稳定性和临床有效性的要求。本章详细介绍了 ABI 的设计及其主要技术特征，并描述了设备植入过程中，如何以电生理学的方式，通过仔细选择和刺激阵列的不同区域，从而帮助电极的正确放置，以尽可能覆盖更多耳蜗核可刺激区域。本章中亦将描述电生理测试的步骤和关键参数。请尤其注意电极的放置，这将影响患者能否获得最好的临床效果：包括有意义的听觉感知，以及提高无法通过其他手段重获听觉的患者的生活质量。

关键词

脑干植入；术中监护；电生理；eABR；耳蜗核；电极阵列

自通过对耳蜗核进行电刺激实现听觉感知以来，工程设计和解剖学的发展一直齐头并进。耳蜗核是电刺激的目标，通常隐藏在外科手术的视野之外，且常被推到一侧，或被生长中的脑干肿瘤压迫，导致隐窝凹陷处的定位和进入相当困难[1]。尽管有以上因素制约，但人工脑干植入体仍可以被安全地植入，稳定地固定，并为大多数植入者进行可靠的电刺激这些因素结合起来，在手术、机械和实践上为我们提出了一个相当独特的挑战。本章聚焦于最新的商品化设备 Nucleus ABI541，探讨了独特的 ABI 设计。本章还解释了电生理测试，利用

电生理测试，可以解决被隐藏的耳蜗核或脑干被巨大肿瘤扭曲得难以辨认所带来的困扰。当放置在最佳位置并进行有效电刺激时，ABI 可以为语音理解提供重要的帮助[2-5]。次优的放置或在脑干移动引起的电极异位只会带来一系列无益的不良反应。很明显，这种设备需要不同领域的专家共同合作研发。

一、ABI 的工程设计

ABI 从人工耳蜗植入的设计原理中获得灵感，但由于其在脑干侧凹中的位置，使得它的电极阵列

设计非常特殊。它旨在刺激位于耳蜗核复合体显露表面的听觉通路的第二级神经元，即听觉神经汇入脑干的点。值得注意的是，第一次报道使用 ABI 是在 1978 年[6]，当时甚至连人工耳蜗植入都还仅仅处于起步阶段。然而，这些早期的结果不仅证明了耳蜗核可以通过手术进入，而且证明了当施加调制电流时确实是可能产生听觉感知的。

Cochlear 公司于 1990 年开始推进了 ABI 的开发进程。随着生产可靠的人工耳蜗植入体的名声越来越大，加州洛杉矶 House 耳研所的 William Hitselberger 和 William House 找到了 Cochlear 公司，该公司帮助他们根据当时存在的 Nucleus CI22M 植入体进行植入体设计。由于可以制造出许多独立的刺激电极，这使得原设计的 3 电极单通道设备转变为 8 电极多通道系统，该系统由四个直径为 1mm 的电极组成。这四个电极相互交错排列成两排，安装在约 3mm 宽、8mm 长的硅酮弹性载体上。几乎与此同时，在德国汉诺威，一个由 Roland Laslig 领导的团队提出了一种略有不同的 ABI 电极设计[7]。除了提出了 20 通道电极阵列之外，他们的基本设计与 House 耳研所的理念相近，这就需要大大减小电极直径，以适应可用载体的尺寸。1992—2000 年，在 Roland Laslig 团队分别完成了两项试点研究和两项临床试验之后，完成了上述设计[8, 9]。

本章不会赘述所有已完成的设备迭代，尤其是早期在汉诺威的设计。截至 2000 年，ABI 电极阵列的组合设计已经建立起来，从那时起，ABI 电极设计基本上保持不变。目前，全球已有超过 1100 名患者植入了采用这种设计的 ABI 设备。

（一）物理设计

Nucleus ABI541 在电子系统上与 CI500 系列 CI 相同，但在电极阵列和电极引线设计上有两个主要区别（图 10-1）。尤其是电极阵列的设计，电极阵列需要被放置在第四脑室的侧凹内，被称为耳蜗核的结构处。外侧隐窝内耳蜗核的外露表面的平均尺寸为宽 3mm，长 10mm[10]，这一区域是施加刺激的"目标区域"。为了尽可能多地利用耳蜗核的外露表面，ABI 电极阵列通常包含被称为"桨"的硅制电极载体，该载体长 9.9mm，宽 3.5mm，由直径为 0.7mm 的 7×3 交错排列的铂电极触点矩阵覆盖。基于耳蜗核的频率拓扑结构，这些触点中的每一个都有望提供一些特定的音高感知，可以通过调制的电脉冲序列进行独立地刺激，以期望在设备"激活"或"接通"期间引发听觉感知，这是第 12 章中涵盖的主题。

电极阵列背面软性编织的聚乙烯 - 对苯二甲酸酯（polyethyleneterephtalat，PET）网，将阵列扩展并形成一个 T 形结构。这种生物相容性材料可以促进纤维组织进行黏附。由于侧凹内没有足够牢固的结构可以安全稳定地将插入的电极固定，这种纤维组织的黏附发挥了类似"胶水"的重要作用，将装置固定在位，以确保术后几天内电极阵列的位置不会移动。PET 网特殊设计的 T 型翼结构，使得当电极阵列被插入时，该翼可以环套回自身，这样不仅为组织生长提供更大的表面积，而且对位于脑室侧凹入口内的电极阵列的横向端施加的压力也较小。

在 Nucleus ABI 电极阵列中，其后部的中间端

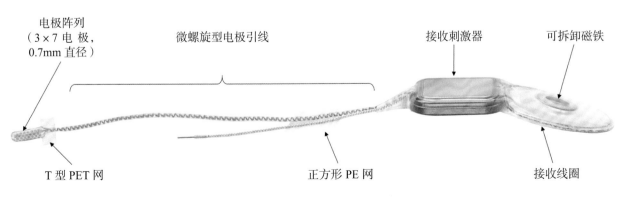

电极阵列
（3×7 电极，
0.7mm 直径）　　　微螺旋型电极引线　　　　　　　接收刺激器　　　可拆卸磁铁

T 型 PET 网　　　　　　　　　正方形 PE 网　　　　　　接收线圈

▲ 图 10-1　**Nucleus ABI541 听觉脑干植入**

也有一个微小的定位管。该管使电极阵列可以耐受手术器械（如镊子或钳）的握持而不被破坏，进而可以被轻柔地安放到凹槽的开口中。

与类似的 CI 产品相比，ABI 设备另一个显著的不同点是，电极引线更长、更灵活。增加的长度主要是为了抵达位于脑干中的耳蜗核复合体。相较于耳蜗，这一目标位置离植入设备的电子机体更远。通过在较细的硅胶导线内使用较小半径的缠绕导线，可以提高导线的灵活性。这不仅有助于手术控制操作，降低电极阵列的弹性，而且还能最小化导线的疲劳应力，以适应于整个工作周期内导线放置部位的脑干轻微移动。

最后，在 2010 年前后，研究人员对植入体的设计进行了一次小修改，他们将一个 10mm 见方的聚酯网垫连接到更靠近电子机体的引线上。添加该网是为了解决几例术后脑脊液漏，这些患者的脑脊液受电极导线芯虹吸作用并沿导线流出。House 耳研所的 Derald Brackman 提出，之所以在电极阵列穿过硬脑膜的地方增加一个网状垫，是为了更好地促进纤维组织生长，以形成更好的密封，并改善阵列稳定性。

和前几代产品相同，Nucleus ABI 的最后一个特点是包含一个可拆卸的磁铁。磁铁与电极阵列无关。设计出这种强力的稀土磁体是为了在使用过程中将外部声音处理器的线圈固定在患者头部，但这也可能会对后续可能需要进行的 MRI 带来额外的干扰。虽然 ABI541 被批准可以在敷料牢固加压包扎下用于 1.5T 的磁共振成像，但无论使用何种类型的磁体，磁共振原位成像都面临大量伪影产生的困扰。因此，可根据需要临时或永久移除磁体。一旦磁体被移除，ABI 植入者甚至可以进行 MRI3.0T 成像。

（二）电子设计和安全性

前面已经详细介绍过，ABI541 的电子设计与 CI 的电子设计完全相同，并且由于电子产品具有高度灵活性，实际上不需要进行任何具体的更改。ABI 的电子刺激器能够传送连续的双相电流脉冲，其中脉冲幅度、脉冲宽度、脉冲速率、有效电极和刺激模式都可以根据个体患者的需要在大范围参数内进行设置。

早期接受 ABI 植入的患者多在双极模式下使用相对适中的频率进行刺激，约为每秒 250 次脉冲。很快我们发现，虽然电极阵列与它所刺激的神经可能是紧密接触的，但与 CI 相比，达到可听程度所需要的电刺激水平相当大。利用这些高强度刺激时需要仔细评估电极触点周围的电荷密度。正是出于这种考量，目前电极直径被设定为 0.7mm，这可以确保电极的刺激强度维持在由 McCreery[11] 的实验和 Shannon 在 1992 年的综述所证明的安全范围之内[12]。事实上，与电荷密度（D）和电荷（Q）相关的经典安全公式方程，即 $log\ D=k{-}logQ$，现在已经被编程到 Cochlear 公司的拟合软件中，以确保如果某些患者的刺激参数确实需要增加，在任何时候设备都能遵守既定的安全要求。

二、支持术中最佳电极放置的电生理学

ABI 电极阵列插入侧隐窝后，其最佳放置位置是暴露的耳蜗核表面，然而在大多数情况下，目标区域不在术野范围内，这也为 ABI 电极阵列放置到最佳放置带来了困难（图 10-2）。在某些患者中，当耳蜗核下降到隐窝时，可以看到它的白色突起，但它的实际大小或是朝向都无法确定。然而，电生理学测试是目前 ABI 术中常用的技术[13]，可以为这种"半盲"的径路提供辅助。

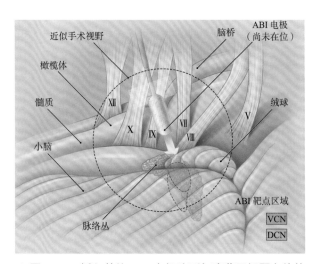

▲ 图 10-2　插入前的 ABI 电极阵列与隐藏于视野之外的目标耳蜗核

电生理测试的基本原理很简单。当参照第Ⅶ对和第Ⅸ对脑神经、脉络丛和来自侧隐窝的脑脊液等解剖标志，将 ABI 电极阵列放置在大致正确的解剖位置时，刺激电极阵列并记录电诱发听觉脑干反应。理论上，如果电极阵列在耳蜗核上，那么应该可以在诱发电位（evoked potential，EP）机器上观察到许多小的、正向的、可重复的生物电波峰。这些峰代表着耳蜗核和途经上橄榄核、外侧丘系和下丘的上行听觉通路的神经元放电。鉴于刺激发生在耳蜗核，我们希望从经典的五波形听觉脑干反应中记录对应于Ⅲ波、Ⅳ波和Ⅴ波的波形。观察这些波形，如果振幅和潜伏期合理正确，则可作为"阳性证据"，至少能证明受刺激电极非常接近耳蜗核。从逻辑上来说，如果阵列上有多个电极受到刺激，那么应该可以描绘出电极阵列与耳蜗核的相对位置。然后，如果有必要的话，将电极阵列轻轻移动到最佳位置。图 10-3 为电极阵列与耳蜗核位置映射的可视化显示。

（一）eABR 设备配置

在实践中，可靠地测量和分析 eABR，然后给出适当的方向来引导电极放置，需要考虑许多技术和实际细节。eABR 的设备设置如图 10-4 所示。

从设备的角度来看，有必要使用商用平均器（又称"诱发电位仪"）来记录患者表面电极的生物电位。还需要有一种能够从 ABI 装置传递刺激的设备，以 Nucleus ABI 为例，该设备可仅通过标准编程硬件（在测试期间放置在植入体上的声音处理器和线圈，加上一个编程 Pod 接口）就能连接到运行定制声音 EP 软件的计算机。然后，为了确保诱发电位仪记录到与刺激相关联的电位，需要用一条触发电缆将电刺激和记录硬件连接在一起，从而同步两台机器的运转。

（二）记录电极摆放

电极摆放通常采用"传统"eABR 用于评估 CI 植入时的位置，即将记录电极放置在前额，参考电极放置在植入体对侧的乳突上，接地电极放置在前额下侧。这种放置法可以使电刺激机器采集的电刺激伪迹最小化，伪迹是 eABR 比 ABR 更具挑战性的原因。然而，以上的放置法是基于植入耳蜗内的 CI 电极而设计的，而 ABI 电极则位于脑干内部。植入位置和电极阵列方向的变化催生了一种应用更为广泛的放置法，该法利用颅顶正电极、C7 负电极和发际线附近的接地电极，所有电极都定位在中线上 [14]。这种定位不仅有助于减少刺激期间的 eABR 电刺激电伪迹，而且脑干神经束中垂直方向上传的生物电位敏感。但这不是成功进行 eABR 的唯一选择。采用前额高处正电极，结合同侧耳屏负电极和前额地处接地电极，也被应用的越来越广泛。这

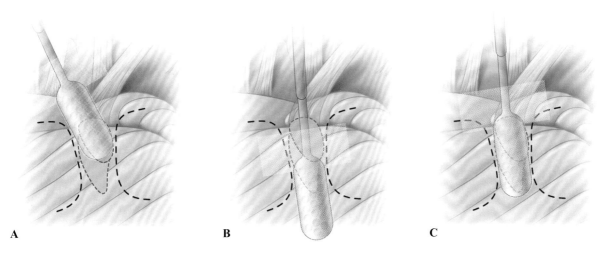

| A | B | C |

▲ 图 10-3　听觉脑干植入电极放置在侧隐窝内（所示小脑在实际中会阻碍术者视野）

本例也显示了（A）过浅的（B）过深的和（C）最佳的电极放置（电极图像显示了背对观察者的接触，粗体虚线表示横向侧凹的开口部分）

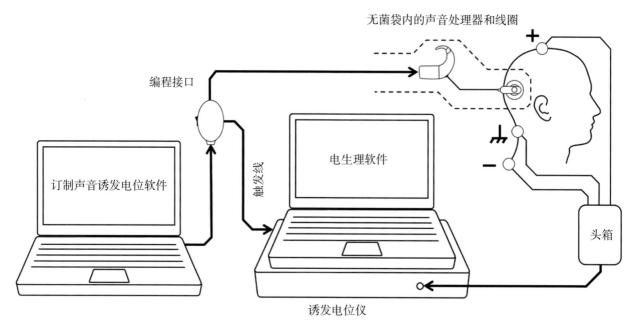

▲ 图 10-4 听觉诱发电位测量仪器的设置

种方法具有一个优势，即它的朝向更有利于实现eABR 中的Ⅲ波的交叉去极化，并且由于避开了颅顶，这种方法可以使用一次性电极而非针状电极进行记录。许多电生理学家对选用的电极放置法和电极类型的观点相当坚定。但根据作者的经验，新的一次性电极通常比针状电极具有更小的干扰和阻抗。所以在实践中，如果手术持续时间较长（如超过 5h），并且患者有肿瘤需要切除，则通常首选针状电极；而如果手术时间较短，使用经胶带小心加固的一次性电极就足够了。

（三）诱发电位仪调试

诱发电位仪的设置需要对用于记录听觉脑干反应的参数进行微小修改中列出的是作者的首选设置（表 10-1）。

（四）刺激参数调试

这是 eABR 记录成功的一个重要因素，因为不仅刺激参数会显著影响电刺激伪迹造成记录干扰，而且刺激电极的方法也可以指导电极阵列的重新定位。

Nucleus ABI 电子刺激器的优势之一是，任意两种电极组成的组合都可以用于电刺激。这是一个巨大的优势，因为使用仅在电极阵列本身上的电极

表 10-1　eABR 诱发电位仪设置参数

参　数	自定义声音 EP 软件设置
刺激模式	BP+5
刺激率	35h
起始脉冲宽度	150μs
起始电流水平	150CL（仅限术中），如果进行任何术后评估，切勿从这些水平开始
RF 自由周期	10ms
扫描次数	1500（如比你计划的平均值多一点）
平均类型	基本极性和反向极性（仅在观察到可识别波形时交替）

eABR. 诱发听觉脑干反应；EP. 诱发电位；RF. 射频

可以产生一个非常聚焦的电场。与单极(monopolar, MP) 模式相比，只产生一个相对较小的电刺激伪迹。从实用的角度来看，决定 eABR 成败的关键技术原因之一是诱发电位仪的放大器（和滤波器）对于接收到的植入体产生的巨大电刺激（可能达数千毫伏）所产生的反应，同时也要保持足够的灵敏度，以显示 eABR 微小的生物电位，其幅度可能只有 0.5～2μV。这些可能会导致另一个被称为"饱和"的问题，在这个问题中，除了横跨屏幕（或至少是屏幕的前半部分）的缓慢衰减的电势之外，几乎看

不到任何东西。以窄双极模式进行刺激是将电伪迹最小化的有效方法。虽然有许多可以刺激的电极组合，但作者更喜欢使用纵向"skip one"模式（一种"BP+1"），由于电极的二维排列，这相当于测试软件中标记为 BP+5 的模式，恰好 BP+5 的所有组合都有相同的方向（BP+2、BP+8 等）。

除了刺激模式之外，与 CI 相比，引起耳蜗核反应的电流幅度相当高。所以在 eABR 经典的初始刺激参数可能是宽度 150μs，振幅 150CL/ 电流水平（约 250μA），并在 eABR 独有的低重复频率（如 35Hz）条件下递送。然后调整电流（大多数情况下）和 / 或脉宽（较少调整），通过较好引出的 eABR 波形以找到耳蜗核处产生的听觉反应。另外，通常不需要测试阈值，但必须由有一定良好的 eABR 波形形态以证明电极放置在最佳位置。

表 10-2 列出了作者首选的初始 eABR 刺激参数。

表 10-2　eABR 电刺激参数

参　数	诱发电位仪设置（术语可能因机器而异）
电极导联	Cz 正极，C$_7$ 负极，发际线接地
放大器增益	×100 000
放大器滤波器设置	1Hz（高通滤波器）～ 5kHz（低通滤波器），陷波滤波器禁用
记录窗口长度	10ms
刺激偏移（延迟）预触发	1ms（这将更多的刺激伪迹带到屏幕上；在一些诱发电位仪中，这一参数可调成负数以获得期望的波形）
空白	没有
触发	外部，5V TTL，正边沿
伪迹剔除	关闭（或仅在刺激后 3ms 以 20 ～ 50μV 的水平剔除）
屏幕显示比例	初始值每个垂直分区 0.2μV
叠加数	1000

eABR. 诱发听觉脑干反应

（五）诱发反应的采集和分析

侧隐窝通常很窄，并且打开后仅能容纳电极阵列向内植入。因此，对于许多 ABI 外科手术来说，电极阵列能够真正移动的方向是更向内或进一步向外（"进"或"出"）。为了便于做出决定，我们测试了三对电极，即 E4-E10、E10-E16 和 E16-E22，它们位于阵列的正下方。例如，如果 E16-E22 给出了良好的可识别的 eABR，而 E4-E10 和 E10-E16 没有（图 10-3A），这表明稍微深一点的位置可能更为合适。如果没有电极给出良好的响应，则也可以测试侧边电极（如 E8-E14 和 E9-E15）或拐角电极（E2-E8、E3-E9、E14-E20 和 E15-E21）。

当遇到隐窝较大时，不仅放置深度可以变化，阵列的角度或旋转方式也可以变化。与上面类似，除了测试阵列中间的三个电极组合之外，至少还要测试四个角的电极，这是常规操作。

当决定移动电极时，特别是当涉及向上或向下移动或旋转时，我们有必要了解电极相对于移动方向的物理排列。右侧正确插入的电极阵列中 3 号、6 号、9 号、12 号、15 号、18 号和 21 号电极位于上方。相反，左侧植入的电极阵列中 2 号、5 号、8 号、11 号、14 号、17 号和 20 号电极位于上方。

人们常会讨论，eABR 在手术室里是否有帮助，或者它最终是否与患者的结局存在关联。思考其价值的最佳方式大致如下。

如果手术是在脑干没有变形的情况下进行的，并且识别耳蜗核复合体所需的所有必要解剖标志都完好，特别是如果术中包括耳蜗腹侧核的初始隆起在内的侧隐窝神经根入口清晰可见：那么应该优先根据清晰的解剖标志进行解剖定位，再考虑是否引出良好的 eABR 波形。

另一方面，对于肿瘤过大而导致脑干变形的患者，如果侧隐窝的各种标志的位置已经移位并且难以识别，那么 eABR 的存在无疑是非常令人放心的。事实上，在这种情况下，如果出现 eABR 波形的缺失，提示应该对可见的解剖结构进行仔细反思，从而可能找到另一个（更好的）电极摆放位置。

原则上，在大多数电极上引出良好的 eABR 相比于仅有少数电极能引出 eABR 更令人安心。eABR 的数量和质量与随后的表现之间似乎存在某种正相关性[15]。这种相关性的程度不高，原因可能包括耳蜗核复合体的复杂性和其具有的多种神经元类型，以及手术可能对这些神经元的不良刺激产生的影响，特别是在切除肿瘤的情况下。当然，当其他解剖标志被清晰识别时，eABR 的缺失并不意味着"游戏结束"。同样，良好的听觉诱发电位不能保证听觉结果，因为术后仍可能出现电极阵列的轻微移动或其他退化效应。

（六）术中诱发反应波形

因为对耳蜗核复合体的电刺激是作用于通路中的第二级神经元，已经跳过了螺旋神经节和听觉神经。因此，"完美"的 eABR 可能包括三个峰，对应着传统的五峰听觉脑干反应上的Ⅲ波、Ⅳ波和Ⅴ波。然而，在实践中，似乎存在一些从单个到甚至四个峰值的变化。图 10-5 显示了一组典型的听觉诱发电位。这种变化很有趣，但从电极放置的角度来看可能不太重要，因为单个耳蜗核产生的波形几乎没有太大差异。驱使这种变化的因素，包括耳蜗背侧和腹侧核的解剖结构及其到脑干同侧和对侧的神经支配路径，包括各种不同类型的具有兴奋和抑制行为的神经细胞，还包括电极和耳蜗核之间的接触质量，这将影响刺激接触处所必需的电场范围。此外，更重要的是，在肿瘤被切除的情况下，如果血供遭到破坏，脑干局部可能发生神经萎缩甚至死亡，进而影响到耳蜗核复合体的可刺激性。根据作者的经验，只要有证据表明在电刺激的前 3.8ms 内至少有两个波峰（一个通常不太明显），就有可能激活听觉通路。最显著的波峰通常出现在 1.5～1.9ms 和 2.8～3.8ms 处，但是也偶尔观察到提前至 0.7ms 和 1.9～2.8ms 之间的其他波峰。

获得一个良好的 eABR 固然重要，但同样重要的是要确保不能出现和 eABR 不相似的波形。侧隐窝入口距离面神经（Ⅶ）和舌咽神经（Ⅸ）不过几毫米的距离，而距离迷走神经（Ⅹ）也不到 1cm。刺激第Ⅶ对或第Ⅸ对脑神经时通常会产生大幅度（数十微伏）的双相波形，这些波形可见于 5ms 或更晚的电生理记录中。在 eABR 测试中出现这些波形当然是值得进一步探索的，而电极位置也要相应地调整。

三、讨论

ABI 目前的设计非常适合将其放置在侧隐窝内，以便向耳蜗核复合体传递刺激。此外，使用 eABR 是确认解剖位置和电极阵列定位的有效方法，这能在不良反应最少的情况下达到最佳效果。但仅仅这些并不够。

ABI 的电极设计，以及其聚酯网背衬可以共同促进纤维组织聚合，有助于确保脑干内电极阵列的稳定性。纤维组织聚合的意义具有两面性。显然，需要尽快将电极稳定固定。我们不希望出现当由于技术原因或者电极移位导致植入失败的情况下，装置周围的纤维组织使得电极阵列难以移动。此时，一个原本被用来提升手术效果的设计变成了对手术的阻碍。在某些情况下，松解电极阵列使其可被替换或重新摆放的成效并不显著。这一事实不仅可以激励研究者探索潜在的可移动电极方案，并且在找到解决方案之前，至少应鼓励患者在选择这种装置前仔细咨询。目前，针对这一问题（设备故障）的最佳保护措施是，确保用于脑干植入的设备尽可能做到最可靠。

当考虑到针对一些不具备危及生命迹象的年轻

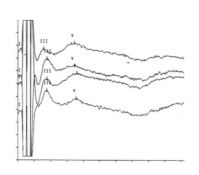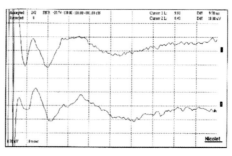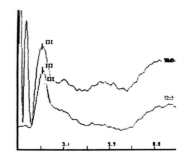

▲ 图 10-5　明确的电诱发听觉脑干反应波形示例

患者时 [2, 16-19]，如电极稳定性、电极移位和手术失败之间相互关联的讨论变得更加集中且相关，因为我们将对相对健康的人群植入一种设备，并且希望该设备能稳定工作数十年，并伴随患者终身。稳定性、最佳接触、二次植入的可能和最佳声音编码的问题仍然是未来发展的重点，从解剖学和生理学的角度对耳蜗复合体本身进行更深入理解也是如此。

结论

Nucleus ABI541 植入体是 20 多年发展和临床经验的结晶，其性能、电极接触、网状聚酯纤维和引线设计符合脑干解剖、可植入性、电气安全性、长期稳定性和临床有效性的要求。广义而言，ABI 是一种精准的解决方案，可以满足外周听觉受损而无法进行听觉重建的特定需求。然而，从临床表现来看，它仍然存在令人沮丧的不完美之处，尽管许多患者可从中获益，并且沟通和生活质量方面得到了改善，但其仍然未达到我们所期待的效果和 CI 植入后所达到的听觉感知程度。因此，尽管 CI 和 ABI 之间的技术在许多方面是相似的，但是，把应用于第一级听觉神经元的电刺激和声音编码精确交互的技术应用到第二级听觉神经元上绝不是一件简单的事情。这提醒我们，有更多需要学习和完善的地方。因此，ABI 的发展任重而道远。

在电生理学的帮助下，可以确保电极在耳蜗核复合体上实现一定程度的精准植入这一当前目标。但电极稳定性、最佳摆放接触、可重复植入和最佳声音编码等问题仍然是未来设计开发人员的重点，同样也需要从解剖学和生理学角度对耳蜗核复合体本身有更深层次的了解。

参考文献

[1] Rosahl SK, Rosahl S. No easy target: anatomic constraints of electrodes interfacing the human cochlear nucleus. Neurosurgery. 2013; 72(1) Suppl Operative: 58–64, discussion 65

[2] Siegbahn M, Lundin K, Olsson GB, et al. Auditory brainstem implants (ABIs)— 20 years of clinical experience in Uppsala, Sweden. Acta Otolaryngol. 2014; 134(10):1052–1061

[3] Grayeli AB, Kalamarides M, Bouccara D, Ambert-Dahan E, Sterkers O. Auditory brainstem implant in neurofibromatosis type 2 and non-neurofibromatosis type 2 patients. Otol Neurotol. 2008; 29(8):1140–1146

[4] Schwartz MS, Otto SR, Shannon RV, Hitselberger WE, Brackmann DE. Auditory brainstem implants. Neurotherapeutics. 2008; 5(1):128–136

[5] Otto SR, Brackmann DE, Hitselberger WE, Shannon RV, Kuchta J. Multichannel auditory brainstem implant: update on performance in 61 patients. J Neurosurg. 2002; 96(6):1063–1071

[6] Hitselberger WE, House WF, Edgerton BJ, Whitaker S. Cochlear nucleus implants. Otolaryngol Head Neck Surg. 1984; 92(1):52–54

[7] Laszig R, Kuzma J, Seifert V, Lehnhardt E. The Hannover auditory brainstem implant: a multiple-electrode prosthesis. Eur Arch Otorhinolaryngol. 1991; 248(7):420–421

[8] Ebinger K, Otto S, Arcaroli J, Staller S, Arndt P. Multichannel auditory brainstem implant: US clinical trial results. J Laryngol Otol Suppl. 2000(27):50–53

[9] Nevison B, Laszig R, Sollmann WP, et al. Results from a European clinical investigation of the Nucleus multichannel auditory brainstem implant. Ear Hear. 2002; 23(3):170–183

[10] Klose AK, Sollmann WP. Anatomical variations of landmarks for implantation at the cochlear nucleus. J Laryngol Otol Suppl. 2000(27):8–10

[11] McCreery DB, Agnew WF, Yuen TG, Bullara L. Charge density and charge per phase as cofactors in neural injury induced by electrical stimulation. IEEE Trans Biomed Eng. 1990; 37(10):996–1001

[12] Shannon RV. A model of safe levels for electrical stimulation. IEEE Trans Biomed Eng. 1992; 39(4):424–426

[13] Nevison B. A guide to the positioning of brainstem implants using intraoperative electrical auditory brainstem responses. Adv Otorhinolaryngol. 2006; 64: 154–166

[14] Waring MD. Properties of auditory brainstem responses evoked by intraoperative electrical stimulation of the cochlear nucleus in human subjects. Electroencephalogr Clin Neurophysiol. 1996; 100(6):538–548

[15] Anwar A, Singleton A, Fang Y, et al. The value of intraoperative eABRs in auditory brainstem implantation. Int J Pediatr Otorhinolaryngol. 2017; 101:158–163

[16] Colletti V, Shannon R, Carner M, Veronese S, Colletti L. Outcomes in nontumor adults fitted with the auditory brainstem implant: 10 years' experience. Otol Neurotol. 2009; 30(5):614–618

[17] Colletti L, Shannon RV, Colletti V. The development of auditory perception in children after auditory brainstem implantation. Audiol Neurotol. 2014; 19 (6):386–394

[18] Sennaroğlu L, Sennaroğlu G, Yücel E, et al. Long-term results of ABI in children with severe inner ear malformations. Otol Neurotol. 2016; 37(7): 865–872

[19] Grayeli AB, Bouccara D, Kalamarides M, et al. Auditory brainstem implant in bilateral and completely ossified cochleae. Otol Neurotol. 2003; 24(1):79–82

第 11 章 听觉脑干植入和术中监测：MED-EL 产品

ABI Engineering and Intraoperative Monitoring: MED-EL

Marek Polak 著

摘 要

听神经失去功能的患者不能通过人工耳蜗重建听力。在这种情况下，如果患者年龄大于 12 月龄，人工听觉脑干植入可能是治疗其听力障碍的唯一选择。

本章详细介绍目前最先进的 MED-EL ABI 系统，并概述植入前帮助术者确定听神经功能的方法。

基于电生理学的 ABI 植入系统可用于已确定刺激听觉系统所需的电极数量和电极阵列的最佳植入位置。

本章还概述了依托于 ABI 植入系统和 ABI 设备，在术中使用电生理学以协助 ABI 电极放置的方法。该方法记录电诱发听觉脑干反应，通过区分听性和非听性反应，协助电极阵列置于耳蜗核上。

关键词

术中监测；电诱发听觉脑干反应诱发电位；人工听觉脑干植入；电极阵列；高清晰度连续交错采样

人工听觉脑干植入于 1979 年诞生于 House 耳研所，用于前庭神经鞘膜瘤（vestibular schwannomas, VS）切除术后丧失双侧第Ⅷ对脑神经功能的神经纤维瘤病 2 型患者[1-4]。1997 年，德国维尔茨堡大学的 Behr 教授完成第 1 例 MED-EL Combi40+ABI 植入手术。2014 年，MED-EL 推出第四代 ABI 植入体 SYNCHRONY ABI 系统。

技术上，ABI 与人工耳蜗设计理念相似。如图 11-1 所示。ABI 由三个部分组成：①音频处理器；②接收 - 刺激器；③电极阵列。音频处理器从环境中提取声音并数字化；而接收 - 刺激器埋入皮下，接收电信号并通过发射线圈从音频处理器获得电能；信号被解码后则以一种可控的方式通过表面电极阵列刺激脑干的耳蜗核，从而绕过无功能的听神经，使大脑产生听觉反应。

一、最新一代的 MED-EL ABI 系统

如图 11-2 所示。MED-EL ABI 阵列包括 13 个铂金盘状电极触点（12 个刺激电极和 1 个参照电极），每个直径 0.6mm，均嵌在硅载体（5.5mm×3.0mm×0.6mm）中。阵列的整体大小适中使得电极片可以与第四脑室外侧隐窝及耳蜗核的表面相适应。在硅胶载体背侧，有一个聚合物网作为背衬，可促进纤维内生并将电极固定于预期位置，

并增加电极阵列在 CN 表面的稳定性。电极阵列由交叉铂丝预成型，这种设计使电极可有一定形变以适应耳蜗核的轮廓。

　　除了植入体，该系统还包括一个外部佩戴的音频处理器，以及一个通过磁力固定在植入体上的线圈。此外，植入系统包括 Meastro 调机软件、MAX 接口盒及各种工具和附件。

　　Mi1200 SYNCHRONY（PIN）植入体于 2014 年 6 月获得 CE 认证。SYNCHRONY（PIN）接收 – 刺激器使用 i100 电子设备作为刺激器，其厚度减少至 4.5mm。该设备使用最大刺激率为 50704pps（每秒脉冲数）的高清晰度连续交错采样（HDCIS）编码策略（Hilbert 变换包络提取改进的连续交错采样编码策略）[5]。术后使用单极刺激。Behr 等在一篇报道中讨论了使用过这种编码策略的 ABI 成人患者言语功能改善效果[6]。

　　Mi1200 SYNCHRONY（PIN）由一个密封的刺激器、一个中心有磁铁的线圈、一个参考电极、一个电诱发动作电位（evoked action pot，EAP）参考电极和一个刺激电极变形体组成。刺激器由植入电路和微芯片组成，微芯片封装在密封的钛外壳中，用硅树脂覆盖，参考电极和 EAP 电极安装在外壳上。钛外壳有两种形体。

　　• 平底外壳，如 Mi1200 SYNCHRONY。

　　• 双针，Mi1200 SYNCHRONY（PIN）在底部增加两个突出的针，这可以进一步简化设备的

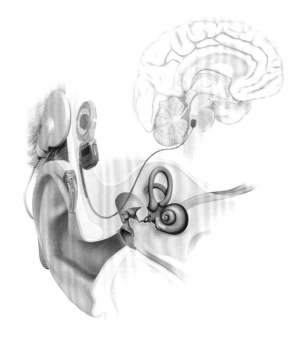

▲ 图 11-1　听觉脑干植入（ABI）装置
左侧佩戴音频处理器和发射线圈。带接收线圈的植入体置于皮下。ABI 电极（右）穿过硬脑膜，置于脑干的一侧耳蜗核上

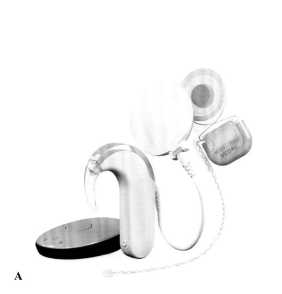

A

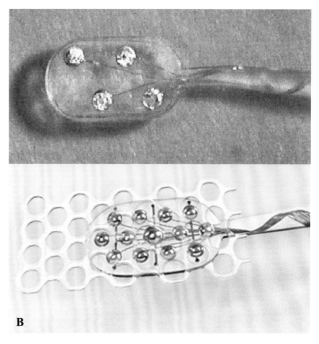

B

▲ 图 11-2　ABI 植入体，可用于 Sonnet 音频处理器 2 或 Rondo3 按钮音频处理器
ABI 测试电极板和 ABI 电极被放大显示

固定过程。两个针可以固定植入体以防其发生平移和旋转运动。这些针的存在使器件底部增加了 1.4mm。

SYNCHRONY ABI 的一个重要特点是，可以在不移除磁体的情况下接收高达 1.5T 的磁共振成像。磁体被径向磁化并可在其外壳内部进行旋转，整个磁体组件也是可移除的（在移除组件后，有必要使用非磁性间隔物来代替）。磁共振成像时，对可旋转磁体产生的相关扭力可以忽略不计。因此，在磁共振成像期间，磁体不会移位，也不会有消磁现象，这提高了患者在需要进行磁共振成像时的舒适性。

SYNCHRONY ABI 植入后引起的典型磁共振成像失真范围约为植入体周围 3cm。尽管使用非磁性垫片代替磁体会减少磁共振成像失真，但在磁共振成像过程中仍然应该首选保持磁体在位。它意味着我们不需要额外的手术来移除和放置磁体，并且通过联合使用磁共振成像和高分辨率计算机断层扫描，通常也可以从失真区域获得必要的信息。将植入体放置在更为水平且更靠后的位置，保持磁体和外耳道至少间隔 9cm，可提高成像后内耳道的可见度[7, 8]。

二、ABI 适应证

ABI 最初的适应证与病因有关。ABI 候选者须为年满 15 岁或以上的 NF2 患者，并且双侧蜗神经均失去功能，或预期其会因肿瘤的存在或切除会导致神经功能丧失。2017 年，ABI 适应证标准放宽至 12 月龄或以上患者，这些患者由于听神经无功能而不能受益于 CI。听神经无功能的原因可能是先天性的，如先天性听神经发育不良或未发育；也可能是后天性的，如由于头部外伤、非 NF2 肿瘤或严重的耳蜗骨化所导致的蜗神经中断。

三、辅助决策 CI 或 ABI 候选者的工具

工具研发的目标是最大限度地减少那些不能植入或植入存在不确定性的候选者的听力被剥夺时间。这些工具可以帮助手术团队为每一位患者选择最合适的植入设备。下面讨论的工具和电刺激听觉脑干反应刺激一样，都是针对 Maestro MED-EL 临床系统（版本 9.0 及以上）开发的，并且仅需要搭配专用诱发电位测试的系统即可进行应用（即不需要其他设备）。

在某些情况下，患者对声音没有反应，或难以确认患者是否对声刺激产生反应。此时，影像学诊断所示的解剖结构可能正常或异常。这些患者可能包括内耳道狭窄、耳蜗畸形或缺如。为此，术前鼓岬刺激系统得以发展。其优势在最初的研究中便得到了验证：在接受 CI 的儿童中波形引出成功率高达 80%～90%[9, 10]。在我们的实践中，把经鼓室电极放置在圆窗龛上，将双相电脉冲传送到经鼓室电极处。刺激时，MAX 接口触发诱发电位装置，同时表面电极获得 eABR 反应。如果 eABR 波形引出，植入团队可能会因此决定行 CI。如果没有获得响应，将可能考虑对患者行 ABI，或进一步测试。经鼓室电极有两种不同的型号，以适应不同大小的中耳空间。

在个体对声音无反应或预期个体对声音无反应的情况下，如果已经确认个体将要进行 CI 或 ABI，那么无论影像学显示的解剖结构正常或是异常，均可以使用术中神经功能测试。该测试包括将耳蜗测试电极阵列放入耳蜗鼓阶内（图 11-3）。

耳蜗测试电极由四个电极触点组成。在手术中，该电极应插入耳蜗。如标记环所示，电极的长度为 18mm。其中，三个电极触点直接放置在耳蜗中，第四个电极触点放置在颞肌下。任意的电极组合方式都可以用来施加双向脉冲。使用 MAX 接口以产生双相脉冲，并将它们传送到耳蜗。在进行电刺激时，通过 MAX 界面触发诱发电位装置，并从表面电极获得 eABR 反应。

该工具适用于听神经功能疑似障碍的个体、内

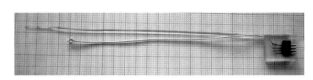

▲ 图 11-3　人工耳蜗测试电极阵列
该电极用于测试患者的神经功能适合于人工耳蜗植入还是听觉脑干植入

耳道狭窄及耳蜗未闭或畸形的个体，以及在肿瘤切除过程中监测神经功能，或者在任何其他测试 / 方法（包括通过鼓岬刺激系统以获取和分析 eABR[11-13] 的方法）均未能提示 CI 对其具有适用性的患者，都可以使用该工具。

为了提高这两种工具记录数据的可靠性，研发人员提出了一种新的 eABR 伪迹消除方法。

四、术中 eABR 方案

虽然电极阵列的设计是为了覆盖 CN 的整个区域，但由于解剖变形和解剖异常，很难确定最佳电极位置，这在听觉神经发育不全或未发育患儿中常见。

ABI 定位系统和术中 eABR 测试方案用于植入过程中辅助电极定位。Waring[14] 首次将 eABR 作为确定 ABI 在 Luschka 孔中最佳位置的工具。此后，eABR 成为术中确定 ABI 电极阵列最佳位置的金标准。

ABI 定位电极的电极阵列和头端（图 11-2）与 ABI 正式电极阵列尺寸相同。前者具备四导接触电极，并且无任何聚酯网。

在装置植入之前，使用 ABI 定位系统和 ABI 定位电极行 eABR 测试。识别解剖标志后，将 ABI 定位电极片插入外侧隐窝，对准可以同时刺激腹侧和背侧耳蜗核的位置，通过双相电流脉冲刺激脑干，评估电刺激后得到的 eABR 电位。

术中 eABR 测试方案如下：初始时，以 100 电流单位（CU，1CU ≈ 1μA）对触点 1 和触点 4 进行刺激，脉冲持续时间设置为 60us，逐渐增加刺激水平，直到 500CU。一旦获得 eABR 波形，便对触点 2 和触点 3 施加相同水平的电刺激。如果触点 1 和触点 4 在接受 500CU 刺激时仍没有记录到反应，那么可以增加刺激水平到 750CU。随后对触点 2 和触点 3 进行电刺激。记录到 eABR 后，与术者讨论该结果，根据 eABR 决定是否需要重新定位 ABI 电极阵列。以相同的刺激水平同时刺激触点 1 和触点 4，以及触点 2 和触点 3。重复该过程，直到这两组触点设置均可引出 eABR 响应为止。刺激水平可提高至 1000CU。图 11-4 描述了方案中选择的触点对。

一旦 eABR 信号可被识别，ABI 接收 - 刺激器就可以像 CI 一样被放置并固定在事先磨好的颞骨 - 枕骨的骨槽中。

此后，用 ABI 电极阵列替换定位电极。同样，我们再次进行 eABR 记录。我们从电极阵列中间的 6 号、5 号和 9 号电极开始，然后逐渐移动到最外侧的 1 号电极和最内侧的 12 号电极（图 11-4）。从 6 号电极开始，施加 100CU 的电刺激，然后增加刺激水平，直到记录到反应为止（上限达 500CU）。一旦获得 eABR，就对 5 号电极施加相同水平的刺激。如果 6 号电极在接受 500CU 刺激时没有得到响应，可以增加刺激水平至 750CU。继而完成对剩余电极的刺激。完成 eABR 测试后，与术者讨论结果并决定是否重新定位 ABI 电极阵列。所有电极都采用相同刺激水平。重复该过程，直到所有电极或至少所有中间电极（6 号、5 号和 9 号电极）可以引出 eABR 响应。刺激水平可提高至 1000CU。

修剪嵌入 ABI 刺激电极阵列硅胶中的聚酯纤维网以适应外侧隐窝的形状，并将 ABI 刺激电极阵列放置在预估正确的位置上，即 ABI 定位电极诱发出 eABR 信号的位置。因此，两个电极插入外侧隐窝的深度是相同的。

在完成最后的 eABR 测试后，ABI 刺激电极被

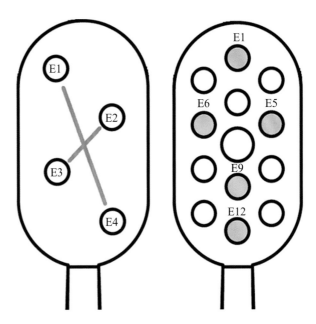

▲ 图 11-4　术中 eABR 测试方案：定位电极和听觉脑干植入电极阵列的电刺激选项

固定在脑干表面。该固定通过将电极黏到小脑腹侧表面来实现。固定电极阵列应使用外科手术贴片（TachoSil）和纤维蛋白胶。随后关闭切口。

可先用定位电极找到大约的电极植入位置，即描绘该区域响应情况定位最佳反应位置。另一种策略可能是等待并在获得 eABR 反应后打开植入体；ABI 的植入电极更容易操作，根据定位电极的尺寸，可决定需要切割多少纤维网。此外，这种方法在存在异常解剖结构的患者中特别有用，该类患者经常无法找到可定位标志。由于 ABI 候选者往往属于疑难病例，有两种不同的测量系统是特别有益的（如使用定位电极或 ABI 植入电极本身）。

五、术中 eABR 的益处

本研究纳入了 Colletti 教授于 2012—2013 年在意大利维罗纳 Policlinico Borgo Roma 诊所行 ABI 植入的所有儿童。共纳入 17 例儿童，平均年龄为 2 岁 4 月龄（8—64 月龄），在术中和开机时行 eABR 测量[15]。

这项研究结果表明，所有儿童都能记录到术中 eABR。在所有电极中，能记录到 eABR 反应的电极数量占总数的 75%～100%。对所有儿童患者而言，初始刺激下记录到 eABR 是可能的。79.7% 的电极（范围 25%～100%）可引出 eABR 波形，平均 eABR 阈值为 22.3nCU（8.3%～46.2%）。其中 11 例患儿所有电极都可引出 eABR，并且未引出非听性反应。仅在 6 例患儿的 2～6 个电极曾观察到了 eABR 和非听的混合反应。

六、eABR 波形学

图 11-5 显示 eABR 记录范例。不管是术中还是术后 eABR，振幅都在 0.15～4.2μV 变化。从 0.4ms 到大约 5ms 内的反应可被记录。P_2 波最稳定，出现在 1～2.5ms，并且可见于所有的 eABR 记录中。P_1 波出现在 0.4～0.9ms。P_3 波出现在 1.7～4.5ms，P_4 波出现在 3.5～5ms，并且 P_3 波和 P_4 波仅仅在 P_1 波和 P_2 波存在的情况下出现。表 11-1 描述了 eABR 的平均潜伏期。最短的 eABR 是 1ms 内出现的 2 个波，而最长的 eABR 是在 5ms 内出现的 4 个波。非听性反应由观察和（或）主观反应所确认，其记录区间为 2.5～10ms，通常在 4ms 后。

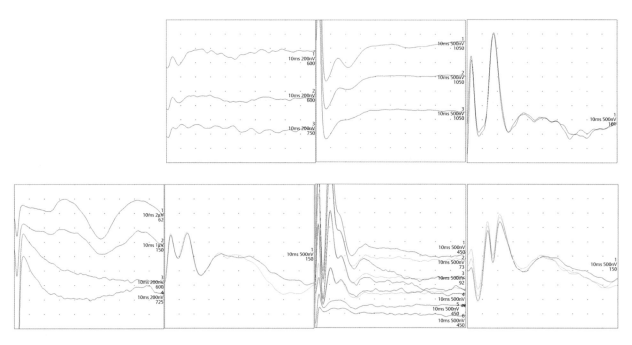

▲ 图 11-5　术中和术后的电诱发听觉脑干反应示例，记录的波数为 1～4 个

引自 Polak M, Colletti L, et al[15]

表 11-1　ABI 平均 eABR 潜伏期，电极放置于对侧乳突（-）、颅顶（+）和前额低位（接地）

	范围（ms）
1 波	0.4～0.9
2 波	1～2.5
3 波	1.7～4.5
4 波	3.5～5

ABI. 听觉脑干植入；eABR. 电刺激听觉脑干反应

数据证实，术中 eABR 是判断 ABI 电极位置的可靠工具。除了正确的电极放置之外，进一步基于 eABR 的调机方案可以帮助 ABI 患儿更快地实现听觉感知和发育（相当于 6 月龄儿童的听觉发育期）[15]。最后，术中 eABR 可用于判断发育情况和解剖位置。这可能在对儿童的研究中有特别的意义。

结论

许多因素影响 ABI 的个体效果[6]。研究表明，患有肿瘤的成人进行 ABI，其听力水平也可能达到 CI 效果[6, 16]。患者选择、早期和安全植入、ABI 植入体系统的选择、正确放置电极及进一步 ABI 调机方案均对 ABI 术后的听力表现产生显著影响。

本章中开发和讨论的工具可能有助于 ABI 患者的选择和更早植入。此外，术中方案和定位电极的使用可以协助实现电极的正确放置。术中和术后的 eABR 或基于 eABR 的调机方案可能有助于进一步改善 ABI 植入患者的语言能力和听力表现。

参考文献

[1] Edgerton BJ, House WF, Hitselberger W. Hearing by cochlear nucleus stimulation in humans. Ann Otol Rhinol Laryngol Suppl. 1982; 91(2 Pt 3):117–124

[2] Hitselberger WE, House WF, Edgerton BJ, Whitaker S. Cochlear nucleus implants. Otolaryngol Head Neck Surg. 1984; 92(1):52–54

[3] Brackmann DE, Hitselberger WE, Nelson RA, et al. Auditory brainstem implant: I. Issues in surgical implantation. Otolaryngol Head Neck Surg. 1993; 108(6):624–633

[4] Shannon RV, Fayad J, Moore J, et al. Auditory brainstem implant: Ⅱ. Postsurgical issues and performance. Otolaryngol Head Neck Surg. 1993; 108(6): 634–642

[5] Hochmair I, Hochmair E, Nopp P, Waller M, Jolly C. Deep electrode insertion and sound coding in cochlear implants. Hear Res. 2015; 322:14–23

[6] Behr R, Colletti V, Matthies C, et al. New outcomes with auditory brainstem implants in NF2 patients. Otol Neurotol. 2014; 35(10):1844–1851

[7] Todt I, Rademacher G, Mittmann P, Wagner J, Mutze S, Ernst A. MRI artifacts and cochlear implant positioning at 3 T in vivo. Otol Neurotol. 2015; 36:972–6

[8] Schroder D, Grupe G, Rademacher G, et al. Magnetic resonance imaging artifacts and cochlear implant positioning at 1.5 T in vivo. Biomed Res Int. 2018; 2018:9163285

[9] Kileny PR, Zwolan TA, Zimmerman-Phillips S, Telian SA. Electrically evoked auditory brain-stem response in pediatric patients with cochlear implants. Arch Otolaryngol Head Neck Surg. 1994; 120(10):1083–1090

[10] Aso S, Gibson WP. Surgical techniques for insertion of a multi-electrode implant into a postmeningitic ossified cochlea. Am J Otol. 1995; 16(2):231–234

[11] Lassaletta L, Polak M, Huesers J, et al. Usefulness of electrical auditory brainstem responses to assess the functionality of the cochlear nerve using an intracochlear test electrode. Otol Neurotol. 2017; 38(10):e413–e420

[12] Özbal Batuk M, Çınar BÇ, Özgen B, Sennaroğlu G, Sennaroğlu L. Audiological and radiological characteristics in incomplete partition malformations. J Int Adv Otol. 2017; 13(2):233–238

[13] Dahm V, Auinger AB, Arnoldner C et al. Simultaneous vestibular schwannoma resection and cochlear implantation using electrically evoked auditory brainstem response audiometry for decision-making. Otol Neurotol. 2020; 41

[14] Waring MD. Auditory brain-stem responses evoked by electrical stimulation of the cochlear nucleus in human subjects. Electroencephalogr Clin Neurophysiol. 1995; 96(4):338–347

[15] Polak M, Colletti L, Colletti V. Novel method of fitting of children with auditory brainstem implants. Eur Ann Otorhinolaryngol Head Neck Dis., 2018; 135(6):403–409

[16] Matthies C, Brill S, Kaga K, et al. Auditory brainstem implantation improves speech recognition in neurofibromatosis type Ⅱ patients. ORL J Otorhinolaryngol Relat Spec. 2013; 75(5):282–295

第 12 章 成人听觉脑干植入者调机、康复及效果评估：第一部分

Programming, Rehabilitation, and Outcome Assessment for Adults: I

Daniel S. Roberts　Lawrence Kashat　Jordan M. Rock　Steven R. Otto　著

摘　要

　　神经纤维瘤病 2 型（NF2）患者切除前庭神经鞘膜瘤后，蜗神经完整性往往丧失。对于因 NF2 病情本身或手术后导致全聋，可使用听觉脑干植入的方法来绕过蜗神经，直接刺激耳蜗核复合体。ABI 对于植入者来说是有获益的，大部分患者能获得有用的听觉感受 [1, 2]。2000 年 7 月，美国 FDA 通过了多通道 ABI 植入体（Nucleus®，Cochlear Corporation，Englewood，Colorado）的临床试验，并且批准可商业发布。包括 Medel 公司在内的其他植入系统制造商也生产了 ABI 设备，但这些植入系统在美国还没有被批准使用。本章总结了 NF2 患者植入 ABI 后的临床表现，重点关注植入后的调试和听觉康复。

关键词

听觉脑干植入；ABI；神经纤维瘤病 2 型；NF2

一、结果

　　患者咨询听觉脑干植入（ABI）手术前，给他们建立合理的期望值至关重要。ABI 能使大多数患者获得一定程度的环境声感知能力，再辅以唇读，成为常见的一种使患者受益的康复策略 [3-6]，甚至一小部分患者能够获得开放式言语识别能力 [3, 7, 8]。

　　1992 年至本书撰写时，350 多位 NF2 患者在 House 耳研所植入了多通道 ABI，全世界大约有 1300 例患者已经进行了植入手术（图 12-1）[2]。在本中心，除了少数例外，ABI 植入者的效果通常不能达到人工耳蜗植入后的效果。约 80% 的植入者坚持使用设备，有高达 92% 的植入者能感知声音。

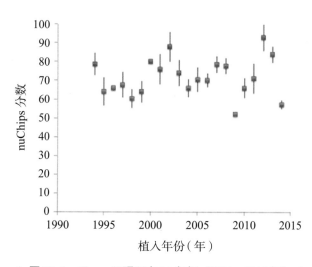

▲ 图 12-1　House 耳研所在 20 年间（1994—2014 年）对 130 名成年 NF2 患者进行听觉脑干植入（ABI）并至少随访了 2 年的结果（平均值 +/− SEM）（未公开发表的数据）

大多数 ABI 植入者能识别环境声，在无唇读辅助下，能正确识别至少达到 20% 以上（纽约城市大学 CUNY 句子测试）[9, 10]。

部分欧洲植入中心报道显示植入后开机 2 年内，37%～41% 的 NF2 植入者获得开放式言语识别能力[8, 11]。听觉效果明显好于美国的报道。引起这些差异的因素值得深入研究。除此之外，还应考虑不同区域语音的差异是否对开放式言语识别测试的影响[7, 12-14]（表 12-1）。

现有大量文献综述表明，从听觉重建的角度来看，ABI 植入者获益良多。通过以下关键词包括"听觉脑干植入""神经假体""听神经病""耳聋""耳聋治疗""听觉刺激""听觉皮层""脑功能图""诱发电位""功能恢复""心理声学"和"人类"进行文献检索，最终检索到 117 篇，其中 26 篇纳入了文献综述（表 12-1）。综述分析了主要针对成年人群，并且是原创性的前瞻或回顾性研究文献，结论是大多数患者都对声音有部分感知，ABI 植入并辅以唇读，对植入者来说是一种有益的干预策略，一部分植入者还具备了开放式言语识别能力（表 12-1）。

影响 ABI 效果的因素仍值得深究和探索[31]。目前还没有大样本研究和多变量分析。有数个重要因素被认为会影响植入效果，包括调机中激活的电极数、肿瘤特性比如肿瘤大小或既往放疗史、植入后达到最佳效果时间、植入体和处理器设计性能差异，以及手术技术的差异。也有一些影响人工耳蜗植入效果的因素，如耳聋持续时间，也可能是影响 ABI 效果的重要因素。不同植入中心患者选择的差异也可能是一个重要影响因素。

（一）ABI 的演变：电极数

William House 和 William Hitselberger 开发了第一代 ABI。1979 年[1]，他们首次在患者的耳蜗核上放置了经人工耳蜗植入体改进而来的两个球形电极。20 世纪 90 年代初，植入体采用三个铂金板作为电极安装在 Akron 背网上。这种电极与最初的 ABI 植入体相比，能使大多数植入者产生听觉反应[9]。随着时间的推移，通过与 Cochlear 公司的合作，植入体被制作为含有 8 个电极的多通道设备，并于 1993—

1999 年植入人体进行临床试验，且于 2000 年获得了 FDA 的批准[2]。早期该 8 电极多通道 ABI 的植入经验证明了 ABI 植入可以获得良好效果。在对一组包含 20 名植入者的观察中，有 3 名植入者获得较好的电话交流能力，仅仅听声的语句识别率达到了 49%～58%[32]。这些结果得到了长期数据的进一步支持，8 电极的多通道植入体已被证明能够让一些植入者在不借助唇读的情况下，仅通过使用 ABI 就能够理解言语[6]。

从 2000 年至本书撰写时，本中心开始采用具有 21 个电极的多通道 ABI 进行植入手术。通过回顾这些既往研究数据，有一个重要的问题浮现在面前：增加电极数量是否有必要？ House 耳研所的数据显示，1999 年之后，电极数量从 8 个增加到 21 个（NUCHIPS 测试，单变量分析，未发表数据），性能有所提高（图 12-2）。但显然，其他可变因素如手术技术的进步等也可以解释这些现象。

通过分析效果较好的植入者在调机过程中激活的电极数量与开放言语能力之间的关系时结论也不尽相同。在一项对总共 22 名且所有植入者都至少有 7 个及以上的激活电极进行的分析中发现，植入后的效果与激活电极数量呈弱相关（$R^2=0.2554$）（图 12-3）。而同样在另一项多中心回顾性研究中，句子识别率测试为 30% 或更高的 26 名植入者中，植入效果和激活的电极数之间未发现具有相关性[21]。

（二）肿瘤特征：大小及放疗史

肿瘤特性也可以解释结果的差异。具体而言，假设肿瘤越大，植入后效果就越差。其次要考虑植入前是否有立体定向放射治疗史。对 17 个 ABI 植入者的早期研究中，发现肿瘤大小与患者预后无关[33]。与之相类似，在效果较好的 ABI 植入者中也得到了证明。同样，肿瘤大小与听力结果也无关[21]。有放射治疗史的患者（30%）植入后比没有放射治疗史的患者（8%）听觉效果差的概率更高。积极主动使用 ABI 的植入者与历史对照组进行比较，听力测试结果（NUCHIPS 测试）没有差异。之前接受过同侧立体定向放射治疗的患者（$n=8$）的 NUCHIPS 评分为 80%±6.9 均值的标准误差（SEM），而历史对照组的

表 12-1 成人 ABI 患者的前瞻性和回顾性原始研究综述

第一作者	激活电极平均数（范围）	患者数（n）	日常使用者比率（%）	环境声识别（%）患者比率	开放式言语识别率	平均植入年龄（范围）（岁）	平均随访时间（范围）（月）	国籍	平均听力损失时间（月）（范围）	平均肿瘤大小（范围）（mm）
Roberts, DS[15]	10.14（0～18）	7	没有记录	没有记录	没有记录	32.5（17～52）	6.6（3～9）	美国	没有记录	没有记录
Nakatomi, H[3]	开机：9（5～12）最近：6.7（1～12）	11	没有记录	100%	20%	46（25～66）		日本	46.5（0～204）	17.5（0～35）
Thong, J[12]	14（9～18）	8	38%	75%，6个月 63%，2年	0%（65%，1～2年 借助唇读）	31.2（22～54）	11（4～18）	中国	没有记录	30（15～55）
Puram, SV[16]	12.5（8～21）	5	没有记录	100%	没有记录	20～68	2.5	美国	没有记录	没有记录
Lundin, K[17]	没有记录	11	73%	未进行评估	未进行评估	没有记录	没有记录	瑞典	没有记录	没有记录
McKay, CM[18]	没有记录	5	没有记录	没有记录	没有记录	没有记录	没有记录	英国	没有记录	没有记录
McSorley, A[19]	没有记录	23	54%	没有记录	没有记录	没有记录	6（1.5～15）	英国	没有记录	没有记录
Herrmann, BS[20]	9.5	4	75%	100%	没有记录	32（16～48）	没有记录	美国	没有记录	没有记录
Behr, R[21]	总电极：8.4（5～12）能区分不同音调电极：8.2（5～11）	26	没有记录	所有入组患者	本研究中最小为30%	>60%开放式：36.3（19～63）<60%开放式：30.6（21～68）	没有记录	多重国籍	不到1年，得分在统计学上有所提高	没有记录
Mandala, M[34]	17.2（术中联合应用eABR和ECAP）vs.13.1（术中仅eABR/EMG）	实验组9人和对照组9人	没有记录	没有记录	78.9%（术中eABR和ECAP监测）56.7%（术中仅eABR监测）	47.3～51.9（平均）	>48个月	意大利	>10年	没有记录
Siegbahn, M[7]	13.3（开机时）→11.6（最近一次随访）	20	65%	9/20患者	1/20患者	5.5（15～75）	0～16年	瑞典	没有记录	没有记录
Matthies, C[8]	激活电极与言语识别率之间存在正相关	18	没有记录	没有记录	16名患者中有12名随访了24个月（12个月时为32.5%，24个月时为41%）	37.6（19～66）	1～5年	德国	没有记录	肿瘤大小与言语识别率没有相关性
Matthies, C[11]	8.8（5～12）	32	没有记录	没有记录	12个月时为37%	38.4（19～66）	1年	多重国籍	没有记录	没有记录
Sanna, M[22]	12→13（最近一次随访）	24	79%	82%	23人中有8人	35（18～69）	2年	意大利	没有记录	3cm
Colletti, V[23]	没有记录	34个前庭施万细胞瘤患者，48个非肿瘤患者	没有记录	没有记录	前庭施万细胞瘤患者：16%（5%～31%）非肿瘤患者：53%（10%～100%）	没有记录	不到1年	意大利	前庭施万细胞瘤患者：5.1（3.2～8.5）非肿瘤患者：9.6（1.2～19.8）	没有记录

（续表）

第一作者	激活电极平均数（范围）	患者数（n）	日常使用者比率（%）	环境声识别患者比率（%）	开放式言语识别率	平均植入年龄（范围）（岁）	平均随访时间（范围）（月）	国籍	平均听力损失时间（范围）（月）	平均肿瘤大小（范围）（mm）
Maini 等[24]	没有记录	10	70%	没有记录	约0%→8%（随访）	31.5（17～46）	5年（1～12）	澳大利亚	没有记录	没有记录
Bento, RF[25]	3个患者>12, 1个患者仅1个	4	没有记录	没有记录		25～28	没有记录	巴西	没有记录	颅内肿瘤部分 -3.5cm
Otto, S[26]	穿刺电极范围：0～7	10		没有记录	2.6%	36.9（19～53）	没有记录	美国	没有记录	没有记录
Grayeli, AB[14]	没有记录	总31：NF2患者23, 非肿瘤患者8	NF2患者：70% 非肿瘤患者：75%	没有记录	NF2患者：8人> 50% 非肿瘤患者：5人> 50%	NF2患者：36（17～59） 非肿瘤患者：52（37～71）	NF2患者：43（12～120） 非肿瘤患者：39（6～100）	法国	没有记录	没有记录
Colletti, V[27]	NF2患者：5～21 非肿瘤患者：11～14	总39：非肿瘤患者25和NF2患者14	没有记录	没有记录	非肿瘤患者：59% 肿瘤患者：11%	没有记录	大于1年	意大利	没有记录	4～52mm
Colletti, V[13]	没有记录	总20：非肿瘤患者10和非NF2患者10	没有记录	没有记录	非肿瘤患者：65% 肿瘤患者：10%	没有记录	没有记录	意大利	没有记录	没有记录
Kanowitz, SJ[28]	N22型号8个患者：-4.3 N24型号3个患者：-11.3	18	61%	没有记录	0%	33.5%→45.33%	21（2～78）	美国	没有记录	25mm（9～50）
Lenarz, M[29]	没有记录	14	100	没有记录	没有记录	没有记录	没有记录	德国	没有记录	没有记录
Nevison, B[5]	12.4→8.6	27	没有记录	没有记录	使用ABI后唇读能力提升	33.1（13～58）	没有记录	多重国籍	没有记录	2.71cm
Otto, SR[6]	没有记录	61	没有记录	大部分患者>50%	很少	12～71	没有记录	美国	没有记录	没有记录
Vincent, C[30]	没有记录	14	没有记录	20%～100%	9个患者中有5个（10%～30%）	27（14～56）	25	法国, 意大利	没有记录	没有记录
Lenarz, T[4]	没有记录	14	93	没有记录	很少并且发展缓慢	40（24～61）	19（1～41）	德国	30（2～144）	没有记录

译者注：原著有误，核查原始文献后修改
ABI. 听觉脑干植入；ABI. 听觉脑干植入者；eABR. 诱发性听觉脑干反应；EMG. 肌电图；NF2. 神经纤维瘤病2型

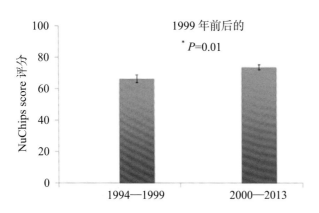

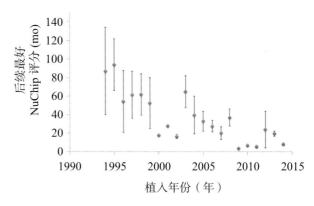

▲ 图 12-2　House 耳研所对 1994—1999 年（*n*=31）和 2000—2013 年（*n*=73）的成人 NF2 听觉脑干植入的患者进行了至少 2 年随访结果（平均值 +/−SEM）（未发表数据）

▲ 图 12-4　对 130 名至少随访 2 年的成年 NF2 患者，听觉脑干植入（ABI）后的表现与随访时间和植入年份的函数图，为期 20 年（1994—2014 年）（平均值 +/−SEM）（未发表数据）

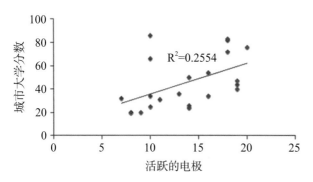

▲ 图 12-3　植入者（*n*=22）激活电极数与开放式 CUNY 句子测试得分之间的相关性（未发表数据）

评分为 71%±1.39（*n*=130）（未发表的数据）。两组随访时间具有可比性（放疗组 38 个月 ±14.4SEM；历史对照组 42 个月 ±3.7SEM）。基于这些数据，如果植入后最开始能获得听觉感觉，那么以前的同侧立体定向放射治疗可能不会影响听力结果。

（三）达到最佳效果的时间

虽然大部分植入者听觉言语能力的改善在第一年就可以观察到，但许多植入者在之后的十几年里会持续有改善。House 耳研所最近一份未发表的结果分析报道中，使用 NUCHIPS 测试，达到最佳效果平均时间是 36 个月。图 12-4 显示了植入时间越长 ABI 效果越好的总体趋势。虽然该结果会倾向于那些愿意进一步调机随访、效果较好的植入者，但总体趋势表明持续使用 ABI 会带来更好的效果。其他也有研究报道了持续使用后得到类似的改善[8, 12, 24]。

（四）植入体差异

不同的 ABI 设备可能会导致不同结果。大多数 ABI 植入者要么使用 Cochlear 品牌，要么使用 MED-EL 品牌，这些装置的主要区别是电极通道的数量不同。Cochlear 使用 21 个电极，而 MED-EL 使用 12 个电极。它们主要区别还有：MED-EL 增强了电缆的柔韧性；电极板的表面积也更小（Cochlear 电极板的大小为 8mm×3mm，而 MED-EL 为 5mm×3mm）。两种装置的刺激策略也有所不同。MED-EL 包含一个四通道的测试电极板，允许在最终放置正式电极之前进行电诱发听性脑干反应（eABR）测试。目前还不清楚这些装置的差异是否影响最终效果。然而，应该注意的是，效果良好的人数反而在植入 MED-EL 植入系统中最多[31]。

另一个影响因素是所有 ABI 系统开机时是否使用 eABR 辅助调试。一项回顾性研究分析了 202 例植入者，在调机过程中使用 eABR 辅助调试，并与同时进行电刺激复合动作电位（ECAP）辅助调试的植入者（与只记录了 eABR 的 9 名对照组患者相匹配）的结果进行比较[34]。值得注意的是，ECAP 辅助测试显著改善了 ABI 使用期间对电刺激听阈、听觉反应和非听觉反应的确定，提高了开放式言语识别率。

（五）手术操作

不同的手术入路可能对植入者的预后有影

响[31]。ABI 植入手术主要是经迷路入路或乙状窦后入路。乙状窦后入路采用半坐位，欧洲植入中心采用的较多，他们使用的主要是 MED-EL 公司的 ABI 装置（在美国未获 FDA 批准），而 House 耳研所主要采用经迷路入路[16, 35]。乙状窦后入路在乙状窦前置的患者中特别有用，再采用半坐位体位，认为更有优势，因为半坐位有利于大脑放松和减少术中出血。半坐位可以通过降低静脉压来减少术中出血，减少电凝止血的需求，保护听觉脑干神经核组织的完整性，并且也降低了空气栓塞的风险[36]。2012 年，在神经外科医生举办的 ABI 会议上，强调了手术为影响 ABI 效果的重要因素。然而，目前还不清楚具体是什么手术差异可以解释这些观察结果[31]。

（六）病例选择

最初，ABI 是为 NF2 患者设计。FDA 适应证的标准为双侧第Ⅷ对脑神经肿瘤，12 岁或以上，心理具有适应性，愿意遵守随访协议，以及有合理的期望值。在 House 耳研所，可能会在第一侧或第二侧听神经瘤切除时同期或肿瘤已被切除后的患者行 ABI 植入。在切除第一个肿瘤时同期植入（"睡眠"植入体）可使患者获得使用 ABI 的经验，等到患者听力完全丧失的时候则可以提高其效果。合适的 ABI 植入候选者是经迷路径路或乙状窦后径路行肿瘤 VS 切除术的患者并且他们无实用听力或唯一听力耳出现了肿瘤症状；或者对侧耳虽有实用听力，但其肿瘤大小足以表明听力很可能会逐步丧失（所谓的"睡眠"ABI）。第一侧就进行 ABI 植入给了患者两次获得听力的机会，因为一侧 ABI 植入有 8% 的概率无效。有关第一侧植入者的言语识别的效果，本中心的数据显示：即使这些患者第二侧肿瘤耳还保留了一定的残余听力，他们第一侧植入到第二侧神经鞘膜瘤切除期间的得分平均仍提高了 20%。因此，如果患者完全依靠 ABI 重建听力，那么第一侧就植入者会比那些等到第二侧 VS 切除时再植入者其言语识别率能提高 20%。

从已有结果来看，目前尚不完全清楚植入时有残余听力是否会影响听力效果。对 15 例 ABI 植入者有限的早期观察表明，术前听力水平与植入后听

力效果无关[33]。最近的一项研究中，言语识别与耳聋持续时间相关，耳聋持续 1 年以下的患者植入效果比耳聋持续 1 年以上的患者可能效果更好[21]。核心问题是，不同的 ABI 植入中心针对以上因素在对患者进行选择时是否有所不同。

二、调机和康复

在 House 耳研所的 30 多年中，本团队参与了 350 多名成年 ABI 植入者的管理随访，并进行了数千小时的声音处理器编程调试。主要使用了 Cochlear 公司（Centennial, CO）生产的 Nucleus ABI 设备，唯一获得美国 FDA 批准的装置。以下大部分信息也可能适用于其他制造商的 ABI 装置。

植入 ABI 前基本原则是对患者及其家人进行充分和适当的准备，必须要建立合理的期望值和签署知情同意，特别是对于那些已经有 NF2 相关严重并发症的患者。

有人工耳蜗调机经验是 ABI 调机先决条件。此外，必须要参加制造商的听觉脑干调机培训课程，并遵循制造商发布的指南。第一次调机应该在有 ABI 调试经验的听力学专家（最好是 ABI 制造商的工作人员）协助下进行。

电刺激听觉脑干与电刺激耳蜗会产生非常不同的感觉，而且这些反应通常会随着时间而改变，因此，给 ABI 调试和给 CI 调试有所不同。不过，许多在人工耳蜗调试中已经应用的技术和步骤可以有效地运用在 ABI 调试中，并作为 ABI 调试的基础。ABI 调试需要更多的步骤、时间、监护和灵活性来评估、解释和快速适应植入者的反应。在 ABI 植入者随访的所有阶段都应考虑到这些问题。

尽管 ABI 植入者最终效果可能非常好，但通常刚开始佩戴时并不是这样的，并且与 CI 效果也存在差距。关于 CI 良好的效果有许多公开报道，ABI 候选者在术前应清楚地了解这些差异。术后听觉改善需要时间和康复的积累，但康复效果可以持续很多年，这一点可以给 ABI 植入者提升信心。过早放弃使用 ABI，意味着植入者将错过长期使用 ABI 所带来的获益。

ABI 是对脑干直接进行电刺激，这一点必须强

调。虽然 ABI 的电刺激已经被证明是长期安全的，但制造商仍旧规定了一定的措施来保护 ABI 植入者和临床医生，应该严格遵循这些措施[37]。如此，ABI 首次在临床使用近 40 年后仍然使植入者受益，而且其适应证已经扩大到包括听神经发育不良的婴幼儿。

（一）调机的总体规划

在初步测试之前，听力学家应仔细准备设备和相关材料，并确保应急设备 / 预案 / 人员准备到位，完全遵循制造商的说明书。在初始测试之前，应该对以下内容进行审查准备：打印好的给植入者的说明书，以及包括可能的效果、主要测试目的和测试步骤的简要小结。结果应同术前讨论基本一致。在开机时需告知在场人员，初次调试的首要目标是让植入者获得对声音的感知，并且设置一个对植入者来说聆听舒适的程序，需要通过多次随访调试来持续优化效果。

在日程安排方面，ABI 的开机可在连续的 1 天半中进行，其中包括与外科医生的随访预约。由于 ABI 植入者通常是 NF2 患者，开机过程比 CI 植入者更长。一般来说，在第一天早上获得初步可用电极的数量，让植入者在中午时段就能使用声音处理器。下午，可以用来解决中午时段遇到的任何问题，并进一步测试以扩大可用电极的数量。另外，还需要花费时间仔细评估不同电极对应的音高感知，并利用此信息将不同电极分配合适的频率处理带宽。之后，植入者可以利用一整晚的时间来试用他们的设备。

在第 2 天的上午半天时间，可以解决前一晚的问题，重新测量反应阈和舒适阈水平，并为植入者准备将设备带回家使用，同时也可以进行初次言语感知的基础测试。刚开始的时候，植入者会觉得自己都是在猜测下做出反应，但要让他们放心，告知此次测试是为了获得一个效果基线数据，用于记录比较以后的进步情况。

常规来说，在 ABI 开机后的第一年内，通常每 3 个月进行一次随访，以适应电听觉的变化，之后每年至少一次定期随访。应该提醒植入者这些"调整"的重要性，以保持最优化的听力。随访通常会根据患者往返的需求进行调整。在早期测试中，有些植入者需要多次重复检测，有些不需要。保守起见，多做测试比少做测试好，以验证早期效果，并确保所有电听觉差异都得到适当的调节。

（二）调试阶段

ABI 调试阶段的首要目标应该是关注植入者本人及其反应。应尽可能消除房间内的干扰，最好不要有儿童在场，观察者 1～2 人就够了，不要过多，以防分散注意力。尽量在调试当中的休息时间询问问题，尽可能熟悉编程软件和调机的常规步骤。

关于基础编程参数的初始默认值，采用每相位 100 微秒的脉冲持续时间和 SPEAK（最大频谱值）处理策略的单极模式（Nucleus 设备的 MP1+2）已被证实是有效的，这些参数设置通常在降低反应阈、最大舒适阈、合适的动态范围以及最小化非听觉不良反应之间提供了很好的平衡。首先进行测试的电极，可以选择电极板中间的一个电极以提高快速获得可用电极的可能性。

在开始电刺激测试之前必须确认 ABI 接收 - 刺激器线圈的位置。外科医生将接收 - 刺激器放置于离耳廓 1.5 至 2 英寸（1 英寸 =2.54cm）的区域内，此处颅骨的曲率最小，发射线圈能平稳地放置于此处的植入体之上。这有利于向植入体提供最佳功率的信号，这是 ABI 所有测试的基础。

在患有 NF2 的 ABI 植入者中，通常在植入体接收 - 刺激器中没有磁体来帮助将发射器线圈对准植入体天线，因为在植入时已去除了磁体。作为植入磁体的替代，Nucleus 装置的遥测功能可代替植入磁铁的作用，用于指示发射线圈放置在大致正确的位置，之后再使用弹性头带固定发射线圈在此部位，以便对数个电极进行初始反应阈和最大舒适阈进行测量。完成此操作后，在头皮上标记发射线圈的中心位置，在此标记的周围备皮，酒精消毒，待干燥后粘贴一个固定盘。固定盘为一圆形胶带，内嵌一小金属盘，用来替代植入式磁体，以保持发射线圈连接到患者头部。固定盘本身无磁性，应放置于标记部位上方 1/8 英寸（0.32cm）的位置（朝向头顶），因为发射线圈倾向于放置在固定盘的下边缘。然后验证被测试电极的 T 值与 C 值与前面初始测试的 T 值和 C 值是否相近。继续获取其他电极的 T 值和 C 值，暂时跳过具有非听性不良反应的电极。有时间时再回头测试那些未测的电极。

ABI 植入者最初的测试反应可能非常多变，甚至可能会让一些有经验的临床医生感到困惑。应告知植入者，优化其声音处理器的调机的关键很大程度上取决于他们是否能清晰、明确地描述自己的感受，特别是反应阈和最大舒适阈的判断。年轻的临床医生应该警惕不确定或高度可变的反应，这些反应可能表明植入者实际上没有听到或感觉到任何与 ABI 电刺激相关的内容。也有可能在完成大部分测试以及对声音处理器进行编程后发现植入者报道根本听不到任何声音。在几十年的测试过程中，曾发现有数个中枢神经系统（CNS）受累后服用止痛药的 NF2 患者出现了多变的和不确定的反应的例子。显然，ABI 刺激部分中枢神经系统，因此对测试结果产生影响也就不足为奇。应鼓励患者尽可能确定自己的反应，并如实报告。

（三）非听觉不良反应

通常情况下，ABI 植入者会报道至少某些电极上出现非听觉不良反应，并且往往与听觉相关联，可以采取使用更长的脉冲持续时间来减少或消除不良反应。尽管存在某些限制电极激活的情况，但更多的刺激选项通常效果更好，一般来说，至少需要 4 个电极就可以设置一个可用的 ABI 声音处理器程序。

如果几乎没有明确的电极能给植入者提供听觉感受，那么在这个过程中要尽可能早地就让该植入者做好心理准备，以防止突如其来的失望带来的不良心理打击。如果事情继续朝着不利的方向发展，有必要在某一阶段明确告知患者，他们没有有效的刺激电极，ABI 对他们而言无效。除非植入者至少在一个电极上听到声音，否则这种情况很难发生逆转。如果患者在第一次前庭神经鞘膜瘤切除时同期植入了 ABI，那么当进行第二次对侧前庭神经鞘膜瘤切除术时最好也同期植入 ABI。本团队已经这样

做了很多次，其中至少有一半的患者最终成为效果良好的 ABI 用户。如果患者只在第二次手术时植入 ABI，他们当然无法很方便地进行二次选择。

如果植入者报道有部分电极出现与听觉感受相关联的轻微的不良反应，通常可保留使用这些电极，因为在实际使用声音处理器时，不良反应通常不会显现出来。一些植入者最初对其所有电极都出现中度的不良反应（与听觉感知相关联），之后也能继续使用 ABI 装置，因为这些不良反应会随着时间的推移减轻甚至消失。植入者通常认为，为了获得听力，值得忍受一些不良反应。细致监测这些植入者的状况非常重要。

（四）电极特异性音高感知对应评估

由于成人 ABI 植入者可以体验电极特定的基音音高感知，因此需要使用一种方法来测试电极并对其分配合适的频率处理带宽。详细的测试可以在感知表现上产生实质性的差异，尤其是对那些有明显音高感觉的植入者。根据经验，即使是 2 个按基音音高排序的电极，也可以比 10 个或更多按随机基音音高排序的电极提供更好的言语识别能力。一些植入者报道电极之间的音高差异很小。本中心约 60% 的成人 ABI 植入者依据经验采用了电极排序从外周到中间的基音音高普遍上升的模式。因此，在没有实际测量电极基音音高的情况下，简单地按电极编号分配给频率处理带宽（最小电极编号对应最低频率处理带宽，最大电极编号对应最高处理带宽）效果也很好。这通常可以让新开机的植入者在第一天早上结束时就能使用他们的声音处理器。这种方法也被有效地应用于不能感知出电极间有任何基音音高差别的植入者。随着 ABI 植入者获得更多的 ABI 聆听体验，他们对基音音高感知报道可能会出现实质性的变化。ABI 植入者常常会随着时间的延长报道其电极所对应的基音音高感觉发生了变化；因此，应定期对其进行重新测试，并对 ABI 程序进行适当调整。在某些阶段，特别是植入者已经发展出单凭听觉就能获得非常良好的言语识别能力时，此时改变电极的分配则可能会带来更多的破坏性而非收益。在 ABI 调机的这一阶段和所有

阶段都必须要兼顾好医生的临床判断和患者的自我偏好。

（五）ABI 长期使用、效果评估和康复

由于 NF2 患者相关的身体残疾，包括部分或完全失明，这些 ABI 植入者使用和保管他们的声音处理器及相关装置的能力上会有所不同。这些问题必须由经验丰富的临床医生来处理。经验表明，失明是特别一个棘手的问题，因为本中心约一半的盲人ABI 植入者已不再使用 ABI 装置。大多数非 NF2的 ABI 植入者不会存在此类严重的问题，可以直接让他们带回家并使用 ABI 系统。需要提醒他们的是，改善 ABI 植入的效果需要经常使用其装置，日常使用越多，改善越快，效果越好。基本上，这是在重申他们应该在术前被告知的内容，包括 ABI 效果可以持续改善长达 10 年或更长。应告知植入者，即使是少量的定期复诊调试也能在长时间内带来明显的改善。一旦植入者度过了最初的困难期，他们通常会自己看到这一点。许多 ABI 植入者都表示他们对自己的 ABI 声音变得如此不可或缺感到惊讶。

在离开之前，应当为新开机的 ABI 植入者安排为期 3 个月的随访。随访过程通常可以在半天内完成，其余时间可以安排外科医生的预约门诊。与 CI随访相反，为了适应 ABI 植入者电刺激听觉随时间的变化，需要重复大部分的 ABI 初始测试。因此，ABI 的再次调试应当按时开始且不得中断。这部分操作最好与医生的预约门诊完全分开。这样，任何延误都不会影响其他专家的时间。

关于长期的言语识别评估，早期会使用一系列测试，包括环境声识别，来评估 ABI 使用后的效果。多年来，这已经是必需的流程。目前，使用四选项的听声词汇测试（NUCPLA）及语句测试（纽约城市大学语句 CUNYS，听、看、听＋看模式）。这是评估患者植入后效果的一种较好方法。其他一些较新的测试方法可能也同样有效，但是使用相同的测试在不同随访时间重复评估很重要。由于 ABI植入后的效果差异很大，因此在选择测试方法时应该考虑到这一点。例如，对于很多 ABI 植入者来说，听声词汇识别或句子识别测试就可能不适合在早期用于他们的测试。

对很多 ABI 植入者而言，听觉康复对他们具有相当大的作用，可以促进和改善植入效果。最好由有资质有 ABI 相关工作经验的专家来进行，也可以在家进行一定量的有效听力训练。此处不详述 ABI植入者康复技术，但可以提供一些一般准则。一般方法应基于这样一个事实，即对大多数植入者来说，ABI 声音与唇读提示相结合时才最有效。因此，ABI 听觉康复侧重于听声加唇读模式。这将有助于植入者将他们听到的新声音与他们已经习惯看到的人脸"声音"信息联系起来。可以先用自己选择的简单单词，之后是短语、简单句子等。给聆听者和说话者提供一个包括单词、短语、句子甚至小段落的简洁列表也是一种好方法。第一步是让说话者按照写在页面上的单词顺序简单重复，聆听者重复他们听到的单词。目的是让聆听者观察和聆听，以便聆听者能以这种组合形式接受信息。通过练习，说话者可以在打乱单词顺序的情况下进行，甚至可以去除唇读提示。这种方法可能看上去太简单了，但是实际上对 ABI 植入者很有效，特别是在早期。这种通用方法可以为 ABI 植入者进行高效的听力训练奠定基础，更高级的康复训练可以基于由 DeFilippo 首先描述的语音跟踪技术[38]。基本理念是给ABI 用户提供适当、高效的听力康复，给他们一种成就感，并向他们强调短时间规律听力训练在长期来看可以带来很大的效果提升。当然，许多 ABI 植入者在没有正规康复训练的情况下，通过在正常的交流环境中定期使用植入装置，已经发展出了出色的感知技能。也许与此最相关的因素是家里有小孩进行监督。由于这种必要性，也许这些植入者已经发展成为我们所有植入者中表现最好的了。

参 考 文 献

[1]　Hitselberger WE, House WF, Edgerton BJ, Whitaker S. Cochlear nucleus implants. Otolaryngol Head Neck Surg. 1984; 92(1):52–54

[2]　Shannon RV. Auditory implant research at the House Ear Institute 1989– 2013. Hear Res. 2015; 322:57–66

[3]　Nakatomi H, Miyawaki S, Kin T, Saito N. Hearing restoration with auditory brainstem implant. Neurol Med Chir (Tokyo). 2016; 56(10):597–604

[4]　Lenarz T, Moshrefi M, Matthies C, et al. Auditory brainstem implant: part I. Auditory performance and its evolution over time. Otol Neurotol. 2001; 22 (6):823–833

[5]　Nevison B, Laszig R, Sollmann WP, et al. Results from a European clinical investigation of the Nucleus multichannel auditory brainstem implant. Ear Hear. 2002; 23(3):170–183

[6]　Otto SR, Brackmann DE, Hitselberger WE, Shannon RV, Kuchta J. Multichannel auditory brainstem implant: update on performance in 61 patients. J Neurosurg. 2002; 96(6):1063–1071

[7]　Siegbahn M, Lundin K, Olsson G-B, et al. Auditory brainstem implants (ABIs)— 20 years of clinical experience in Uppsala, Sweden. Acta Otolaryngol. 2014; 134(10):1052–1061

[8]　Matthies C, Brill S, Varallyay C, et al. Auditory brainstem implants in neurofibromatosis type 2: is open speech perception feasible? J Neurosurg. 2014; 120(2):546–558

[9]　Brackmann DE, Hitselberger WE, Nelson RA, et al. Auditory brainstem implant: I. Issues in surgical implantation. Otolaryngol Head Neck Surg. 1993; 108(6):624–633

[10]　Shannon RV, Fayad J, Moore J, et al. Auditory brainstem implant: Ⅱ. Postsurgical issues and performance. Otolaryngol Head Neck Surg. 1993; 108 (6):634–642

[11]　Matthies C, Brill S, Kaga K, et al. Auditory brainstem implantation improves speech recognition in neurofibromatosis type II patients. ORL J Otorhinolaryngol Relat Spec. 2013; 75(5):282–295

[12]　Thong JF, Sung JK, Wong TK, Tong MC. Auditory brainstem implantation in Chinese patients with neurofibromatosis type II: the Hong Kong experience. Otol Neurotol. 2016; 37(7):956–962

[13]　Colletti V, Shannon RV. Open set speech perception with auditory brainstem implant? Laryngoscope. 2005; 115(11):1974–1978

[14]　Grayeli AB, Kalamarides M, Bouccara D, Ambert-Dahan E, Sterkers O. Auditory brainstem implant in neurofibromatosis type 2 and non-neurofibromatosis type 2 patients. Otol Neurotol. 2008; 29(8):1140–1146

[15]　Roberts DS, Slattery WH, Chen BS, Otto SR, Schwartz MS, Lekovic GP. Compassionate use" protocol for auditory brainstem implantation in neurofibromatosis type 2: early House Ear Institute experience. Cochlear Implants Int. 2017; 18(1):57–62

[16]　Puram SV, Herrmann B, Barker FG, II, Lee DJ. Retrosigmoid craniotomy for auditory brainstem implantation in adult patients with neurofibromatosis type 2. J Neurol Surg B Skull Base. 2015; 76(6):440–450

[17]　Lundin K, Stillesjö F, Nyberg G, Rask-Andersen H. Self-reported benefit, sound perception, and quality-of-life in patients with auditory brainstem implants (ABIs). Acta Otolaryngol. 2016; 136(1):62–67

[18]　McKay CM, Azadpour M, Jayewardene-Aston D, O'Driscoll M, El-Deredy W. Electrode selection and speech understanding in patients with auditory brainstem implants. Ear Hear. 2015; 36(4):454–463

[19]　McSorley A, Freeman SR, Ramsden RT, et al. Subjective outcomes of auditory brainstem implantation. Otol Neurotol. 2015; 36(5):873–878

[20]　Herrmann BS, Brown MC, Eddington DK, Hancock KE, Lee DJ. Auditory brainstem implant: electrophysiologic responses and subject perception. Ear Hear. 2015; 36(3):368–376

[21]　Behr R, Colletti V, Matthies C, et al. New outcomes with auditory brainstem implants in NF2 patients. Otol Neurotol. 2014; 35(10):1844–1851

[22]　Sanna M, Di Lella F, Guida M, Merkus P. Auditory brainstem implants in NF2 patients: results and review of the literature. Otol Neurotol. 2012; 33(2): 154–164

[23]　Colletti V, Shannon R, Carner M, Veronese S, Colletti L. Outcomes in nontumor adults fitted with the auditory brainstem implant: 10 years' experience. Otol Neurotol. 2009; 30(5):614–618

[24]　Maini S, Cohen MA, Hollow R, Briggs R. Update on long-term results with auditory brainstem implants in NF2 patients. Cochlear Implants Int. 2009; 10 Suppl 1:33–37

[25]　Bento RF, Neto RVB, Tsuji RK, Gomes MQT, Goffi-Gomez MVS. Auditory brainstem implant: surgical technique and early audiological results in patients with neurofibromatosis type 2. Rev Bras Otorrinolaringol (Engl Ed). 2008; 74 (5):647–651

[26]　Otto SR, Shannon RV, Wilkinson EP, et al. Audiologic outcomes with the penetrating electrode auditory brainstem implant. Otol Neurotol. 2008; 29(8): 1147–1154

[27]　Colletti V. Auditory outcomes in tumor vs. nontumor patients fitted with auditory brainstem implants. Adv Otorhinolaryngol. 2006; 64: 167–185

[28]　Kanowitz SJ, Shapiro WH, Golfinos JG, Cohen NL, Roland JT, Jr. Auditory brainstem implantation in patients with neurofibromatosis type 2. Laryngoscope. 2004; 114(12):2135–2146

[29]　Lenarz M, Matthies C, Lesinski-Schiedat A, et al. Auditory brainstem implant part II: subjective assessment of functional outcome. Otol Neurotol. 2002; 23 (5):694–697

[30]　Vincent C, Zini C, Gandolfi A, et al. Results of the MXM Digisonic auditory brainstem implant clinical trials in Europe. Otol Neurotol. 2002; 23(1):56–60

[31]　Colletti L, Shannon R, Colletti V. Auditory brainstem implants for neurofibromatosis type 2. Curr Opin Otolaryngol Head Neck Surg. 2012; 20(5):353–357

[32]　Otto SR, Shannon RV, Brackmann DE, Hitselberger WE, Staller S, Menapace C. The multichannel auditory brain stem implant: performance in twenty patients. Otolaryngol Head Neck Surg. 1998; 118(3 Pt 1):291–303

[33]　Otto SR, House WF, Brackmann DE, Hitselberger WE, Nelson RA. Auditory brain stem implant: effect of tumor size and preoperative hearing level on function. Ann Otol Rhinol Laryngol. 1990; 99(10 Pt 1):789–790

[34]　Mandalà M, Colletti L, Colletti G, Colletti V. Improved outcomes in auditory brainstem implantation with the use of near-field electrical compound action potentials. Otolaryngol Head Neck Surg. 2014; 151(6):1008–1013

[35]　Colletti V, Sacchetto L, Giarbini N, Fiorino F, Carner M. Retrosigmoid approach for auditory brainstem implant. J Laryngol Otol Suppl. 2000(27):37–40

[36]　Wong AY, Irwin MG. Large venous air embolism in the sitting position despite monitoring with transoesophageal echocardiography. Anaesthesia. 2005; 60(8): 811–813

[37]　Otto SR, Moore J, Linthicum F, Hitselberger W, Brackmann D, Shannon RV. Histopathological analysis of a 15–year user of an auditory brainstem implant. Laryngoscope. 2012; 122(3):645–648

[38]　de Filippo CL. Tracking for speechreading training. Volta Review. 1988; 90(5): 215–239

第 13 章　成人听觉脑干植入者调机、康复和效果评估：第二部分

Programming, Rehabilitation, and Outcome Assessment for Adults: II

Cordula Matthies　Anja Kurz　Wafaa Shehata-Dieler　著

摘　要

　　成人听觉脑干植入者的调机旨在通过规范的调试，达到最大舒适阈准确、听觉有效电极最多、音高辨识最广泛的目的。通过定期的随访，检查系统完整性和阻抗稳定性，根据听觉发育状况重新安排基音音高序列。每次调机都要检查上一次的非听觉或部分听觉电极的声输入情况，根据需要选择再次激活。

　　听觉言语康复由专业听觉言语治疗师通过门诊指导和训练，包括与家人定期练习、基于计算机和手机程序的训练以及多次门诊/住院康复。

　　如果出现声音感知消失或出现继发性故障时，排除故障必须要考虑技术缺陷、电极接触不良或移位，以及局部退行性变因素，并通过再手术达到改善植入效果的目的。

　　植入者聆听能力的效果要综合考虑对声音的察觉、识别和辨别，并定期通过标准化测试进行评估，如响度分级、元音识别测试、音节（MTP）识别测试、单词与语句识别测试［弗莱堡（Freiburg）、矩阵式（Matrix）或霍奇迈尔 - 舒尔茨 - 莫瑟（HSM）测试］。

　　言语识别能力的发展是一个长期的过程，在开机后的数天到 6 个月内即可出现进展，而且这种进展在开机后 3 年内不断持续改善，比如在一到数年内植入者感知能力进一步提升，可以感知鸟类翅膀扇动声和音乐旋律的变化。

关键词

　　听觉脑干植入；成人 ABI；听觉感知；刺激策略；神经纤维瘤病 2 型；刺激不良反应；矩阵式测试；霍奇迈尔 - 舒尔茨 - 莫瑟测试；听觉脑干诱发反应

一、开机

（一）临床准备期

1. 时机　术后 7～10 天内可以早期暂时性激活听觉脑干植入系统。这种暂时性的开机使我们有机会了解 ABI 系统完整性和电极阻抗情况，并能让植入者早期体验一些声音感知。

　　在植入 ABI 后正式开机前，测试 ABI 电极在 Luschka 孔内局部整合的最短时间为植入术后 4 周。术后 4～6 周是电极发生移位可能性较大的时

期，移位可能是"原发"的，也可能是"继发"的，ABI 开机应在这段时间后进行 [1, 2]。常规在术后 6 周安排植入者入住综合听力中心（CHC）大约需要 3 天时间进行 ABI 开机。

2. 神经学 – 神经外科评估　在开机过程中，进行常规的临床和神经学 – 神经外科学检查。特别注意植入者报告的近期特殊事件的病史，如持续或反复头痛、切口和植入局部不适、炎症、平衡失调、眩晕和跌倒。

检查切口和植入区域是否完全愈合：切口是否闭合良好，是否有积液、积水、红肿或其他炎症迹象。在神经学检查中，特别注意后组脑神经、前庭和小脑功能，排除脑积水。

3. 影像学检查　术后 6 个月内，影像学检查仅限于头颅 CT，而不推荐 MRI。

建议在术后的最初几天，即出院前，进行首次术后头颅 CT 检查，以排除局部出血、气脑和脑干移位，了解 ABI 电极束和电极位置，并作为将来影像学比较的基线。

术后 6 个月后，使用 MED-EL 装置的植入者在特定情况下可行头颅 MRI 检查（图 13-3A 和 B）。但在 ABI 植入后 6 个月内，应避免 MRI 检查，因为可能会导致电极移位。

再次调机时，如果没有特殊情况，一般无须影像学检查。如果近期有跌倒或怀疑有任何炎症或脑积水，应行头颅 CT 检查。

4. 听力学准备　语音处理器：ABI 开机和编程的前提是选择合适的声音处理器。这项工作应在 ABI 术前帮助植入者完成。

（二）重症监护室（ITU）要求（图 13-1）

1. 由专业人员对植入者进行监护　新植入 ABI 的植入者首次开机最好在设置重症监护室（intensive treatment unit, ITU）内进行，以方便对其充分监护，且要求应有神经外科医生、耳鼻喉科医生和麻醉师在场，作好紧急抢救的准备。植入者应静脉开放，连续心电图（ECG）和 PO2 监测。此外，听力师和调机工程师也应在场。

2. 技术设置　首先把磁体安装到头件，检查吸力是否合适，连接头件，完成声音处理器组装。如

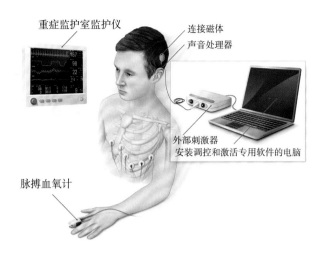

▲ 图 13-1　听觉脑干植入开机设置

听觉脑干植入（ABI）开机调试系统。ABI 激活和编程的专用技术设备（奥地利因斯布鲁克 MED-EL 公司许可使用）包括带连接电缆和磁性头件的外部刺激器及主计算机平台，以及用于调控和激活 ABI 的专用软件。首次开机编程需在重症监护室对心率、血压、血氧饱和度和体温等进行监测下实施

有心要，可以更换一块吸力更强的磁体。其次，把声音处理器连接到编程平台（图 13-1），编程软件应升级到最新版本。

3. ABI 开机前和开机对植入者的指导　ABI 调试过程中与植入者的沟通全部以电脑屏幕的方式进行说明和解答。

ABI 开机之前，应向植入者解释整个过程：首先，执行 ABI 系统完整性测试（"快速遥测"设置）。MAESTRO 软件为 ABI 植入者设置了"快速遥测"协议，用以评估植入系统的完整性和耦合性，在测试过程中电极接触点不会产生刺激。

此后，单独测试每个电极，植入者要报告任何出现的感觉。

- 听觉感知。
- 耳鸣声或响铃声的感觉。
- 任何其他感觉，如感觉异常、眩晕、头晕等。
- 任何伴有非觉性反应的听觉感知。

这些不同感知均应记录。刺激强度增加到感觉舒适的响度水平，在此过程中如有任何不适应立即报告并停止刺激。在 ABI 调试记录中分别标记（图 13-2）有听觉反应电极与非听觉反应电极。若有任何不适感，均应立即停止。

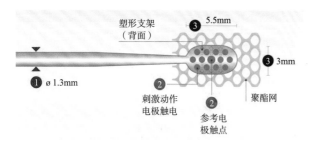

▲ 图 13-2　听觉脑干植入电极载体（电极板）

ABI 电极板（经 MED-EL, Innsbruck, Austria 许可转载）包含 12 个由铂铱合金组成的电极通道，每个通道各自连接独立的电源，并通过其编号进行识别。中心电极用作参考。电极触点嵌入硅胶桨状载体中。随附的涤纶网可根据侧隐窝的结构和最佳电极放置的需求，用剪刀裁剪成合适形状。在放置正式电极之前，可用仅有四个电极触点的测试电极（嵌入同等大小的载体中）进行双极间的测试

4. 刺激参数　通过植入 ABI 进行的刺激取决于其技术参数。Cochlear 公司 ABI 系统提供双极刺激模式，而 MED-EL 公司系统都采用单极刺激模式。在 MED-EL 公司电极片中，刺激顺序建议选择对称性电极点进行，如下所示：E4，E9；E1，E12；E2，E3；E5，E6；E7，E8，E10，E11（图 13-2）。

随后刺激参数的调整将非常个体化。

- 刺激幅度 [电流单位（CU）或微安（μA）]。
- 刺激持续时间（100～300μs）。
- 刺激频率（16～33Hz）。
- 刺激模式 / 策略（FSP，HDCIS）。

二、植入系统调试编程

（一）开机步骤

植入体和电极的检测　第一次激活 ABI 系统，植入系统的完整性及其与脑组织连接状况的检测是必须和强制性的。只有在证明系统完整性后，才能开始编程。以后每次程序调试改变时，第一步都必须完成此检测。根据完整性检测和电极测试结果，以及刺激后出现的效果，才能完成后续开机步骤。

最坏的情况是可能出现需要停用 ABI 系统，并考虑再次植入（见后文）。此外，在后续调机过程中，开机参数会将作为基线参考，以判断植入体内或其与脑干的关系是否发生了变化。

植入体完整性和系统性的测试：对 MED-EL 公司近年来的一系列植入体（Synchrony，Concerto，

Sonata，Pulsar）来说，使用较低强度的刺激（300CU，相位时长 24.2μs）来测试电极阻抗时，植入者也可能产生感知。在 ABI 植入者中，不是所有电极接触都能产生听觉反应。因此，执行"全阻抗"测试的时候应小心一点。再接着继续下一步（见后文，单个电极感知测试）。如果所有测试电极都产生听觉反应且无不良反应，同时达到最大舒适阈时的刺激量超过 7.2CU，则可以考虑"全阻抗"测试。全阻抗测试评估电极与脑干表面的接触情况及整个植入系统的完整性。

单个电极感知测试：从一个电极开始刺激，刺激幅度逐步缓慢增加，在此过程中，植入者要报告最小反应阈值、任何听觉 / 类听觉感知、最大舒适阈或最小不适阈，以及不良反应出现的类型和程度。听力专家或技术助理在每个电极的刺激方案中记录下所用刺激参数和产生的效应。

重复电极检查：在对所有电极进行了一次测试后，再重复一次测试，以验证感知级别和确定每个电极产生的各种音感。

（二）首次调机

在 ABI 第一次激活成功后，需设置个性化程序，并将其保存于植入者声音处理器中。该程序要排除不良反应，并能感知一些声音信息或环境噪声[2-5]。

1. 设计首个个性化 ABI 程序　电极选择：引起不良反应的电极要停用并予以标记[1]。在以后的调机过程中，这些停用的电极要重新对其测试，因为在某些植入者中它们可能会重新产生音感。重新产生音感的电极应该再次打开。刺激强度则根据植入者在最大舒适阈的反馈进行调整。

电极对应基音音高：下一步测试各个电极对应的音高顺序，将电极按一系列基音音调高度排列。植入者对比两个电极产生的声音，判断哪个音阶更高或更低。然后，调试者按照音高顺序排列电极。这项测试非常困难，仅有少数患者能够在第一次尝试时完成。

第一个 ABI 程序：听觉电极与非听觉电极测试区分完成后，后者停用，听觉电极打开，并根据其音调和舒适度水平进行调整。在第一次编程时，通

常仅保存一个 ABI 程序至植入者声音处理器中。

在开始每个电极定位检测之前，对术中 eABR 和复合动作电位的检测结果进行分析，可以给你哪些电极能获得听感觉做出一定提示（图 13-3C）[6]。

2. 首次调机后对植入者的指导　必要指导如下。患者应接受有关指导。

- 如何使用声音处理器和电池。
- 如何使用遥控器。
- 如何增加和降低刺激强度。

基本测试如下。

与植入者一起进行简单测试，以了解是否感知到某些环境声或言语声。

- 低频环境声：鼓声。

- 高频环境声：门铃声。
- 环境声结构识别：双响鼓声、三响鼓声。
- 语音结构识别：双音节或三音节，如 la-la、la-la-la。

然后，第 2 天再次调机，并鼓励植入者在余下的时间尝试使用声音处理器聆听。

（三）第二次调机

第二次 ABI 调机通常安排在第 2 天早晨，注意不要过多对植入者进行各种临床检查而使其疲惫不堪，要尽可能在其精神状态良好的情况下调机。本次调机目的首先在于判断首次调试程序是否继续使用还是需要更改，如继续使用时间是多久。其次，

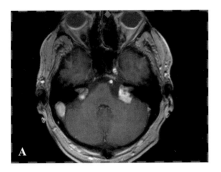
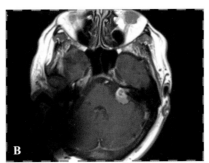

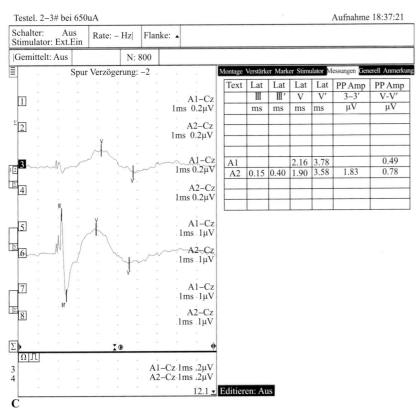

◀ 图 13-3　A. 磁共振成像显示双侧前庭神经鞘膜瘤，右侧为射波刀放射外科术后 1 年；B. 肿瘤切除和 ABI 植入术后 9 个月 MRI，右侧肿瘤无复发，左侧肿瘤大小稳定；C. 术中诱发听觉脑干反应。通过 4 触点测试电极进行测试，对侧（曲线 A_1，左侧）和同侧（曲线 A_2，右侧植入侧）记录，eABR 阳性结果为刺激伪迹后立即出现的 III 波，以及 III′ 和 V/V′ 清晰可见，重复性好

要排除任何不良反应和确定最大舒适刺激强度，这两点是第二次调机中非常重要的两个方面，也是植入者在未来一段时间内能够接受听力康复训练的先决条件。

1. 首个 ABI 程序的适应　初次植入者反馈：植入者报告了其对 ABI 开机的第一感觉，特别是反馈存在的不良感觉和听觉感知的响度。

电极选择：对先前选择的电极进行感觉水平和舒适度的重新测试。如果至少有五个电极能产生某种听觉，就无须进一步电极测试。

第二个 ABI 程序：继续激活其他确认存在听觉的电极，并根据感觉水平和响度进行调整。在第二次调机中，由听力学专业人员用真实语音测试来辅助调试合适的响度水平。此时不用期望植入者能听懂言语，而是只要能对刺激声（如测试的语音）的响度有感知即可。然后，对植入者给予很低和很高强度的噪音刺激，了解其对环境中突如其来的刺激声能否耐受。

一或两个 ABI 程序：对某些植入者来说，早期设置两个不同的 ABI 程序很有用，一个产生相当大的听感觉，另一个在噪音环境下产生较低的响度。

2. 第二次调机结束时提供的指导　必要指导如下。

第二次调机后指导植入者进行以下操作。

- 打开和关闭声音处理器。
- 通过使用遥控器增加和降低刺激强度。
- 更改 ABI 不同的程序。
- 如何使用处理器和电池。
- 佩戴 ABI 的时间。
- 如何排除故障。

早期测试如下。

与第 1 天一样，对植入者进行一些简单的测试，以了解是否感知到某些环境音和语音。

- 低频环境音：鼓声。
- 高频环境音：门铃声。
- 环境声结构识别：双响鼓声、三响鼓声。
- 语音结构识别：双音节或三音节，如 la-la、la-la-la。
- 人声识别：低沉（A、O、U）或高亢（E、I）。

下一步安排如下。

如果植入者对如何使用 ABI 处理器掌握良好，并且没有任何不适，则可以出院，或再安排第三次调机后出院（如果安排第三次调机，其处理过程与上述第二次调机相同）。

出院时植入者需要得到如下项目。

- 专业言语治疗师进行听力训练的医嘱。
- 预约下次调机的日期（约为 4 周后）。
- ABI 识别卡。
- 为植入者、家庭医生和当地耳鼻喉科医生提供的 ABI 手册。

ABI 识别卡如下。

ABI 植入者需要随身携带专用植入系统识别卡，最好连同个人身份证一起携带。植入系统识别卡提供植入者的身份证明、植入型号和序列号，以及在发生创伤或其他紧急情况时需要联系的电话号码。

ABI 手册提供了植入者 ABI 系统的型号，并规定与医疗诊断和干预相关的 MRI 兼容性和安全检查清单。

（四）规范化随访流程

1. 会议的时间和要素　伍尔茨堡综合听力中心对所有植入者（主要是人工耳蜗植入 CI 者）实施规范化随访计划。在规范流程中，开机后 3 个月、6 个月和 12 个月定期调试，并结合医疗咨询、听力评估和康复指导（如果需要）。此后，建议每年两次随访调试。该流程大部分内容（调试、康复、指导）也适合 ABI 植入者。当然，某些情况下，可能需要根据具体情况增加调机次数。

在开始后续的随访调机之前，要进行规范化的三个检查步骤。

（1）Wuerzburg 响度量表（Wuerzburg Hörfeldskalierung，WHF）（图 13-4）：每位 ABI 植入者行非言语测试，该测试允许在语音感知频谱范围（即 500Hz、1000Hz、2000Hz 和 4000Hz）内对感知响度作初次评估。

（2）植入者反馈：激活状态下 ABI 植入者报告初步印象，包括不适感觉和不良反应。

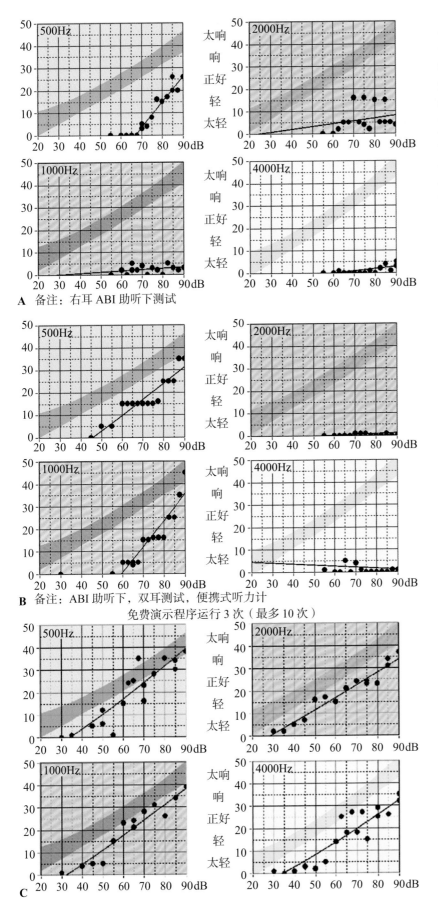

A 备注：右耳 ABI 助听下测试

B 备注：ABI 助听下，双耳测试，便携式听力计

免费演示程序运行 3 次（最多 10 次）

C

▲ 图 13–4　**Wuerzburg** 响度量表显示，随着时间的推移（**A** 至 **C**），开机后 **3 ~ 6** 个月有显著改善

2017 年 9 月，在 500Hz 和 1000Hz 可感知到低响度；2017 年 12 月，在 500Hz、1000Hz 和 2000Hz 会感觉到低响度。2018 年 3 月，强度感知明显改善，在 500~4000Hz 感知响度良好，接近正常响度水平。这种对不同频率感知的发展是语音感知的重要一步。6 个月时 WALS（**C**）

（3）对外部声音处理器进行技术检查：具体如下。

- 检查电缆是否断裂。
- 评估麦克风状况（听力检查）。
- 目视检查触点（电池舱）。
- 清洁／更换耳钩（如有必要）。

2. 编程　与"首次编程"一样，植入系统完整性和耦合。在最优选的方案中，对所有激活电极进行单通道刺激以确定听力阈值和最大舒适阈。同样，整体响度用真实声音评估。

接下来，评估音高顺序。从上一次调机的最优选程序开始本次调机的优点是，前次设置的音高顺序仍然存在。当然，这个顺序很可能已经改变，需要重新两两音调比较评估（平衡）。有时存在两个或几个电极引起相同的音调，不能按顺序排列，这时就需要通过测试来判断，例如仅保持其中一个电极处于激活状态，或者停用其中一个电极（该电极可以在另一个程序中重新激活）。

也可使用特定频率的窄带噪声在中等响度下进一步微调。该窄带噪声用扬声器给植入者聆听，听力师调整最大舒适阈（most comfortable level，MCL），直到每个激活电极达到舒适响度。

（五）听力状况评估

如前文所述，通过简单的测试，以确定是否感知到某些环境音和语音。

- 低频环境音：鼓声。
- 高频环境音：门铃声。
- 环境声结构识别：双响鼓声、三响鼓声。
- 语音结构识别：双音或三音节，如 la-la、la-la-la。
- 人声识别：低沉（A、O、U）或高亢（E、I）。

对于有一定言语理解能力的植入者，会进行少量的言语测试，测试结果会记录在植入者档案中。

三、故障排除

（一）ABI 激活后无任何听觉反应

1. 首次激活时缺乏听觉反应　首次激活中，逐个电极测试，患者可能报告没有任何听感觉。

这种情况需要考虑多种原因，也要排除一些原因。

1.1 言语处理器技术故障影响了正常刺激。

1.2 头件／传导系统技术故障影响了正常刺激。

1.3 植入体技术故障导致失败。

2.1 植入电极移位。

2.2 植入电极与脑干失去接触，漂浮在侧隐窝内。

3.1 植入者有一些感觉，但由于长期的双侧耳聋和听觉记忆丧失，不能将其归因于听力。

3.2 长期脑干压迫或放射治疗后，耳蜗核发生病理变性，不能引起任何听觉。

2. 功能故障时植入体和电极的处理　为了阐明缺乏听觉反应的根本原因，需要检查以下方面。

对于 1.1～1.3 技术故障：具体如下。

- 通过更换外部部件（头件、声音处理器和外部磁铁）并重新测量阻抗来检查外部部件。如果阻抗正常，则继续调试。
- 通过比较术中和手术完成阶段每个电极的阻抗。
- 如果部分电极能测量出正常范围的阻抗，而其他电极超出范围，则需假设这些电极缺乏接触，或电极或电缆部分存在故障。

对所有电极的临床效果进行测试后情况。

- 如果所有电极阻抗都超出正常范围，则须考虑植入失败或电极与神经结构缺乏接触。

对于 2.1～2.2 所述电极移位情况：具体如下。

如果电极阻抗超出范围，需行头颅 CT 检查，并与术后早期头颅 CT 进行比较。

- 电极尖端位置的改变及其在侧隐窝内深度的改变，可能会导致电极移位。
- 出现高阻抗／断路情况，可能因为电极处于浮动状态。
- 如果出现接触良好和阻抗正常情况下而无听觉反应，则考虑移位。

对于 3.1～3.2 所述脑干／听觉神经核功能失调的情况：具体如下。

下列情况必须怀疑脑干内的耳蜗核变性或功能障碍。

- 传递和刺激系统的所有外部部件完好无损。
- ABI 系统的所有电极显示正常阻抗。
- 阻抗与植入手术时相似或略低。
- 当刺激强度增加（达到最大刺激模式）时，不会产生听觉。
- 进行刺激时，可记录到电刺激听觉脑干反应，并与术中结果进行比较。通常，会看到有刺激伪迹，只有很小或没有第Ⅲ波和第Ⅴ波。这些记录可以证明沿着听觉通路存在一些传导，但低振幅提示功能神经元非常少，不足以产生听觉感觉。

如果术中 eABR 阳性且振幅正常，而术后 eABR 低或无，则需怀疑电极片移位，这是再植入的明确提示。

（二）ABI 激活与非听性反应

植入体和电极故障的处理　植入体故障：通过更换外部零件和检测电极阻抗在正常范围内，可以排除植入体故障。

植入体破裂：必须注意非常高的阻抗（"开放通道"表示电极无连接 / 断开）或非常低的阻抗表示"短路"。此种情况下，植入者还可能会描述给予刺激时切口和植入部位附近会产生疼痛感。出现这种情况，必须立即停止刺激，并且在全面查阅植入设备、操作技术的注意说明和准备新的设备后，考虑再植入。

植入体完好，但临床功能不全：如果刺激引起不良反应，并且没有听觉感觉，或者只有极少数电极有听觉感觉，则电极很可能不在准确位置，可能需要再植入。如果一些电极能提供一些有用的听觉感知，那么可以在一定时间内进行观察。在每次重新评估时，要观察其他电极是否存在或出现了任何听觉和有效反应。

植入电极图：电极刺激测试可用于确定当前电极功能解剖位置。

- 向上移位可能引起如面部抽搐或严重眩晕（第Ⅴ对、第Ⅶ对和第Ⅷ对神经 / 核）等不良反应。
- 向下或侧向移位可能引起如咽喉或口腔感觉异常（第Ⅸ对神经 / 核）等不良反应。
- 内侧移位可能引起如躯干、臀部或大腿（长感觉束）的感觉异常等不良反应。

显微外科再植入指征　根据产生有效和无效听觉反应的电极数量比例，决定是否显微外科再植入。

- 若有 50% 或更多有效听觉电极，则观察 ABI 程序使用的日常效果，每隔 6～12 周重新编程调试一次。除了植入者的主观报告外，还应尽早测试所获得的听觉收益，以便进行客观判断。如果测试提示有明确的进步，则继续观察。
- 若所有电极既无听性反应，亦无非听性不良反应，则应重复测试 eABR。若与术中测试记录有显著差别，需怀疑电极移位，并且有明确再植入指征。若 eABR 结果与术中测试相似，则可能是神经核团功能性退变。退变可能是脑干水平或脑干上甚至是大脑皮质的局部问题[7]。该情况下应观察 ABI 程序每天使用效果，6～12 周后重新编程时，应再次测试电极反应和不良反应及 eABR。手术再植入和 ABI 重新定位能否成功的问题需单独讨论，任何决定都取决于植入者的态度和临床表现。
- 若有效听觉电极极少（远低于 50% 的电极 / 通道），并且任何电极均无不良反应，则应根据术中记录结果分析目前状况。
  - 若术中 eABR 仅在某些电极上呈阳性，并且部分电极已关闭，则极少的有效听觉电极结果与预期一致。
  - 若术中 eABR 仅在某些电极上呈阳性，eABR 成分变形且振幅小，则极少的有效听觉电极结果与预期一致。
- 若听觉电极极少（远低于 50%），并且较多电极有可重复的不良反应，则应根据术中记录结果分析目前状况。
  - 若术中 eABR 引出阳性结果的电极目前存在明显不良反应，则应考虑显微外科再植入。

四、康复计划

（一）常规培训目标

ABI 植入者成功的结果是产生听觉，而不是触觉，是能够感知声音并理解言语，甚至有一定开集言语理解能力，这在之前已有报道[3-5]。但是，这些植入者往往可能同时伴随单侧或双侧蜗神经功能障碍，如蜗神经缺如，因此不能只局限于单一的听觉康复，更好的情况是采取肢体和听觉综合康复方法。

我们中心建议尽可能为 CI 植入者提供相同的康复方案。植入者在开机后 1 个月、3 个月、6 个月和 12 个月内定期随访观察。每次调试主要目标是订制康复方案，同时包括医疗咨询和听力评估。所有随访中均有专门听觉康复评估，以方便详细了解和指导康复进展。

（二）常规听觉训练策略

首次开机激活旨在形成一种听感觉，让植入者能够感知周围熟悉或陌生的声音。CI 或 ABI 植入者的听觉训练必须培养听觉能力，如察觉、识别和辨别，首先是声音，然后是语音。

- 察觉：首先，训练对日常声音的意识。植入者学会了注意声音，对声音做出反应。察觉过程取决于响度、频率模式和熟悉度，这些因素应系统地进行变化，以训练察觉能力。
- 识别：声音识别的目的是发现响度、频率、节奏和音质的差异。训练从具有很大差异的情况开始，例如先识别倍频差异的两个频率，然后再进行较小的差异识别。
- 辨别：根据植入者的识别能力，辨别能力是更高级别的能力。

这些听觉能力可以通过听日常声音及记录日常环境音，如电话铃声、餐具的声音、家庭成员的声音和乐器来训练。

如果这种训练水平很容易完成，下一个目标就是训练言语感知。言语感知训练遵循复杂度和难度渐进式的规则。

- 单词音节数量的识别。
- 识别闭合式单词组的不同音节单词。
- 在开放的环境中理解非常熟悉的单词，如数字。
- 理解日常句子，如"你好吗"？
- 相近音素的辨别，如 o-u、e-i，以单音节词

或辅音 – 元音 – 辅音音节进行训练。

（三）康复训练材料

日常听觉体验、家中日常交流是 ABI 植入者持续听觉训练的标志。此外，还可以从 CI 公司购买专门为 CI 植入者编写的听觉康复材料，例如，针对家庭成员和治疗师的指导手册、康复用 CD 和互联网康复材料。近来，智能手机应用程序（App）被开发成具有不同复杂程度的应用程序，用于在家里使用手机或电脑进行个人康复。这些康复计划是专门为 CI 植入者设计的，可能也适用于 ABI 植入者。

（四）训练方式：专业训练支持

1. 个人家庭培训　有一些训练和康复方法，最方便的是每天在家进行个人训练。这是获得最佳听觉能力的最好方法。植入者可使用上述材料进行个人康复训练。

2. 指导手册　指导手册包括难度逐渐增加的康复单元、对植入者及其家人的指导、建议、技巧和窍门，这些都证明对患者是相当有帮助的。在康复过程中，植入者及其家属应熟悉指导手册。

3. 在线听力康复课程　植入者会收到一份说明，介绍如何使用和练习新的可用的计算机程序进行听觉康复训练。

4. 个人言语治疗师　除了在家里进行个别训练外，听力康复训练还可以由专业的、受过专门培训的言语治疗师进行。ORL 大学临床部的综合听力中心每年提供 1～2 次言语治疗师的培训，以培训针对人工听觉植入者，特别是人工耳蜗和人工脑干的植入者康复训练的培训，并提供相关新知识、新技术和新进展，成功参与的学员将获得"新技术高级听觉康复证书"。因此，一批合格的言语治疗师队伍已经建立起来，并在不断扩大。

植入者需要这样的听力康复处方，包括每周至少 1 次的训练课程。这是我们中心最受欢迎和推荐的项目。

（五）住院康复

ABI 植入者除了可选择接受过专门培训的言语治疗师进行康复训练外，还可以半住院或全住院进

行听力康复训练。德国有许多高度专业化的听力康复中心，但费用报销范围必须在开始住院前通过健康保险确认是否可行。

住院康复的一个组成部分是声音处理器的微调。必须强调的是，声音处理器的编程只能由受过专门训练的听力专家进行。ABI 的编程不同于传统的 CI 编程，并且不包含在常规 CI 调试课程内（在德国）。因此，进行 ABI 编程的听力师需要进行专门的培训。ABI 植入者可能会参与所有提供的治疗，但编程只能由经过专门培训的听力师进行。

部分住院康复的概念不仅包括针对高强度听觉感知的训练，还包括对日常情况提供沟通策略（噪音下聆听、应对策略、沟通技巧等）和交流训练的小组课程。

与所有慢性病一样，专业的心理学家介入也非常必要，大多数中心都提供心理支持。

在部分住院康复概念中，植入者在每 2 周的训练期间选择参与半天或一整天。根据中心的不同，可能还有其他的选择。

全住院康复的概念类似于部分住院康复方案，但持续 3～6 周。此外，还可提供耳鸣治疗、平衡训练、放松方法、体育运动锻炼、物理治疗、音乐治疗、水上运动和营养咨询。

五、ABI 功能的听觉测试评估

（一）NF2 患者 ABI 听觉评估的注意事项

为了评估 ABI 康复的效果，可以进行一些测试，包括非言语测试和言语测试。对于没有言语理解能力的植入者，建议进行非言语测试，以显示响度感知和频率辨别能力。

在我们中心，响度量表评估在所有 ABI 植入者的每次调机编程（从首次调机编程之后开始）之前进行。

（二）非言语测试

非言语测试提供感知声级和频谱信息，并允许检测阈值、最大舒适阈或不适阈。

1. 响度量表　Wuerzburg 响度量表（图 13-4）由 Moser 于 1987 年开发，使用基于计算机的方法

确定主观响度级别（©Westera Electronic GmbH）。四张图表分别代表四个频率（500Hz、1kHz、2kHz 和 4kHz），在 20～90dB 声压级（sound pressure level，SPL）的 16 个不同响度级下（共 64 个刺激），在声场中以伪随机顺序出现。要求植入者通过有 50 个响度级别的敏感触摸板来判断响度感知。

2. 调频音　在声场中通过啭音或调频音（frequency modulated tones，FM）来测试助听阈值。这是一种行为阈值测听方法，要求植入者指出最轻微的声音。FM 音（啭音）以 250～4000Hz 的倍频和半倍频显示。

（三）言语测试

以下言语测试在大多数情况下均来自原始言语测试中修改的。

女性发声者在 65±5dB SPL 水平上进行所有言语测试。尽可能使用植入者的母语测试，并且最常使用的是真实言语声。通常从最简单的测试开始，之前到达 100% 识别能力的测试都可以在下一次测试跳过，使用更难一点的测试。

所有测试均在三种情况下进行。

- 仅用视觉（仅唇读）。

- 视＋听（唇读＋声音）。

- 仅用听觉。

测试顺序以 Freiburg 双音节数字测试开始，然后是单音节 - 抑扬格 - 多音节（Monosyllabic-Trochee-Polysyllabic，MTP）测试和闭合式元音识别测试。最后，进行 HSM 日常句子测试，并代表了最高难度级别。

1. 元音识别测试　本测试为 Dorman 等[8] 编制的闭集元音识别测试，测试时有 8 个选择项（"bib"、"bab"、"bub"、"bob"、"beb"、"bäb"、"büb"、"böb"）在一张列表上以供选择，这 8 个选择项以随机顺序出现 2 次，要求植入者重复或指出自己听到的选择项。

2. 音节和模式识别　由 Erber 和 Alencewicz[9] 开发的 MTP 测试是一个封闭式单词测试，由 12 个项目组成，测试识别单词和（或）不同音节模式的能力。

要求植入者指出图片或口头重复所呈现的单词，从而得到单词识别和模式识别分数。

3. 字识别　Freiburg 双音节数字测试最初由 K.Hahlbrock 在 1953 年描述，通常用于测试正确识别 50% 单词的言语识别阈值（speech reception thresholds，SRT）。双音节数字测试包含 10 个列表，其中双音节数字和四音节数字（共 10 个）混合出现。在改进的 ABI 测试程序中，通过 65±5dB SPL 的真实言语读出每个列表的 10 个数字，正确识别的数字对应 1 点，再转换为百分比表示。

4. 句子识别测试　矩阵式语句测试：Oldenburg 矩阵式语句测试（Oldenburg Matrix test，OLSA）采用自适应测试程序评估 50% 的单词理解所需的信噪比。它由 40 张测试表组成，每个表 30 个测试句子。将所有测试项叠加产生的言语噪声作为噪声信号，并以 65db SPL 恒定声强发声。每个测试短句由 5 个单词组成，根据正确重复的单词数自适应改变。每次正式测试前进行两张训练表的测试，以保证测试效果。目标言语信号通常来自前扬声器（S0），而噪声来自前（S0N0）或后扬声器（S0N180）。

在 ABI 植入受试者中，OLSA 只能使用真实言语（或 CD 光盘）进行。对于大多数 ABI 植入者而言，该测试的噪声成分常被省略。

HSM 试验：HSM[10] 测试为语句测试，可以在有或无背景噪声的情况下应用。这是专为评估听力障碍者和 CI 植入者使用日常句子而开发的。它的基础是 30 个德语列表，每个列表包含 20 个语句。语音信号以固定声强级别（通常为 65db SPL）给出，信噪比为 5 或 10。

这些语句是由一位女性发声者现场朗读，适合对 ABI 植入者进行测试。受试者被要求重复所有听到的单词，得分以复述正确的单词数量计量。该测试已经有多种语言版本。

六、远期调机及适应

（一）长期随访：

据最近报道，在上述康复环境中，1/3～2/3 的 ABI 植入者确实出现了开放式言语知觉。对这些特殊植入的病例，目前大约有 13 年的长期随访，并对后续的发展作了简要总结。

（二）改善

所有具备一些产生听觉刺激电极的 ABI 植入者都报道说，自己对环境声音、语音和言语的感知有持续的改善。

前 6 个月：第一个快速改善阶段是前 6 个月；在这期间，大多数植入者都能识别不同的环境声，并能区分男性和女性的声音。如果大约 50% 的电极/通道能提供听觉感知，在客观测试中，都显示能对不同频率的声音进行感知（图 13-4）并获得一些纯听觉（非视觉）的音节辨别（MTP 测试阳性）能力。

前 3 年：在前 3 年，所有植入者都体会到有进一步的改善，特别是在单词察觉和识别方面。早期 MTP 测试阳性的植入者现在将向开放式言语识别发展。

5 年后：植入 5 年后，植入者仍能被观察到出现可靠的新的感知和对新声音识别的进步。一些植入者在 2 年后能够听音乐并识别音乐片段，而另一些植入者在 5 年后能够识别音乐片段。

（三）恶化

通过定期调试和对程序的微调，大多数植入者可以避免感知能力的下降。

如果不能再次达到先前的听觉水平，则必须对电极片附近的局部变化进行调查。尤其是压迫脑干和耳蜗核的复发性肿瘤，不管 ABI 电极在同侧还是对侧，均可导致听力质量下降。

肿瘤压迫时，切除复发的肿瘤并保留脑干部位的 ABI 电极，必然会导致听觉功能的恢复。不过，恢复过程可能需要几周时间。

（四）再次失败

局部浸润性肿瘤生长侵犯电极与脑干接触可导致听觉功能下降。此外，单次或多次跌倒，更常见于儿童和青少年[11]，可能导致二次植入失败。

在这两种情况下，局部调整和必要时切除肿瘤都需要保留 ABI 植入体并重新定位。在某些情况下，ABI 系统的完整性、电极触点、电极导线或硅胶绝缘层可能会被切断，并且可能需要植入全新的 ABI 设备。

同样，听觉康复将在数周内出现，而不是像初次开机后需要几年的康复发展。

七、病例介绍

本文报道一位有 NF2 家族史并接受 ABI 植入手术听觉康复的临床病例。

（一）病史

这名男性植入者 44 岁时被诊断为双侧前庭神经鞘膜瘤。他属于一个有广泛 NF2 表现的家庭，有两个表亲和一个侄女被诊断为 NF2，其中一个表亲已在我们中心植入 ABI。

经 10 年观察，55 岁时患者左侧听力下降，他为听力较好的右耳寻求治疗，经过多家医院的诊断和国内外同事的会诊，最终决定右侧使用射波刀进行放射外科治疗。此后 3 个月内，患者经历了三叉神经第三支疼痛，耳痛，听力迅速恶化，进展为全聋。尽管使用地塞米松等药物治疗，他不得不放弃自己的公司和经商职业。另外，他的听力进一步下降，以前就严重的左侧听力损失和左侧肿瘤都有加重。因为这些情况，他第一次来到我们的 NF 门诊。在讨论了贝伐单抗临床试验、右侧肿瘤切除加 ABI 放置（尽管有放疗史）或左侧肿瘤切除加一些功能性听力保留等所有选择后，我们与患者及其妻子共同决定采取以下步骤。

- 切除右侧肿瘤，进行 ABI 测试和 ABI 植入。
- 观察左侧听力和肿瘤生长情况，直到右侧 ABI 的听觉功能足够。
- 左侧肿瘤切除术，目的是在此之前进行次全切除和听力保护或贝伐单抗试验。

（二）ABI 康复

2017 年 7 月手术（图 13-3A），在监测躯体感觉诱发电位（SSEP）、三叉神经和双侧面部功能的运动诱发电位（MEP）以及运动脑神经肌电图（EMG）的同时，右侧肿瘤被完全切除，除了在鼻道处有一个局限性的面神经鞘膜瘤（图 13-3B）。暴露的耳蜗背核显示广泛的侧隐窝与蛛网膜粘连。最终放置电极和电极片，有 2/3 的电极触点获得 eABR，再向上定位后，所有电极都测得 eABR，有些电极具有完美的 eABR，有些电极振幅较低（图 13-3C）。

2017 年 9 月首次激活，11 个电极提供了 70～8500Hz 的纯音感觉和音调感知。Wuerzburg 响度量表在开机时不起作用（图 13-4A），但环境声识别和 MTP 音节测试阳性。

2017 年 12 月重新编程时，植入者报告 ABI 使用期间耳鸣有所改善，11 个电极激活并重新排列音高。

2017 年 12 月 MTP 测试呈阳性：仅视觉，19/24（79%）；仅听觉，16/24（67%）；视听，24/24（100%）。

2018 年 3 月重新编程时，植入者报告定期进行计算机程序 ABI 训练，并有进一步主观改善。

2018 年 3 月，首次开机 6 个月后，在所有设置下 MTP 测试均呈 100% 阳性：仅视觉，24/24（100%）；仅听觉，24/24（100%）；视听，24/24（100%）。

在 9～11/14 个测试音节中，语音辨别测试呈阳性（78%）。

Wuerzburg 响度量表显示随着时间的推移有所改善（图 13-4），从早期到 3 个月和 6 个月表现如下。

- 2017 年 9 月，在 500Hz 和 1000Hz 时，可感觉到低响度。
- 2017 年 12 月，在 500Hz、1000Hz 和 2000Hz 的频率下可感知到低响度。
- 2018 年 3 月，强度感知明显改善，在 500～4000Hz 时感知到良好的响度。

结论

Wuerzburg 响度量表和 MTP 测试的这些进展清楚表明对真实语音感知的发展。根据类似植入者的经验，除了对音节已有一些开集理解外，植入者正朝着开放性的言语理解方向发展，结合考虑过去的病史，如听力损失迅速、赛博刀治疗等，这是非常积极的结果。

参考文献

[1] Goffi-Gomez MV, Magalhães AT, Brito Neto R, Tsuji RK, Gomes MdeQ, Bento RF. Auditory brainstem implant outcomes and MAP parameters: report of experiences in adults and children. Int J Pediatr Otorhinolaryngol. 2012; 76 (2):257–264

[2] Ramsden RT, Freeman SR, Lloyd SK, et al. Manchester Neurofibromatosis Type 2 Service. Auditory brainstem implantation in neurofibromatosis type 2: experience from the Manchester programme. Otol Neurotol. 2016; 37(9): 1267–1274

[3] Matthies C, Brill S, Kaga K, et al. Auditory brainstem implantation improves speech recognition in neurofibromatosis type II patients. ORL J Otorhinolaryngol Relat Spec. 2013; 75(5):282–295

[4] Matthies C, Brill S, Varallyay C, et al. Auditory brainstem implants in neurofibromatosis type 2: is open speech perception feasible? J Neurosurg. 2014; 120(2):546–558

[5] Behr R, Colletti V, Matthies C, et al. New outcomes with auditory brainstem implants in NF2 patients. Otol Neurotol. 2014; 35(10):1844–1851

[6] Mandalà M, Colletti L, Colletti G, Colletti V. Improved outcomes in auditory brainstem implantation with the use of near-field electrical compound action potentials. Otolaryngol Head Neck Surg. 2014; 151(6):1008–1013

[7] Rueckriegel SM, Homola GA, Hummel M, Willner N, Ernestus RI, Matthies C. Probabilistic fiber-tracking reveals degeneration of the contralateral auditory pathway in patients with vestibular schwannoma. AJNR Am J Neuroradiol. 2016; 37(9):1610–1616

[8] Dorman MF, Dankowski K, McCandless G, Smith L. Identification of synthetic vowels by patients using the Symbion multichannel cochlear implant. Ear Hear. 1989; 10(1):40–43

[9] Erber NP, Alencewicz CM. Audiologic evaluation of deaf children. J Speech Hear Disord. 1976; 41(2):256–267

[10] Hochmair-Desoyer I, Schulz E, Moser L, Schmidt M. The HSM sentence test as a tool for evaluating the speech understanding in noise of cochlear implant users. Am J Otol. 1997; 18(6) Suppl:S83

[11] Puram SV, Barber SR, Kozin ED, et al. Outcomes following pediatric auditory brainstem implant surgery: early experiences in a North American center. Otolaryngol Head Neck Surg. 2016; 155(1):133–138

第 14 章 儿童听觉脑干植入的结果：Hacettepe 大学经验

Outcomes in Pediatric ABI: The Hacettepe University Experience

Levent Sennaroğlu　Gonca Sennaroğlu　Esra Yucel　Burçak Bilginer　著

摘 要

本章报道 Hacettepe 大学儿童听觉脑干植入（ABI）听力结果。前期已于 2009 年报道 ABI 初步结果，6 例患儿获得基本听力功能，最低年龄 2.5 岁。2016 年报道 ABI 远期结果，最低年龄降至 1 岁，大多数患儿听觉行为分级量表（CAP）评分 5 分，较高者达 6～8 分。较低分者也有较好言语清晰度评分。与其他内耳畸形相比，共同腔畸形的患儿效果更好。84 例 ABI 使用超 1 年患儿最新结果显示，52% 达到单词分辨满分（闭合式），24% 达到单词识别满分（闭合式），15% 在仅靠听觉条件下可正确重复一半以上开放式短句。

关键词

听力结果；蜗神经发育不良；耳蜗前庭畸形；内耳畸形；儿童听觉脑干植入；语前聋

一、Hacettepe 大学听觉脑干植入的简史

Hacettepe 大学听觉植入团队完成土耳其第 1 例 ABI 手术，为一例 NF2 语后聋并一侧前庭神经鞘膜瘤切除患者。2005 年，完成第 2 例 NF2ABI 手术。2006 年，开始为语前聋患儿行 ABI。至 2006 年 7 月，已完成 3 例儿童 ABI 并随访初步听力结果，为后续推进作前期准备。在初始调机中，所有儿童均对声音有反应。观察效果后，团队继续开展儿童 ABI 手术。从 2006 年 6 月至 2018 年 1 月，团队共开展儿童 ABI 初次手术 116 例和修正手术 5 例。

二、儿童听觉脑干植入的初步结果

2009 年，本团队发表了儿童 ABI 的初步结果[1]。2006—2008 年，首批 11 例儿童 ABI 均采用乙状窦后径路手术，并有一名神经外科医生参与。植入年龄在 2.5—5 岁。在最初开机过程中，所有患儿均出现一定程度的非听性反应，这归结于刺激强度过高，包括听性刺激。对此，需降低电刺激强度，直到患儿有听性反应而无任何非听性反应为止。若某些通道仅产生非听性反应，需关闭这些通道。

6 例患儿达到基本听觉功能，能够识别和区分声音，并且有些患儿在使用 ABI 3 个月后可分辨环

境音，如门铃和电话铃。

6 例患儿在开机和随访调机之间出现激活通道数量增加，其听觉动态范围亦增加，这与耳蜗核随时间推移有更好的刺激性相关，可以被解释为，与非听性反应相关的周围神经结构随时间推移产生的一种适应。

2 例患儿伴合并症。与其他人工耳蜗植入患儿相比，伴合并症将减慢听力康复进程。注意缺陷多动障碍患者的主观听觉表现为最差之一。尽管伴合并症的患儿无法达到开放式得分，但其父母认为孩子在课堂和家庭中都更有信心。

三、听觉脑干植入长期效果

2016 年，Hacettepe 大学报道儿童 ABI 远期结果，从 2006—2014 年共行 60 例儿童 ABI[2]，其中 35 例患儿使用 ABI 至少 1 年。影像学适应证包括迷路完全未发育、耳蜗未发育、共同腔畸形、不完全分隔Ⅰ型、耳蜗发育不良和蜗神经未发育。

ABI 电极大小与外侧隐窝大小相符。仅有 2 例需要轻度扩大 Luschka 孔。手术年龄均为 1 岁。术后无严重并发症。3 例患儿出现短暂面瘫，2 周内完全康复。

听觉行为分级量表（CAP）评分用于评估听阈。根据听阈将患儿分为 3 组：Ⅰ组，25～40dB；Ⅱ组，41～50dB；Ⅲ组，≥ 50dB。多数患儿听觉行为量表评分可达 5 分，即无唇读辅助能理解常用短语。Ⅰ组听阈较好，部分患儿 CAP 可达 6～8 分。听阈较高组（Ⅱ组和Ⅲ组）患儿得分无法达到Ⅰ组水平。言语清晰度等级（SIR）评分结果与 CAP 评分结果近似。Ⅰ组 SIR 评分高于Ⅱ组和Ⅲ组。因此，听阈对听力效果和言语清晰度非常重要，听阈较低者 CAP 和 SIR 评分更好。

人工耳蜗植入的功能性听觉表现（functional auditory performance of cochlear implant，FAPCI）评分显示，ABI 患儿处于最低的 10%，提示严重内耳畸形患儿 ABI 语言结果总体不如正常解剖结构的人工耳蜗植入患儿。

听阈与语言能力关系的研究提示，听阈较低可能获得更好的语言发育。

在激活电极数量与听阈关系的研究中，将激活电极数量标准化定义为电极总数的百分比，发现激活电极数量与听阈或语言结果无关联。

根据内耳畸形类型研究 ABI 远期效果很有意义。共同腔畸形是其中听力效果最佳的内耳畸形。此外，根据是否存在前庭蜗神经将患者分为两组："CVN 存在"组（如共同腔畸形）和"CVN 缺如"组（如迷路完全未发育等）。共同腔畸形或 CVN 存在组听力效果更好，具有显著统计学差异。共同腔畸形中，畸形腔和发自腔内的 CVN 均存在耳蜗神经组织，这可能是该畸形相比其他畸形有更好听力效果的原因。

认知能力也对结果有显著影响。智力障碍人群的听力效果、言语清晰度和语言习得结果较差。如初步结果所示，注意缺陷多动障碍、视觉障碍和智力障碍对 SIR、CAP 和 Manchester 测试评分均有负面影响。

18 例患儿模式识别达 100%，其余 11 例患儿评分在 33%～96%。11 例患儿多音节词识别率 100%，8 例在 25%～92%。在 35 例患儿中，12 例开放式评分高于 50%，其中 2 例达 100%，10 例评分高于 50%。激活电极数量与言语识别率（闭合式或开放式）之间无相关性。另外，听阈与言语识别率（闭合式或开放式）呈负相关。总体而言，患儿在植入最初两年进展明显，随后减缓并保持缓慢进展。

84 例 ABI 患者的最新听力及语言结果

2006 年 6 月—2018 年 1 月，Hacettepe 听觉植入团队为 116 例复杂内耳畸形患儿行 ABI，其中 5 例为装置故障后修正手术，并在里斯本欧洲儿童人工耳蜗植入大会中报道 84 例初次植入 ABI 并使用超过 1 年的患儿效果[3]。84 例患儿中女性占 64%，男性占 36%，70% 的患儿可用听觉言语交流模式，其余患儿则用全面交流模式。

有意义听觉整合量表（Meaningful Auditory Integration Scale，MAIS）[4]和听觉分级行为量表（Categories of Auditory Performance，CAP-Ⅱ）用于评估听觉感知能力[5]。从土耳其语儿童听觉感知测试组中选用闭合式感知子测试、闭合式单词识别子测试和开放式句子识别子测试[6]。通过早期语言发育测试（Test of Early Language Development，TELD-3）[7] 和 SIR[8] 评估语言效果。

　　研究 ABI 使用时程与 CAP 评分进展关系时发现，术后 6 个月，患儿对环境音识别能力已有明显发展。ABI 使用第一年能够识别大多数环境音及其来源。1 年后，大多数儿童能达到"无唇读辅助言语音识别"（CAP-Ⅱ）和"无唇读辅助普通短语理解"（CAP-Ⅲ）的水平（图 14-1）。患儿通常会长时间停留在该水平，并且进阶高一级水平更为困难。这是因为，高一级水平不仅需要识别日常单词和句子，还需要复杂的语言和认知技能。ABI 使用第三年末患儿会达到听力感知最佳效果。但应注意其听觉感知能力会继续以不同速度发展。另外，本研究中年龄较小（＜ 3 岁）的患儿进步更快，并且在听觉感知能力方面得分更高（图 14-2）。最后，相当多患儿（25/30）能在无唇读辅助或无语音阅读提示下进行对话。尽管能够进入最后阶段的患儿很少（仅 5/30），但其中一些甚至能够通过电话进行交谈。

　　使用土耳其儿童听觉感知能力测试（CIAT）评估言语感知能力[2]。闭合式测试中，52% 患儿的单词模式识别率达 100%，24% 的患儿达到 50%～100%（图 14-3）。在仅使用 ABI 的闭合式单词识别中，24% 的患儿的单词识别率达 100%，36% 的患儿达 50%～100%（图 14-4）。约 15% 的患儿在只听条件下能正确重复一半以上的开放式句子。21% 的患儿能识别 20%～50% 的句子。

　　用接受和表达语言能力评估儿童语言发育。收集的数据不仅包括日常生活中儿童的交流表现，也包括语言表现测试评分。但比较实际年龄和语言等效分数之间的差距并不能提供真实的分数，因为听力年龄是从 ABI 使用才激活开始的。因此，只考虑差距可能无法提供正确的结果。根据听觉剥夺病程越长，语言发育越晚，本团队认为植入体使用时程与语言发育呈线性增长（图 14-5）。而表达性语言发育也有类似进程（图 14-6）。但在表达性语言发育中，由于语音长度的增加，线索内容更加复杂，预期使用的词语在一段时间后会进入平台期不再增加。根据变量，如患儿周围丰富的环境刺激、认知技能、父母和（或）照料者的教育状况及康复计划的质量，表达性语言发育可能会更快地进入下一

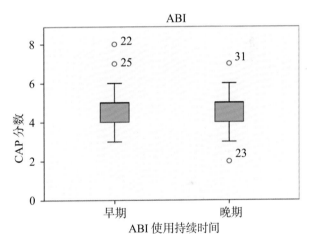

▲ 图 14-2　听觉行为分级量表和听觉脑干植入（ABI）使用持续时程（5～10 年）

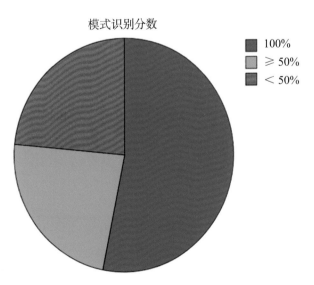

▲ 图 14-3　儿童模式感知评分

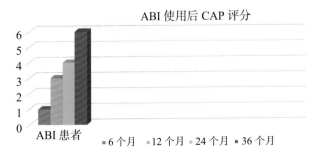

▲ 图 14-1　3 年随访听觉行为分级量表（CAP-Ⅱ）评分

阶段。

另一方面，ABI 使用时程和根据 SIR 分级的言语清晰度之间无统计学差异[8]。如图 14-7 所示，早期植入比大龄植入（＜3 岁）患儿进步更快，言语理解得分更高。对于儿童理解能力最为困难，需要分辨。总体上这些患儿 SIR 为 2 和 3 级，其产生的言语可被认为是"难以理解的连读"或"对于专心听讲和唇读者来说可以理解的连读"。

本团队患儿中，24% 至少伴有一种合并症，如 CHARGE 综合征、脑瘫、Goldenhar 综合征或智力

运动发育迟缓。结合认知表现，患儿的言语理解能力、听觉感知得分和语言能力存在显著差异。认知能力出色者也能够在日常生活中使用听觉感知能力（FAPCI）[9]，并且发展更好的语言能力（曼彻斯特语言测试）与更容易理解的言语互动（SIR）（表 14–1）。

四、蜗神经发育不良的 CI 和 ABI

已有共识，儿童 ABI 结果无法达到正常解剖结构 CI 水平。因此，本团队为复杂内耳畸形（inner

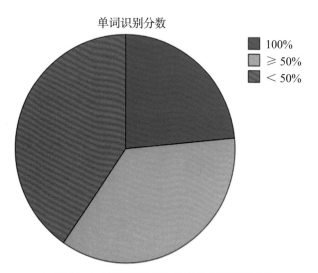

▲ 图 14-4　听觉脑干植入儿童的单词识别分数

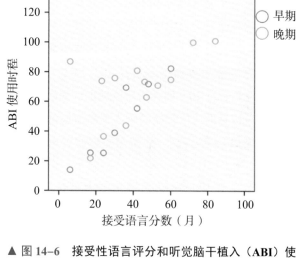

▲ 图 14-6　接受性语言评分和听觉脑干植入（ABI）使用时程

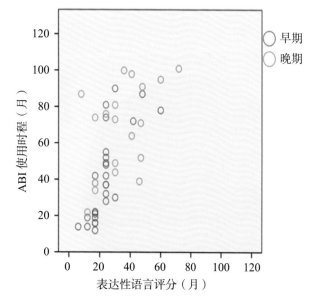

▲ 图 14-5　表达性语言评分和听觉脑干植入（ABI）使用时程

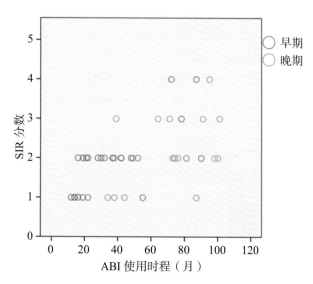

▲ 图 14-7　言语清晰度等级（SIR）评分和听觉脑干植入（ABI）使用时程

表 14-1　认知能力、听觉感知、言语语言发育之间的关系

	FAPCI	SIR	CAP	Manchester	语言接受	语言表达
正常	1.80	2.47	5.53	6.20	40.33	36.00
Dull	1.30	2.20	4.80	6.40	42.90	39.30
MR	1.50	1.50	3.50	4.30	25.00	20.80

ear malformation，IEM）寻找双侧刺激方案。一部分患者 CI 后增益不足，于对侧 ABI 植入，其结果明显好于单用 ABI。因此，一侧 CI 及对侧 ABI 的双模刺激成为伴有 CN 和 CVN 发育不良复杂 IEM 的一种选择。

此类患者的决策至关重要。若 CN 或 CVN 极端发育不良，磁共振成像可能不足以判定 CI 有效。应结合听力学评估结果与 MRI 作决策。在听性脑干反应（Auditory Brainstem Response，ABR）和耳声发射（Otoacoustic Emission，OAE）等客观测试中，大多数病例通常无听力反应。在某些内耳畸形中（特别是蜗神经发育不良 / 未发育病例）可观察到耳蜗微音电位（cochlear microphonic，CM）。行为测听应在患儿最舒适时间进行，须佩戴耳机分别评估两耳反应，这样从听力师角度就可确定哪一侧耳更好，同时克服了扬声器引起的振动问题。耳蜗发育不良的底圈部分可能比顶圈更完整，从而可在高频区观察到刺激耳蜗底圈引起的反应。因此，用 2000Hz 开始测试比用常规的 500Hz 更有效。如果一侧耳反应良好，并被 2 名听力师所接受，则建议对该侧行 CI。如果蜗神经发育不良的双侧均有反应，则建议行双侧 CI。如果 CN 未发育 / 发育不良患者双侧耳均反应较差，则应在无反应的更差侧行 ABI。双模刺激亦可选择。

Hacettepe 大学有 14 例患儿同时使用 CI 和 ABI，内耳畸形分别为蜗神经发育不良、耳蜗发育不良或不完全分隔 I 型和共同腔畸形（common cavity，CC）。因 CI 后 1～1.5 年增益不足，遂于对侧行 ABI。其中有些患儿 CI 助听听阈达 40dB，但由于蜗神经发育不良，语言发育进展不足。因此，即使 CI 使用一年且助听听阈尚可接受，仍可能需要植入 ABI。这也表明，通过手术用蜗内测试电极

在术中确定 CI 和 ABI 非常困难。即使植入 CI，也至少需要 1 年才能做出。蜗神经纤维数量不足，虽然导致 MRI 无法清楚显示，但仍有可能为听觉脑干提供足够有效刺激，当然这些刺激不足以激活更高层神经元。

至 2014 年，已有 6 例患儿使用 ABI 超过 1 年，本团队在 2015 年图卢兹第 12 届欧洲儿童人工耳蜗植入研讨会上报道 CI 和 ABI 双模刺激远期结果[10]。CI 和 ABI 的平均间隔时间为 1.5～2 年。这是因为 CI 术后患儿获得可接受的听阈并在初期获得语言发育的进步，但一段时间后进入平台期，所以即使随访很完善，CI 和 ABI 手术间隔期也很长。进一步分析患儿听力效果和言语清晰度得分。尽管单用 CI 和单用 ABI 时，CAP 评分近似，但当同时使用 CI 和 ABI 时，听力效果明显提高。ABI 术前 CAP 平均得分为 1 分，术后为 4.8 分。SIR 评分亦有同样改善，ABI 术前后平均得分分别为 1.2 和 3.3。对于 ABI 的可能适应证，序贯 CI 和 ABI 是一种可接受的治疗方法。

因此，CN 和 CVN 发育不良的复杂 IEM 中，最可接受的治疗选择是在可植入的耳蜗侧、蜗神经发育不良和或佩戴耳机有反应侧行 CI，在解剖学和听力方面都较差的对侧行 ABI。若在听力检查中双侧都有反应，即使 CN 或 CVN 发育不良，双侧 CI 仍是最好选择。

五、同期 CI 和 ABI

本团队在进步不足的蜗神经发育不良患儿中发现，CI 和 ABI 效果存在很大差距，因此在某些选定的病例中，建议同期植入 CI 和 ABI。这是在假定 CI 结果受限的情况下所做的选择：CI 植入侧可能存在蜗神经，但在 3T MRI 上几乎不可见，佩戴耳机引出

的听觉反应亦非常有限，而对侧为 ABI 绝对适应证。同期 CI 和 ABI 手术具有两个优点。相对较晚手术的 2—3 岁患儿，尤其是伴合并症者，若等待 CI 手术结果则可能会导致 ABI 手术延迟，而且伴合并症将使判断 CI 是否能带来进展更加困难。如前所述，通常间隔 1.5~2 年才行对侧 ABI，此时患儿已是 3—3.5 岁，从 ABI 获益减少。为了避免延迟，需同期植入 CI 和 ABI。若患儿从 CI 受益，则其将从始至终受到双侧刺激。若 CI 无帮助，患儿也不用浪费宝贵时间等待 ABI。迄今为止，此策略已应用于 Hacettepe 大学 5 例患者，初步结果已在 2015 年美国人工耳蜗植入联盟研讨会报道，并将于近期见刊[11]。

六、双侧 ABI

团队植入目标始终是双侧刺激，通过双侧助听器和双侧 CI 以提供双耳听力，对 ABI 也一样。前文已述，单侧 ABI 可为语前聋患儿提供听力和语言发育。在有经验的植入中心，非听性副反应和并发症率极低，可建议行双侧 ABI，因为这些患儿比解剖结构正常者更需要双侧听觉输入。

本团队已行 2 例儿童双侧 ABI。

参考文献

[1] Sennaroglu L, Ziyal I, Atas A, et al. Preliminary results of auditory brainstem implantation in prelingually deaf children with inner ear malformations including severe stenosis of the cochlear aperture and aplasia of the cochlear nerve. Otol Neurotol. 2009; 30(6):708–715

[2] Sennaroğlu L, Sennaroğlu G, Yücel E, et al. Long-term results of ABI in children with severe inner ear malformations. Otol Neurotol. 2016; 37(7):865–872

[3] Sennaroğlu L, Sennaroğlu G, Yücel E, et al. Long-term Results of ABI in Children with Severe Inner Ear Malformations. Presented during 13th European Symposium on Pediatric Cochlear Implant. May 25–28, 2017. Lisbon, Portugal

[4] Robbins AM, Renshaw JJ, Berry SW. Evaluating meaningful auditory integration in profoundly hearing-impaired children. Am J Otol. 1991; 12 Suppl: 144–150

[5] Archbold S, Lutman ME, Nikolopoulos T. Categories of auditory performance: inter-user reliability. Br J Audiol. 1998; 32(1):7–12

[6] Yücel E, Sennaroglu G. Çocuklarİçinİşitsel Algı Testi. Advanced Bionics, 2011

[7] Guven S, Topbas S. Adaptation of the test of early language development (TELD-3) into Turkish: reliability and validity study. International Journal of Early Childhood Special Education(INT-JECSE). 2014; 6(2):151–176

[8] Allen C, Nikolopoulos TP, Dyar D, O'Donoghue GM. Reliability of a rating scale for measuring speech intelligibility after pediatric cochlear implantation. Otol Neurotol. 2001; 22(5):631–633

[9] Clark JH, Aggarwal P, Wang NY, Robinson R, Niparko JK, Lin FR. Measuring communicative performance with the FAPCI instrument: preliminary results from normal hearing and cochlear implanted children. Int J Pediatr Otorhinolaryngol. 2011; 75(4):549–553

[10] Sennaroglu GAF, Atay G, Bajin MD, et al. Bimodal Stimulation: One Side Cochlear Implant and Contralateral Auditory Brainstem Implant. In 12th European Symposium Pediatric Cochlear Implant. 2015. Toulouse, France

[11] Sennaroğlu L, Yarali M, Sennaroğlu G, et al. Simultaneous Cochlear and Auditory Brainstem Implantation in Children with Severe Inner Ear Malformations: Initial Surgical and Audiological Results. Otol Neurotol. 2020 Jun;41(5):625–630.

第 15 章　声调语言使用者的听觉脑干植入

Auditory Brainstem Implantation in Tone Language Speakers

Michael C.F. Tong　John Ka Keung Sung　Kathy Y.S. Lee　著

摘　要

汉语是基于 4 声（普通话）到 6 声（粤语）的词汇声调来区分相同语音段的词义。因此，音调感知对于成人和儿童听觉脑干植入者的言语识别至关重要。评估材料用于大致鉴别儿童的基本频率和词汇音调识别以及声调言语产生能力。在一项包含 13 例成人 NF2 植入者的队列研究中，78% 的患者可区分环境声音，60% 能在唇读辅助下达到闭集词识别，仅 1 名患者能够单独使用设备而无须唇读辅助。在另一项针对语前聋儿童的 ABI 队列研究中，随访至植入后 5 年，所有智力发育正常的植入者皆能够使用该装置进行听觉 – 言语交流，并且进入普通学校学习。该组的平均元音和辅音识别率分别为 59% 和 63%。与人工耳蜗植入者术后 3 年效果能达到稳定相比，ABI 植入者效果进步较缓慢，但可持续进步长达 5 年时间。其平均声调模仿得分为 53%，平均声调产出得分为 63%，部分儿童可超过 90%。研究发现，年轻的植入者可以更早地实现音调感知和生成，取得更好的效果。在本章对不同效果的儿童植入者进行了案例分析，并且讨论了耳聋病因及合并症对效果的影响。这些儿童语训的成功方法包括：侧重于音高和音调的辨别、无意义及有意义的词语识别、手语的配合使用。

关键词

声调语言；汉语；听觉脑干植入；成人；儿童；言语感知效果

在全球范围内，汉语或其方言是最常用的语言，超过 9 亿人以普通话为母语（维基百科排名第一），7000 多万人以粤语为母语（排名第十七）。汉语和其他基于声调的语言具有其特性，不管对助听器使用者还是人工耳蜗植入者，言语和听觉领域科学家积极探索用不同方法对听力受损者进行康复。音高模式的差异会引起声调变化，这无法仅通过唇读来感知。在过去的 20 年里，已经研发了测试材料来评估声调语言使用者对声调的感知和生成能力。我们发现，即使在较年轻的耳蜗植入者和效果较好的成年人植入者中，通过音高分化来识别声调也是困难的[31]，并且有可能在听觉脑干植入者中也存在同样问题。在这一章中，我们概述了使用粤语的成人和儿童 ABI 植入者的特点、评估和效果，并与文献报道相比较。

一、什么是声调语言

声调语言是指音节基频轮廓的变化可以改变词义的语言。普通话和粤语都是中国人广泛使用的词汇声调语言。普通话是中国的官方口语语言，而粤语在使用范围上是第二大口语。粤语在中国南部广泛使用，包括广东省、香港、澳门和其他亚洲国家，如马来西亚和新加坡；以及世界各地的居民社区，包括澳大利亚、英国、加拿大和美国。据估计，全世界有 6200 万～7000 万人讲粤语[20]。

使用音高配置来区分一个单词和其他单词是区分声调语言和西方语言（如英语）的一个重要特征。词汇音调由基频（F_0）根据 F_0 高度和轮廓相互识别[12]。粤语和普通话分别有 6 个和 4 个声调。语音段中音调的变化会引起词汇意义的变化[21]。图 15-1 和图 15-2 显示粤语和普通话的不同基本频率模式。表 15-1 显示一组示例。

二、声调语言独有的言语评估

由于声调语言和非声调语言之间有不同的固有语言系统，针对语言系统的特性，设计特定的临床评估工具至关重要。对于 ABI 植入者，其总体进展情况比人工耳蜗植入者更慢。除了声音感知阶段外，在超音段感知的基本层面上，评估领域还需要更加详细。在粤语基本语音感知测试（CBSPT）的标准化测试中[17]，测试内容包括音高和音重感知的超音段特征，这是声调语言中至关重要的。

（一）音高感知能力评估

在声调语言中，音高感知评估可以进一步分为以下内容。

- 基频总体鉴别。
- 基本词汇声调识别。
- 词汇声调识别。

总体基频判别测试是通过区别由典型男性和女性说话者说出同一句话的差异来评估。男性和女性的平均基频（F_0）分别在 150Hz 和 250Hz 左右。其测试目的是判断受试者是否能够利用音调信息的差异来进行有意义的感知。

下一阶段的基本词汇声调感知是使用一对相对

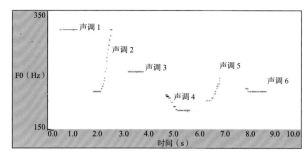

▲ 图 15-1　元音 /a/6 个声调的不同基频模式

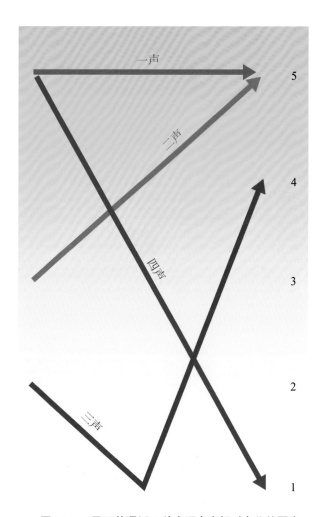

▲ 图 15-2　显示普通话 4 种声调音高相对变化的图表
在 1～5 的音阶上，5 是最高音高，第一声保持在 5（高水平，阴平），第二声从 3 上升到 5（高上升，阳平），第三声从 2 下降到 1，然后上升到 4（低下降，上声），第四声从 5 下降到 1（高下降，去声）（https://en.wikipedia.org/wiki/Standard_Chinese_phonology#/media/File:Pinyin_Tone_Chart.svg）

容易识别的音调对比作为测试项目。在这个基本测试中，应该选择较早获得的声调和具有最大基频模式对比的音调来进行识别。在粤语中，高水平、高上升和低落音被认为是基本音调[17]。而在普通话

表 15-1　粤语和普通话中不同声调单字的含义

粤语中不同声调的单字

音调	译音	语义
T_1（阴平）	/fu1/	夫
T_2（阴上）	/fu2/	虎
T_3（阴去）	/fu3/	裤
T_4（阳平）	/fu4/	扶
T_5（阳上）	/fu5/	妇
T_6（阳去）	/fu6/	父

普通话中不同声调的单字

音调	译音	语义
T_1（阴平）	/ma1/	妈
T_2（阳平）	/ma2/	嘛
T_3（上声）	/ma3/	马
T_4（去声）	/ma4/	骂

中，研究一致发现：高落音是最早被习得的音调，在与其他音调配对时最容易区分[23]。

下一个评估音高信息的阶段是评估语言中全套词汇的声调识别。在粤语中，有 6 种词汇声调。共产生 15 对音调比较。粤语声调识别测试（Cantonese Tone Identification Test，CanTIT）[16] 是一种有效且标准化的评估工具，用于判断粤语人群的声调感知能力。测试提供了从 3 岁到成人的标准得分数，还包含不同程度听力损失儿童的参考分数。利用类似的测试原理，普通话使用者用普通话声调识别测试[33] 作为评估工具来评估 6 种音调对比。

（二）音重感知评估

音重感知在英语和粤语、普通话等声调语言中的作用大相径庭。根据两个音节的音重是否相等，英语中的双音词可以进一步分为扬扬格和扬抑格。例如，"football" 是两个音节上的音重相等的扬扬格，而 "happy" 只有第一个音节被重读，属于扬抑格。评估受试者是否能感知重读 / 非重读在英语中很重要。然而，粤语和普通话等声调语言在双音词的音重模式上没有这种差异。两个音节的音重相等。等音重规则适用于所有多音节词，即一个词中

的每个音节其音重相同。因此，粤语和普通话音重的更重要方面在于，是否能正确识别音节的数量，感知到的词语是单音节 / 双音节 / 三音节或多音节词语。评估应包括识别音节数量的测试。

（三）涉及词的语音段方面评估

当提升到涉及有意义词汇使用的更高级言语感知水平时，必须考虑包括语音系统、语法和句法结构在内的语言特征，也应该考虑单词使用的频率和句子类型。

（四）言语生成评估

声调语言中的语音生成评估除了元音和辅音生成的音段音系外，还应包括声调生成的准确性。音调生成能力可能在词语水平、短语水平、句子水平或语段水平上进行评估。关键是相关声调语言中的所有词汇声调都应包括在评估项目中。

三、中文 NF2 患者的听觉脑干植入

在中国人群中，神经纤维瘤病 2 型的发病率和患病率尚未被报道，据估计远低于英国曾报道的 1 : 33 000[11]。ABI 对声调语言使用者是新的挑战。首先，需要 ABI 的语后聋成人有双侧前庭神经鞘膜瘤，蜗神经无法保留，并且有多种合并症。本章回顾了一系列中国成人 NF2 患者，他们在香港中文大学接受了 ABI 手术。

所有患者术前均行系统的听觉前庭检查、唇读 / 口头交流培训和全面的影像学评估。植入体为 Nucleus ABI24M 和后来的 ABI-5 系列听觉脑干设备（Cochlear，Sydney，Australia），1 例受试者植入的是 Combi-40ABI（MED-EL，Innsbruck，Austria）。除 MED-EL 植入者外，所有患者均采用单极模式的 Nucleus SPEAK 言语编码策略。

除 1 例采用乙状窦后径路的修正手术外，所有受试者均采用扩大迷路径路切除肿瘤，并行 ABI。手术以面神经、蜗神经和其他后组脑神经（舌咽神经和迷走神经），特别是脉络丛作为解剖标志。在直视下插入植入体，并在伤口闭合前用脂肪组织、肌肉和组织胶将其固定稳妥。如果采用乙状窦后径路，则从后方直接进入外侧隐窝。电刺激听性脑干

诱发电位用于术中植入体的正确定位。有2例患者对侧耳具有实用听力,术侧植入ABI(作为"休眠"装置),直到对侧耳因肿瘤进展或手术导致听力丧失时,ABI才被激活。在第一次开机时,设置阈值和最大舒适阈,以及电极的响度平衡和音高。电极按顺序激活,强度逐渐增加以获得阈值,同时通过心血管监测和备用紧急复苏设备避免不良反应。关闭引起非听性反应的电极,通过对音高配对比较,推导出电极阵列拓扑。

在植入后第1年定期进行调机和评估。尽可能在开机后6个月、1年和2年行言语和听觉评估并记录。除1例受试者使用普通话,开放式言语识别测试采用广东话(中国香港语音感知测试手册)进行,在安静条件下使用正常对话水平的现场声音,分别在三种情况下进行测试:①单独使用ABI,不使用唇读(A模式);②单独使用唇读而不使用ABI(视觉模式,V模式);③使用唇读+ABI(视听模式,AV模式)。

1997—2016年,共13例成人患者(12例说粤语和1例说普通话的患者)行前庭神经鞘膜瘤切除术和ABI。其中10例患者在行第一侧或第二侧前庭神经鞘膜瘤切除术时行ABI。2名患者拒绝ABI。1名患者同意ABI植入,但术中发现其解剖结构变异,无法进入外侧隐窝,因此放弃植入。2名患者在其他中心做了第一侧前庭神经鞘膜瘤手术。双侧植入者出现植入体移位则行修正手术。患者平均年龄为28岁,年龄范围为14—51岁。10名(77%)为女性。这里引用的大多数患者都来自Thong等[28]的报道。

本组患者前庭神经鞘膜瘤首诊平均直径为27mm(范围15~41mm),手术时平均直径为30mm(范围15~55mm)。ABI植入平均年龄为25岁(范围16—54岁)。除1例外,所有患者均在切除肿瘤同期行ABI。只有1名患者在切除第二侧肿瘤时植入了第二侧ABI,因为在首次术后eABR测试无反应。

术后5~9周激活第二侧手术中植入的ABI。2例在第一侧肿瘤切除时植入ABI的患者中,开机时间较晚,分别为4个月(第二侧肿瘤切除后)和23个月(对侧耳听力下降后行保听肿瘤切除)。平均

激活电极数量为14个(范围9~18个)。双侧序贯ABI植入的患者第二侧ABI开机后没有eABR反应,尽管术中是有反应的。修正手术发现电极移位,重新定位仅能诱发最小的听觉感知。其他手术并发症包括:2例(25%)永久性面瘫(House-Brackmann Ⅱ级和Ⅲ级),1例(13%)一过性面瘫,在1年内恢复。1例术后脑脊液漏,需卧床休息及腰椎穿刺引流治疗。1例在2个月时出现耳后切口感染,通过静脉用抗生素和伤口清创恢复,无须移除植入体。

NF2成人患者的言语和听力效果

术后6个月、1年和2年分别对听力和言语进行评估。使用ABI 6个月后,6例(75%)患者(67%的植入体)可辨别环境声[平均分46%(范围28%~60%)],其中包括2例序贯ABI植入,术后没有引出eABR的患者。1例患者(患者5)在6个月后停止使用ABI,原因如下所述。因此,在1年和2年的术后评估中,只有7例(78%)患者(56%的植入体)能够继续区分环境声音[1年平均评分57%(范围36%~76%),2年平均评分48%(范围,24%~76%)]。6例(60%)患者(67%的植入体)可以进行闭合式词语识别测试,在6个月平均分为39%(范围12%~72%),1年平均分为68%(范围48%~92%),2年平均评分为62%(范围28%~100%)。1例患者在A模式(单独使用ABI)下可达安静环境下开放式句子识别。而6例(60%)患者(67%的植入体)在AV模式(唇读+ABI)下,术后6个月句子识别平均分是49%(范围27%~67%)。在术后6个月,2例患者在AV模式下的评分分别为40%和52%,与V模式相比,AV模式下识别率并无改善。在使用ABI1年和2年后,5例(63%)患者(56%的植入体)可以在AV模式下识别句子,1年平均分为31%(范围12%~79%),2年平均分为35%(范围12%~67%),所有评分均优于V模式(1年平均提高25%,2年平均提高28%)。

在术后2年,仅有5例(50%)患者仍然使用ABI。2例患者ABI起初效果较好,但逐渐变差以致停止使用ABI。患者7的ABI效果最好,但不幸

的是，她在 2 年后出现持续且较重的耳鸣，从而对使用 ABI 产生负面影响。在另外 1 例患者中，ABI 植入后不久视力变差影响其唇读能力，此后 ABI 对她没有了帮助。

ABI 使用者们称环境声辨别能力有所提高，他们能够区分电话和电视等日常声音。1 例 ABI 患者的言语理解能力提高，并且基本不依赖于唇读。另一些使用者认为 ABI 有助于唇读，并使他们可以正常交流，而不依赖书面交流。

放弃使用 ABI 的患者，主要不适是 ABI 噪声过大，尤其是在户外，难以长时间忍受。也有人认为，ABI 实际声音感觉微弱且音质不佳。

四、使用声调语言的非 NF2 儿童 ABI

研究语前聋儿童的语音语调变化，是理解 ABI 问题的重要一步。在其他非肿瘤内耳疾病和畸形，如耳蜗未发育、迷路未发育（Michel 畸形）和蜗神经未发育等患者中[9] 植入 ABI，使研究者有机会探索这一问题。继 Colletti 等的开创性工作之后，听觉脑干植入适应证被扩展到治疗小儿语前聋[5, 6]。

以下是在本中心接受听觉脑干植入的一组讲粤语儿童的资料和结果[27]。对儿童 ABI 植入者的听力和声调语言发育情况随访 1～5 年，并与一组年龄匹配的 CI 植入者的结果进行比较。这是目前唯一使用声调语言的 ABI 儿童植入者的结果报道。

（一）患者人口学资料

本中心于 2009 年 1 月—2015 年 2 月，对 11 例粤语和 2 例普通话语前聋儿童（人工耳蜗植入失败或存在人工耳蜗植入禁忌证）行 ABI 手术。植入年龄为 1.7—3.8 岁不等（平均 2.7 岁）。8 例男性，3 例女性。病因包括蜗神经缺如（$n=7$）和严重耳蜗畸形（$n=2$），如影像学结果所示。在蜗神经缺如组中，7 例中有 2 例人在听觉脑干反应测试中存在听神经谱系障碍（auditory neuropathy spectrum disorder，ANSD）的特征。

（二）术前评估

所有受试者均接受中国香港新生儿听力普查项遍筛查并转诊至我中心进一步评估。符合人工耳蜗植入标准的儿童将进行 CI 手术。如果儿童没有从助听器中受益或获益十分有限，并且伴影像学异常，如耳蜗未发育或严重畸形，将进一步评估是否可行 ABI 手术。鉴于在言语和语言发展过程中助听器的获益有限，会与家长共同决定是否进行人工耳蜗植入。

（三）听觉感知结果

使用 CBSPT 测试每个受试者的听觉感知能力。测试包含以下几个方面。

• 声音感知（七声感知）：在安静的环境中感知林氏七音。

• 超音段（音节识别）：识别一串音节中音节数量。

• 音段。

– 元音识别：在一组词语中识别出仅有的一个不同元音的词语。

– 辅音识别：在一组词语中识别出仅有的一个不同辅音的词语。

这些方面的原始分数用来确定受试者的言语感知分级（speech perception category，SPC）为 0～7 级（表 15-2）。CBSPT 只涵盖辅音感知的测试范围。对于在辅音识别中得分超过 75% 的患者，采用开放式词语识别和句子识别测试来评估更高水平的语音感知能力。此外，还对这一组讲粤语儿童进行声调模仿和产出测试。在声调模仿测试中，主要测试他们模仿不同粤语声调词语的能力；而在声调产出测试中，评估他们正确发出不同粤语声调词语的能力。两者都是由经验丰富的言语和语言病理学家进行的。

为比较 ABI 和 CI 的结果，选择一组年龄相匹配（1.1—3.1 岁之间）、没有明显发育延迟的 17 例 CI 植入儿童。他们被诊断为重度至极重度听力损失，并排除 ANSD。影像学检查包括计算机断层扫描和磁共振成像，结果均显示耳蜗及内耳道无明显异常。

在 11 例讲粤语 ABI 受试者中，有 7 例既往曾有人工耳蜗植入史。其中 1 例儿童中耳发育不良，尝试植入耳蜗电极失败。其余 6 名受试者耳蜗电极

表 15-2　言语感知分级 0～7 级

言语感知分级	定　义
0	最低限度的声音察觉
1	声音察觉
2	超音段识别
3	可识别元音
4	可识别辅音
5	10%～20% 开放式词语识别
6	20%～50% 开放式词语识别
7	＞50% 开放式词语识别

位置满意，但经过 1 年的 CI 使用和定期耳蜗调机和言语训练后，发现对声音仍无反应，其言语和语言发展无进步。在 11 例受试者中，其他 4 例因都有严重耳蜗畸形或蜗神经缺如而没有考虑人工耳蜗植入。对于 2 例蜗神经缺如受试者，与其父母讨论后决定不植入 CI。2 例普通话使用者中，1 例在其他中心接收手术时术中未引出 eABR，另外 1 例为耳蜗未发育，这 2 例 ABI 术前均未行 CI。

（四）使用声调语言儿童 ABI 听力和言语效果

本文介绍 11 例讲粤语儿童的结果。在大多数植入者中，七音感知在术后相对早期阶段就可以实现，这与年龄匹配的 CI 植入者类似。5 例受试者术后 1 年平均得分为 92.6%（范围 55.6%～100%）。在音节识别中，4 例达到 100%，平均得分为 77.8%（范围 0%～100%），在最初的 2～3 年逐渐进步。在元音识别中，平均得分为 59.1%（范围 16.7%～87.5%）。在辅音识别中，平均得分为 62.7%（范围 0%～87.5%）。大多数植入者都能完成音节识别、元音识别和辅音识别，尽管与 CI 植入者相比进步速度较慢。然而，CI 效果在 2～3 年后趋于平稳，但 ABI 植入者即使在术后 5 年也可能会进一步改善。在声调模仿中，平均得分为 52.9%（范围 0%～88.9%）。在声调产出中，平均得分为 63.6%（范围 0%～96%）。有些植入者效果较好，声调模仿和产出分数更接近 CI 植入者，但在其他一些指标（如 SPC 评分）表现平平[17]。

在数据收集时，2 例植入者 SPC 评估达到 5～7 分[17]，相当于可以进行开放式词语识别。2 例植入者评分为 4 分，其余 2 例为 1～3 分。与其他结果评估指标相似，SPC 所代表的语音感知能力呈缓慢但稳步的改善趋势。11 例植入者中，4 例达到 SPC 评分 4 分或以上。随着目前的趋势，我们期望一些植入者在术后 5 年得分能更高。

3 例儿童不能完成评估。值得注意的是，这些植入者同时存在非听觉发育障碍。然而，家长报告说孩子能很好地适应 ABI，并且对环境声的感知能力有所提高。

五、病例报道

（一）病例 1：KC

KC 足月出生，出生后在医院行新生儿听力筛查未通过。反复听觉诱发反应测试结果显示：双侧极重度听力下降合并听神经病。颞骨 MRI 和 CT 显示右侧内耳道内第Ⅷ对脑神经缺如。双侧前庭耳蜗结构正常。与家长讨论后，于 15 月龄行左侧人工耳蜗植入，术中通过电刺激植入体行 eABR 检测未引出反应。术后开机无任何听觉反应，有明显的言语和发育迟缓。25 月龄行左侧乙状窦后径路 ABI，并移除 CI，术后 1 个月开机时有 14 个可用激活电极。图 15-3 显示与 CI 组数据比较的言语及语言效果。数据显示，元音、辅音和声调识别延迟了 2～3年；但术后 1 年，声调模仿和产出评分已赶上 CI组。后者更依赖于良好的言语和语言训练。KC 目前已满 12 岁，在正常小学且同龄班级学习。他会使用粤语、英语和手语三种语言，在学校和家里大多采用口语交流。

（二）病例 2：MY

MY 是 32 周早产儿，26 月龄时转诊至我中心，之前被诊断为"整体发育落后"。其未通过新生儿 ABR 筛查，但在 2 月龄时通过新生儿耳声发射筛查。既往有癫痫史，双侧助听器无明显效果。ABR 结果符合双侧听神经病变表现：Ⅰ波存在，但反应阈大于 100dB nHL。CT 和 MRI 显示左侧 Mondini 畸形，右侧内耳道发育不良，仅有一条神经；左侧颈静脉

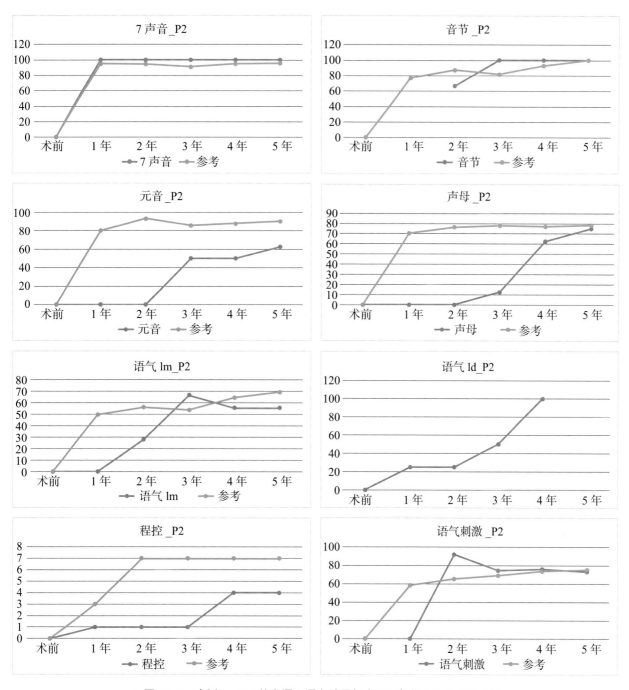

▲ 图 15-3 病例 1，KC 的言语和语言结果与人工耳蜗植入组数据的比较

球高位，左侧 IAC 解剖和神经大致正常。35 月龄行左侧人工耳蜗植入术，术后 eABR 未引出，无听觉行为反应。40 月龄时取出左侧 CI 并植入 ABI。15 个电极被成功激活。其先就读于一所听障及听力正常混合的幼儿园，后进入普通小学。其言语和语言效果如图 15-4 所示。其辅音识别能力较好，但识别音调较差。目前 12 岁，在较少接收听觉言语训练的情况下有良好声调模仿和言语产出能力。

（三）病例 3：LC

LC 新生儿听力筛查未通过，并在出生后不久被诊断为整体发育落后。基因筛查证实患有迷路未发育、小耳畸形和小齿畸形（labyrinthine aplasia，microtia，and microdontia，LAMM）综合征，影像学结果发现双侧耳蜗前庭未发育。与家长讨论后，在患儿 20 月龄时进行右侧 ABI 植入。术后 1 个月

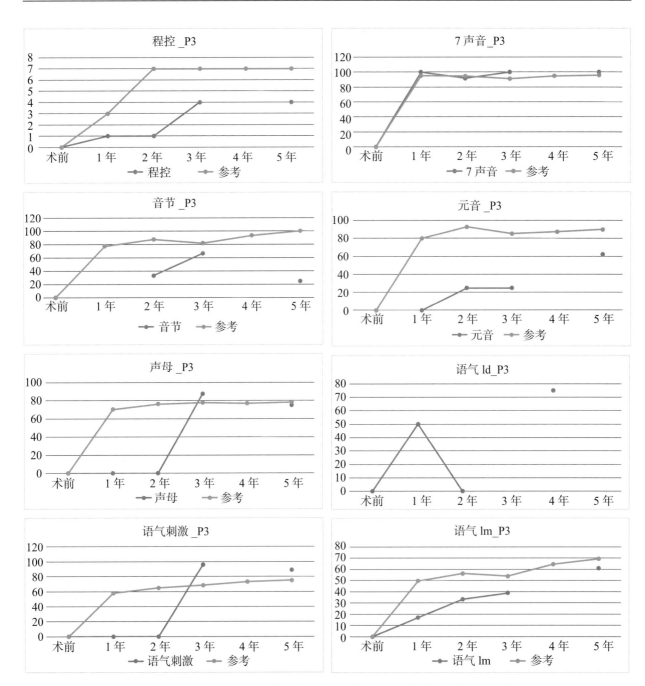

▲ 图 15-4　病例 2，MY 的言语和语言结果与人工耳蜗植入组数据的比较

开机，成功激活 11 个电极，至今仍可用。尽管有轻度发育落后，其仍进入普通小学学习。其言语和语言结果，如图 15-5 所示。作为明星患者，效果和 CI 对照组一样好，包括声调识别测试。患儿目前 9 岁，正考虑对侧植入。LC 是我们最年轻的 ABI 植入者，这可能其言语效果好的一个重要因素，尽管存在合并症。

六、NF2 成人患者言语效果的解读

（一）环境声察知

作为这些患者唯一的听力重建方法，ABI 主要目标是帮助患者感知环境声，提供听觉感受，以提高他们的唇读能力，使口头交流成为可能。

在这一小部分患者中，75% 可以察知并区分环境声。这与 Lenarz 等的 [19] 结果一致，他发现 82%

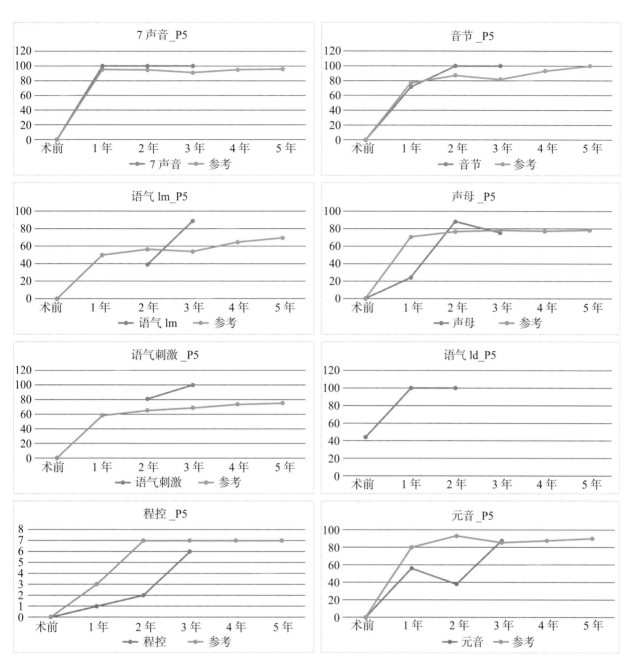

▲ 图 15-5　病例 3，LC 的言语和语言结果与人工耳蜗植入组数据的比较

的患者认为 ABI 对区分各种环境声最有用。

（二）不借助唇读时语言识别的局限

与非 NF2 成人[9, 13] 和先天性聋儿相比[5, 7, 26]，NF2 患者 ABI 植入的言语识别效果明显较差。虽然最新研究显示一些 NF2 患者的言语识别很好，甚至可使用电话（Sanna，2012）[13]，但实际上 ABI 效果很难预测。单独使用 ABI 的 NF2 患者，很难达到开放式言语识别[14]。Sanna 等[25] 发表的系列研究中，

23 例患者中有 15 例（65%）仅使用 ABI 而无法进行言语识别，尽管在其余 8 例患者中有 4 例能使用电话。Vincent 等发现，在 14 例患者中，仅 3 例（21%）有言语知觉，仅 1 人可使用电话（Vincent，2001）。

2012 年的一次手术医生会议比较了各植入中心 ABI 的效果，试图解释 NF2 患者效果的变异性[2, 8]。比较患者本身、手术和植入装置等因素，发现植入年龄和术前肿瘤大小并非显著因素。显著相关性因

素是耳聋病程、手术体位、不同音高的电极数量、感知水平和刺激速率。这些因素被认为与被刺激的听觉脑干组织的健康程度有关。共识意见是，NF2患者之所以 ABI 效果不佳，最可能的原因是肿瘤切除过程中对耳蜗核的机械或血管损伤，也可能是 NF2 疾病进展对脑干的系统损伤。我们遵循的原则是，手术期间最大限度地减少对脑干表面和血管的创伤，来改善听觉效果。

声调语言识别需要更多的音高感知信息来进行语言理解，我们已经预测到这组植入者在开放式言语识别测试方面可能效果不佳。实际上，仅 1 例患者能够在 A 模式中实现开放式言语识别。词与词之间存在音高差异会改变词义。区分声调对于言语理解至关重要。目前 ABI 的语音处理策略并不足以识别声调语言。这可从对 CI 植入者的研究中推断出来，通过调整言语处理参数，可以改善粤语和其他声调语言的声调识别和言语感知[15, 29]。对于 ABI 植入者，需要更多的研究来探寻声调语言的最佳言语处理策略。

（三）NF2 患者 ABI 手术的期望值管理

关于唇读改善言语理解的研究结果令人欣慰。我们的病例结果显示，在术后 2 年，AV 模式下的言语识别分数平均较 V 模式提高了 28%。这与既往报道相仿，表明 ABI 提供的听觉感觉可改善唇读平均 30%[8]。作为唇读的辅助手段，ABI 被认为是提高安静环境下言语识别率的最有效方法[18]。噪声环境是 ABI 植入者最大的困扰，在中国香港或其他亚洲城市都是如此，这的确是植入者真正需要面临的问题。在我们的 2 例病例中，术后 6 个月，在 AV 模式下言语识别比 V 模式更差，但在 1 年后得到了改善。这一现象归因于开机后的唇读干扰，即来自 ABI 的听觉感受分散了那些尚未适应唇读患者的注意力[19]。

本病例组中，一般在开机后 6～9 个月可观察到听觉改善，但效果不确定。有些随着时间的推移，随着唇读能力增强并进一步改善，而另一些则退步。

术后 2 年 ABI 使用率仅 37%。其原因有二；一是患者自觉无法获益，二是由于 NF2 疾病的进展。

例如，常见合并症视神经肿瘤引起的视力减退会影响唇读能力。多重障碍和一般状况恶化也会影响听力训练和使用 ABI 的积极性。所有的患者 ABI 植入体均不使用磁铁，而使用黏合剂固定盘连接外部发射线圈，给植入者带来不便。影响 ABI 听力康复效果的因素多种多样，因此术前必须调整患者的期望值。

关于手术相关失败，有 1 例患者行双侧序贯 ABI，无主观听觉反应，虽然术中引出波形，但术后双侧 eABR 均未引出。该患者在 54 岁和 55 岁时分别行第一侧和第二侧 ABI，是本组患者中年龄最大者，但其肿瘤并非最大（24mm×25mm），术后影像学结果没有发现明显电极移位。由此可见，电极阵列的轻微位移也会影响结果。

七、使用粤语语前聋儿童的结果解释

（一）ABI 儿童中延长的听觉发育期

对 ABI 植入者而言，良好的声音感知效果可以在第 1 年实现，这与年龄匹配的 CI 植入者和已报道的结果相类似[3]。CI 植入者通常在术后 2 年内取得良好效果[22]。我们目前的数据显示，ABI 植入者进步较慢，然而在 5 年随访期间，所有评价指标都在稳步改善，这与其他人的研究结果一致，而存在其他共患疾病可能会延缓进步[32]。

（二）环境声感知相对较好而言语感知及音调产出较差（较缓慢）的植入者

大多数植入者能够感知到声音，并在环境声感知测试中表现良好。ABI 植入者总体言语感知表现比 CI 儿童差。ABI 和 CI 电极植入位置不同，而且 ABI 电极的声调拓扑结构可能导致两者在获取语言感知中所必需的时域和频谱信息有所差别[1, 6]。一些植入者能够与 CI 儿童一样很好地识别出声调，这表明脑干确实存在声调拓扑结构，这有助于声调语言的理解。

（三）合并非听觉共病与认知问题

儿童效果可能强烈依赖于耳聋病因、认知能力和差异性更大的听觉通路完整性。蜗神经存在但伴耳蜗畸形患儿的效果优于蜗神经发育不良或 ANSD 患儿。与儿童 CI 植入者相似，患有多重残疾的 ABI 植入者进步较慢，获益有限。认知障碍者开放式言语识别和言语产出更差，这一结果表明中枢听觉信号或言语理解障碍是 ABI 效果的关键因素[4, 24]。良好的家庭支持是儿童植入手术的必要条件，保证在语训和日常生活中使用 ABI 的良好依从性和明显获益。

（四）神经可塑性

尽管 ABI 效果和其进程具有高度差异性，但仍建议尽早决定由 CI 改为 ABI。当 CI 效果无进展时，应考虑 ABI 以获得最佳的听觉感知、言语和语言发展[4]。年龄可能仍然是最重要因素，如患者 LC（见上文）。

（五）病因和效果

耳聋病因是影响预后的主要因素。在本病例组中，2 例效果最好者（包括 LC）存在中耳和内耳畸形。蜗神经和耳蜗核结构和功能完整性是成功听觉康复的重要因素，尤其对开放式言语识别。合并 ANSD、蜗神经发育不良及蜗后病变的植入效果不甚理想。

国际上不同中心的研究结果回顾[10, 26]及我们的结果表明，功能性蜗神经的存在（如内耳畸形或脑膜炎引起的听力损失）和耳蜗核存在的儿童植入者效果较好。而在蜗神经异常的儿童中，神经可能出现功能障碍，信号无法传递到中枢听觉通路，导致 ABI 临床效果不佳。

（六）辅助手语和唇读

我们所描述的这组儿童 ABI 病例植入年龄晚于儿童 CI 植入组。由于起步较晚，进展较慢，单纯听觉刺激似乎不足以促进发育。我们强烈建议更多的交流方式来促进这些儿童的全面发展。向父母提供全面的咨询，强调额外沟通方式的重要性是必不可少的。双语训练和唇读是研究中提倡的两大辅助措施。对少数被诊断为发育迟缓的植入者而言，ABI 是认知和语言发展的重要辅助手段，结合唇读和手语，共同促进认知发育，使患儿融入主流教育体系。

八、ABI 使用者的声调语言建立

迄今为止，我们的经验表明结构化康复计划的重要性，以及融入主流教育的综合途径。ABI 植入者适应的最大挑战在于对语前聋患者缺乏足够语言知识来辅助言语感知。一方面，必须提供强化听觉训练以发展言语感知能力。另一方面，当听觉途径不是最有效的途径时，语言能力需要通过其他途径来建立。

虽然许多儿童仍处于声音感知和超音节感知阶段，但约 20% 的儿童能够达到开放式言语识别的水平。儿童 ABI 植入者达到开放式言语识别水平所需时间为 4～5 年，与 CI 儿童相比较长。言语感知训练必须以非常精细和细致的方式进行，与其匆忙地提升言语感知分级，不如夯实基础。孩子们需要时间来发展这些基本技能，然后才能提升等级。在判断两个语音是相同的还是不同的时候，必须好好练习。适应训练的重点可归纳为以下四个方面。

1. 音高的超音节感知。

• 音高的大致鉴别：辨别和识别男性与女性的声音。

• 辨别和识别差异大的音调对。

• 辨别和识别差异小的音调对。

• 识别所有词汇声调。

2. 音重的超音节感知。

• 辨别和识别无义音节的数量。

3. 从超音节过渡到音段词语识别。

• 使用不同元音、辅音及音节的有意义词语进行高对比度的词语识别。

4. 如果需要，通过手语等替代手段发展语言系统。

对使用声调语言的 ABI 植入者进行言语评估和适应训练时请务必注意这些重要信息。

结论

由于 NF2 在中国香港很罕见，我们相关的 ABI 植入经验有限。然而我们的结果提示，粤语 NF2 患者与英语和其他非声调语言的 NF2 患者相比效果较差。我们的患者主要获益的方面在于环境声感知和唇读能力增强。幸运的是，我们在未发表的研究中发现增强唇读能力是可以实现的，因为汉语似乎是一种更具视觉冲击力的语言。对于听觉植入系统中对声调语言的处理策略的改进还需要做更多的工作，这些进步可能会在未来产生更好的言语识别效果。

对于语前聋儿童，我们的结果表明，大多数植入者只要坚持使用 ABI 就可以产生有意义的听觉感知。对于未能从 CI 中受益的儿童，早期植入和激活 ABI 可以最大限度地促进他们的言语发育。虽然耳聋病因是决定效果的主要因素，但额外的非听觉系统疾病和认知障碍与效果不理想有关。

参 考 文 献

[1] Bayazit YA, Kosaner J, Cinar BC, et al. Methods and preliminary outcomes of pediatric auditory brainstem implantation. Ann Otol Rhinol Laryngol. 2014; 123(8):529–536

[2] Behr R, Colletti V, Matthies C, et al. New outcomes with auditory brainstem implants in NF2 patients. Otol Neurotol. 2014; 35(10):1844–1851

[3] Colletti L, Colletti G, Mandalà M, Colletti V. The therapeutic dilemma of cochlear nerve deficiency: cochlear or brainstem implantation? Otolaryngol Head Neck Surg. 2014; 151(2):308–314

[4] Colletti L, Shannon RV, Colletti V. The development of auditory perception in children after auditory brainstem implantation. Audiol Neurotol. 2014; 19 (6):386–394

[5] Colletti V, Carner M, Fiorino F, et al. Hearing restoration with auditory brainstem implant in three children with cochlear nerve aplasia. Otol Neurotol. 2002; 23(5):682–693

[6] Colletti V, Carner M, Miorelli V, Guida M, Colletti L, Fiorino F. Auditory brainstem implant (ABI): new frontiers in adults and children. Otolaryngol Head Neck Surg. 2005; 133(1):126–138

[7] Colletti V, Shannon RV. Open set speech perception with auditory brainstem implant? Laryngoscope. 2005; 115(11):1974–1978

[8] Colletti L, Shannon R, Colletti V. Auditory brainstem implants for neurofibromatosis type 2. Curr Opin Otolaryngol Head Neck Surg. 2012; 20(5):353–357

[9] Colletti V, Shannon R, Carner M, Veronese S, Colletti L. Outcomes in nontumor adults fitted with the auditory brainstem implant: 10 years' experience. Otol Neurotol. 2009; 30(5):614–618

[10] Couloigner V, Gratacap M, Ambert-Dahan E, et al. [A report of three cases and review of auditory brainstem implants in children]. Neurochirurgie. 2014; 60 (1–2):17–26

[11] Evans DG, Howard E, Giblin C, et al. Birth incidence and prevalence of tumorprone syndromes: estimates from a UK family genetic register service. Am J Med Genet A. 2010; 152A(2):327–332

[12] Gandour J. Perceptual dimensions of tone: evidence from Cantonese. J Chin Linguist. 1981; 9:20–36

[13] Grayeli AB, Kalamarides M, Bouccara D, Ambert-Dahan E, Sterkers O. Auditory brainstem implant in neurofibromatosis type 2 and non-neurofibromatosis type 2 patients. Otol Neurotol. 2008; 29(8):1140–1146

[14] Kanowitz SJ, Shapiro WH, Golfinos JG, Cohen NL, Roland JT, Jr. Auditory brainstem implantation in patients with neurofibromatosis type 2. Laryngoscope. 2004; 114(12):2135–2146

[15] Lee T, Yu S, Yuan M, Wong TK, Kong YY. The effect of enhancing temporal periodicity cues on Cantonese tone recognition by cochlear implantees. Int J Audiol. 2014; 53(8):546–557

[16] Lee KYS. The Cantonese Tone Identification Test (CANTIT). Hong Kong: Department of Otorhinolaryngology, Head & Neck Surgery, the Chinese University of Hong Kong; 2012

[17] Lee KYS. The Cantonese Basic Speech Perception Test (CBSPT). Hong Kong: Department of Surgery, the Chinese University of Hong Kong; 2006

[18] Lenarz M, Matthies C, Lesinski-Schiedat A, et al. Auditory brainstem implant part Ⅱ: subjective assessment of functional outcome. Otol Neurotol. 2002; 23 (5):694–697

[19] Lenarz T, Moshrefi M, Matthies C, et al. Auditory brainstem implant: part I. Auditory performance and its evolution over time. Otol Neurotol. 2001; 22 (6):823–833

[20] Lewis MP, Simons GF, Fennig CD, eds. Ethnologue: Languages of the World. 17th ed. Dallas, TX: SILInternational; 2013. Online version: http://www.ethnologue.com

[21] Matthews S, Yip V. Cantonese: A Comprehensive Grammar. London: Routledge; 1994

[22] Niparko JK, Tobey EA, Thal DJ, et al. CDaCI Investigative Team. Spoken language development in children following cochlear implantation. JAMA. 2010; 303(15):1498–1506

[23] Peng SC, Tomblin JB, Cheung H, Lin YS, Wang LS. Perception and production of mandarin tones in prelingually deaf children with cochlear implants. Ear Hear. 2004; 25(3):251–264

[24] Pisoni DB. Cognitive factors and cochlear implants: some thoughts on perception, learning, and memory in speech perception. Ear Hear. 2000; 21 (1):70–78

[25] Sanna M, Di Lella F, Guida M, Merkus P. Auditory brainstem implants in NF2 patients: results and review of the literature. Otol Neurotol. 2012; 33(2): 154–164

[26] Sennaroglu L, Ziyal I, Atas A, et al. Preliminary results of auditory brainstem implantation in prelingually deaf children with inner ear malformations including severe stenosis of the cochlear aperture and aplasia of the cochlear nerve. Otol Neurotol. 2009; 30(6):708–715

[27] Sung JKK, Luk BPK, Wong TKC, Thong JF, Wong HT, Tong MCF. Pediatric auditory brainstem implantation: impact on audiological rehabilitation and tonal language development. Audiol Neurotol. 2018; 23(2):126–134

[28] Thong JF, Sung JK, Wong TK, Tong MC. Auditory brainstem implantation in Chinese patients with neurofibromatosis type II: the Hong Kong experience. Otol Neurotol. 2016; 37(7):956–962

[29] Tong MC, Lee KY. Do Chinese speakers need a specialized cochlear implant system? ORL J Otorhinolaryngol Relat Spec. 2009; 71(4):184–186

[30] Vincent C, Zini C, Gandolfi A, et al. Results of the MXM Digisonic auditory brainstem implant clinical trials in Europe. Otol Neurotol. 2002; 23(1):56–60

[31] Xu L, Chen X, Lu H, et al. Tone perception and production in pediatric cochlear implants users. Acta Otolaryngol. 2011; 131(4):395–398

[32] Yücel E, Aslan F, Özkan HB, Sennaroğlu L. Recent rehabilitation experience with pediatric ABI users. J Int Adv Otol. 2015; 11(2):110–113

[33] Zhu S, Wong LLN, Chen F. Development and validation of a new Mandarin tone identification test. Int J Pediatr Otorhinolaryngol. 2014; 78(12): 2174–2182

第 16 章　听觉脑干植入效果的差异性
Variability in Performance of Auditory Brainstem Implants

Kathryn Y. Noonan　Gregory P. Lekovic　Eric P. Wilkinson　著

摘　要

　　患者、植入装置和手术是听觉脑干植入成功的决定性因素。本章讨论植入位置、耳聋持续时间、植入装置选择、患者智力或积极性、耳聋病因、肿瘤大小、患者年龄、手术技术、术后开机和康复。理想的植入径路虽尚未被完全阐明，但并不影响本章讨论手术技术的显著差异性。

关键词

　　差异性；效果；手术因素；听觉脑干植入；神经纤维瘤病；结果

一、背景

　　听觉植入效果受到多种变量的影响而具有差异性，了解此差异性有助于持续调整和改进以达到最佳听力效果的目的。例如，人工耳蜗植入（CI）在电极植入位置和电极类型上存在差异。除非伴有某些畸形，CI 电极一般受解剖结构限制而植入耳蜗内基本相同的位置。"柔手术"和听力保留技术，旨在防止耳蜗损伤，以及由此造成的术后积液和效果差异。在保留低频听力的前提下，声电联合刺激（EAS）技术可使患者充分利用低频信号和 CI 产生的言语信号。与听觉脑干植入（ABI）相比，CI 提供的信号更容易被更高级听觉系统判读，其部分原因是耳蜗内频率信息的拓扑布局。

　　更高级听觉通路及其差异性必然影响 CI 效果。听神经病、在某些类型畸形中第Ⅷ对脑神经直径变化及耳蜗畸形可能导致从周围系统进入听觉系统的信息减少。而更高级听觉通路，包括脑干核、上行通路及最终的听觉皮质，亦存在固有差异并影响植入结果。例如，听皮层时域处理问题常使老年患者需要更长时间才能从 CI 获益。

　　对于 ABI 植入者来说，来自外周听觉系统的信息不像来自耳蜗的信息那样具有频率拓扑性，其信息亦有衰变。成人和儿童 ABI 植入后结果差异巨大：从无获益，到伴唇读辅助有获益，到获得闭合式言语感知，再到听觉系统相对发育正常者获得开放式言语感知[1]。哪些因素参与并导致这种差异？本章将研究影响 ABI 结果差异性的多种因素[2]，探讨 CI 文献中的已知变量以及 ABI 特有的附加因素，详细讨论植入位置、耳聋病程、植入装置选择、患者智力 / 积极性、耳聋病因、肿瘤大小、患者年龄、手术技术、开机和康复。

二、影响差异性的可能因素

（一）手术因素

1. 植入位置　植入位置是影响 ABI 听力结果的重要变量。外侧隐窝的解剖结构，使 ABI 植入位置比 CI 有更多的可变性。理想情况下，植入装置应放置在 Luschka 孔外侧隐窝内，通过电极板与耳蜗核接触。定位 Luschka 孔的手术标志包括后组脑神经根部和脉络丛，后者成簇并可靠地从外侧隐窝伸入桥小脑角。但在某些病例中（如肿瘤累及后组脑神经），这些标志可能消失或难以识别。大型神经鞘膜瘤可能扩大外侧隐窝，以致电极不能在扩大的 Luschka 孔内保持固定在理想位置。外侧隐窝也可能因肿瘤累及后组脑神经而被遮盖。例如，在切除累及后组脑神经的前庭神经鞘膜瘤时，为避免出现后组脑神经并发症而选择不全切肿瘤。罕见情况下，外侧隐窝可能闭锁，或其入口被蛛网膜分隔阻塞。

耳蜗核是与表面正交的三维张力组织[3]。因此，平板电极阵列无法最优利用此解剖方向，加以优化才能更好地适应耳蜗核解剖结构。Otto 等研究穿刺式电极以利用耳蜗核的三维结构，虽然对听力结果尚无改善，但是刺激阈值始终较低[4]。尽管有一些令人满意的效果，但由于植入技术困难，Otto 最终放弃穿刺式电极，转而采用更简单的植入放置策略。

针对植入位置和植入角度差异性亦有研究。Barber 等报道存在表面"甜区"，通过实现最佳植入角度，达到降低听阈、减少非听性反应[5]。角度差异性研究提示植入角度和听力结果之间弱相关。图 16-1 详细图示 ABI 植入和相关植入角度差异性。

解剖差异是电极植入困难的原因之一。术中监测有助于电极植入。Matthies 等使用四极测试电极和电诱发听性脑干反应（eABR）精准定位耳蜗核或植入"甜区"[6]。Mandalà 等发现，与 eABR 相比，近场复合动作电位（CAP）定位电极植入点可显著改善听力结果（P=0.0051）[7]。其 18 例患者中，CAP 组开放式言语感知测试正确率为 78.9%，而传

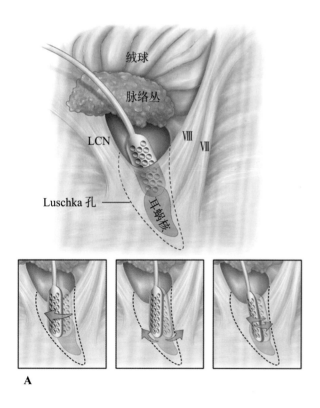
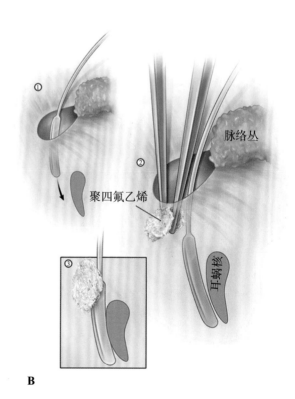

A　　　　　　　　　　　　　　　**B**

▲ 图 16-1　从术者视野观察外侧隐窝解剖

A. 3 张图片描述电极位置的解剖学变化；B. 放置聚四氟乙烯以实现电极板和耳蜗核之间的理想位置和接触。LCN. 后组脑神经

统 eABR 队列组正确率仅为 56.7%[7]。这些研究表明，ABI 效果显著差异可能缘于植入位置，这是成功植入的关键因素。

2. 解剖变异　肿瘤切除造成的脑干创伤或解剖畸变可能影响听力结果。但对此展开讨论的资料有限。图 16-2 为术前 MRI（译者注：原文有误，已修改）发现脑干畸变示例。非肿瘤患者听力结果通常优于肿瘤患者的事实也支持这一假设[1]。Behr 等通过观察言语识别率与肿瘤分期之间的相关性，研究解剖畸变的影响[8]。研究聚焦于 3 期（接触脑干）和 4 期（脑干压迫）前庭神经鞘膜瘤患者，肿瘤分期与单词识别率无相关性，不支持脑干畸变作为影响结果的重要因素[8]。Goyal 等研究解剖变异对非肿瘤患者的影响[9]，探讨患儿小脑绒球大小和相应听力结果，发现绒球较大则电极植入更困难。目前仍需更多数据来充分理解解剖畸变的影响。

3. 脑干损伤　兴奋毒性或烧灼损伤在理论上可能对 ABI 结果产生负面影响。Iseli 等研究对比冷钢器械和双极电凝烧灼切断沙鼠蜗神经[10]，发现当切断部位离耳蜗核足够远时，两种方法无差异，但当双极电凝太靠近耳蜗核而引起其显著变化时，就可能影响 ABI 结果。House 耳研所团队研究发现保守使用电凝烧灼的改良手术技术可改善结果，最小化血管损伤[11]。手术技术和电凝是听力结果的重要影

响因素。获得开放性言语能力通常出现在大型植入中心的患者中，这一结果强调了术者经验和手术量积累的重要性[12]。

4. 手术体位　手术体位可能对 ABI 结果有潜在影响。患者体位影响脑松弛、出血和止血所需的双极电凝烧灼量。ABI 手术有两个主要手术体位，欧洲通常使用半坐位，而美国常用仰卧位。比较欧美文献发现，半坐位的效果优于仰卧位（ $P=0.041$ ）[8]。然而，还有一些其他的手术差异，包括术者、使用的设备及流体静力学的影响。美国术者都避免使用半坐位，他们认为这种姿势有空气栓塞的危险。目前还没有专门比较这一变量的对照研究[13]。因此，很难确定手术体位是否对听力学结果有显著影响。

（二）患者因素

1. 耳聋持续时间　患者耳聋持续时间是影响 ABI 结果的另一个关键变量。回顾 CI 文献发现，这是影响可植入听力学结果的重要因素。多位学者已证明，这一公理可能同样适用于 ABI 患者。Behr 等回顾 26 名开放式评分大于 30% 的患者，发现耳聋持续时间与单词识别评分呈反比关系。耳聋少于 1 年者比耳聋更长时间者有更好的言语识别。Matthies 等在一项对 18 名 ABI 受者进行的前瞻性研究中发现类似结果[14]。他们观察了双侧耳聋的累积持续时间，发现这是患者句子得分的最强有力预测因素之一。这些结果提示耳聋持续时间是一个重要因素，并建议尽早手术植入。

2. 智力 / 积极性　与 CI 相比，ABI 植入者若想达到最佳效果，就必须有更高的积极性和更努力的听力康复。患有多重残疾和其他合并症者效果较差[15]。

Noij 等系统回顾 162 名 ABI 非肿瘤儿童受者[16]，发现非听觉残疾与较差听力学结果相关。此外，还证明听力学结果与使用时间相关。ABI 受者可持续改善约 24 个月，然后到达平台期。同样，Otto 等报道 ABI 受者开机时较失望，但经过一段时间的适应和学习后，听觉效果显著改善[17]。他们的研究表明，随着设备使用，持续获益可长达 8 年之久，一些最初表现不佳的患者在使用几年后也能够

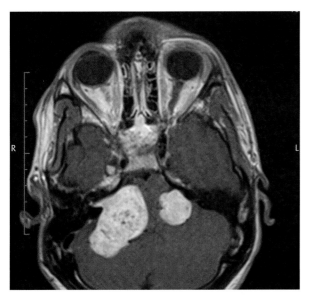

▲ 图 16-2　神经纤维瘤病 2 型患者受双侧前庭神经鞘膜瘤压迫的脑干

达到开放式言语能力[17]。

3. 年龄　虽然目前 ABI 文献相对较少，但截至目前，植入年龄并没有被证明是预测听力学结果的重要因素。数项研究检验了年龄参数，但未发现达到统计学的显著性差异[16, 18, 19]。Noij 等系统回顾 162 名儿童后发现年龄与听力学结果不相关[16]。Jung 等回顾研究非肿瘤性 ABI 患者，发现语后聋成人的 CAP 评分高于儿童人群，但在统计学上并不显著[19]。目前的文献中，年龄似乎对听力结果无显著影响。

4. 耳聋病因　耳聋病因对听力结果有重要影响。ABI 最初的唯一适应证是神经纤维瘤病 2 型（NF2），因此文献报道以该类患者群为主。随着植入适应证的扩大，文献报道开始纳入非 NF2 患者。总体上无桥小脑角肿瘤患者结果好于肿瘤者[20]。但肿瘤组内肿瘤大小对听力结果无预测作用[4, 8, 14, 17, 18, 20]。

目前，ABI 适应证包括外伤、耳蜗通畅度改变、听神经病和蜗神经未发育。中枢听觉模式识别中断可能导致听力结果的某些差异。Colletti 等回顾大量非肿瘤患者后发现，听觉通路损伤越远端者听力结果好于越近端者[1]，伴蜗神经病变和其他神经病变者效果较差，耳蜗畸形者效果一般，耳蜗外伤或严重耳蜗通畅度改变者效果最好。其他研究则认为蜗神经缺如效果较差[11, 19-22]。这仍然是目前的热点研究领域。Sennaroglu 和其他学者报道蜗神经缺如患者，偶尔也能够获得开放式言语理解水平[21, 22]，遂提出假设，耳蜗核发育在一定程度上独立于蜗神经，但总体上，蜗神经纤维存在比蜗神经未发育效果更好。

（三）装置因素

1. 装置选择　Cochlear 和 MED-EL 装置是两种主要的 ABI 设备，但没有对照研究来确定哪种更优。总的来说，文献报道使用 MED-EL 设备有更好的结果[23]。MED-EL 植入体电极阵列为 8mm×3mm，共 12 个电极，而 Cochlear 电极阵列为 5mm×3mm，共 21 个电极[11, 23]。MED-EL 更柔韧易弯曲，有助于放置[10]。Shannon 等在 2012 年的专家共识声明中比较了各中心的设备，发现 31% 使用 MED-EL 设备的

患者具有良好的言语识别率，而使用 Cochlear 公司 ABI 设备的患者只有 5% 具有良好的言语识别率[11]。在此分析中，有许多混杂变量，包括手术体位、手术入路和手术技术，从而使结果无法真正可比。在美国，Cochlear 得到了 FDA 批准，因此得到了广泛的应用，而许多欧洲研究则使用 MED-EL 的 ABI 设备。

2. 调机　ABI 比 CI 调机更复杂。调机过程中，需评估阵列上每个电极是否产生听性和非听性刺激。对产生听性感觉的电极，测试其阈值、舒适度和音高，并将这些信息整合到调机策略中。对产生明显非听性反应的电极，可调整刺激策略，必要时可将其关闭。术中 eABR 作为调机参考因素，其反应与听性感觉一致[24]。虽然许多研究已经发现激活电极数与听力结果无相关性，但为了获得一定的言语识别仍需要一定数量的激活电极以对应不同频率的声音[6, 8, 17, 22, 25, 26]。对前一代八电极阵列和新一代电极阵列的研究得出类似结论，即最佳听力结果需要一定数量的激活电极比率[14]。

频率排序映射的处理亦被认为有助于 ABI 听力效果。最新研究通过减少激活电极数量进一步研究频率排序的重要性，以创建最佳电极 - 频率排序映射关系。但研究者发现这种调机策略效果不明显，反而可能会降低 ABI 效果[27]。Otto 等研究发现，耳蜗核总的频率分布趋势是从外向内逐渐增加，因此可在必要时使用此规律作频率排序[17]。优化调机策略是一复杂过程，对于理想听力结果至关重要。

三、研发新战略：历史回顾和未来努力

如前所述，仅将表面电极植于耳蜗核上，会导致较深层神经元群体无法受到刺激，或者电流扩散导致多个神经元群体同时受到刺激。平板电极阵列无选择性表面刺激和不适形的缺点，促使开发新型电极。穿刺式 ABI 或 PABI 的研发[4]，其目的是刺激耳蜗核内更深层的神经元群体，同时提供选择性更高的刺激，可能惠及更离散的音高感知，提高言语识别力。PABI 同时使用穿刺式和表面阵列，可更有选择性地刺激神经元群体，并降低刺激所需的电

荷密度，但其结果并不优于表面 ABI[4]。

穿刺式 ABI 的研究仍在继续，新型穿刺式电极具有多重触点并可提供更多触点。后续研究选择性刺激对更高听觉通路的作用，可在未来为临床应用提供更新型穿刺式阵列[28, 29]。针对 ABI 效果差异，

研究者已召开数次会议讨论如何提高 ABI 效果的理念和方法[8, 22]。MED-EL 和 Cochlear 公司也同来自医学、放射学、听力学和工程学领域的专家一起讨论文献和潜在可改进的领域。本书中的独立章节将介绍电刺激的刺激方法选择[30]。

参 考 文 献

[1] Colletti V, Shannon R, Carner M, Veronese S. Outcomes in nontumor adults fitted with the auditory brainstem implant: 10 years' experience. 2009;30(5): 614–618

[2] Shannon RV. Advances in auditory prostheses. Curr Opin Neurol. 2012; 25(1): 61–66

[3] Moore JK, Osen KK. The cochlear nuclei in man. Am J Anat. 1979; 154(3): 393–418

[4] Otto SR, Shannon RV, Wilkinson EP, et al. Audiologic outcomes with the penetrating electrode auditory brainstem implant. Otol Neurotol. 2008; 29(8): 1147–1154

[5] Barber SR, Kozin ED, Remenschneider AK, et al. Auditory brainstem implant array position varies widely among adult and pediatric patients and is associated with perception. Ear Hear. 2017; 38(6):e343–e351

[6] Matthies C, Brill S, Varallyay C, et al. Auditory brainstem implants in neurofibromatosis type 2: is open speech perception feasible? J Neurosurg. 2014; 120(2):546–558

[7] Mandal, à M, Colletti L, Colletti G, Colletti V. Improved outcomes in auditory brainstem implantation with the use of near-field electrical compound action potentials. Otolaryngol Head Neck Surg. 2014; 151(6):1008–1013

[8] Behr R, Colletti V, Matthies C, et al. New outcomes with auditory brainstem implants in NF2 patients. Otol Neurotol. 2014; 35(10):1844–1851

[9] Goyal S, Krishnan SS, Kameswaran M, Vasudevan MC, Ranjith, Natarajan K. Does cerebellar flocculus size affect subjective outcomes in pediatric auditory brainstem implantation. Int J Pediatr Otorhinolaryngol. 2017; 97:30–34

[10] Iseli CE, Merwin WH, III, Klatt-Cromwell C, et al. Effect of cochlear nerve electrocautery on the adult cochlear nucleus. Otol Neurotol. 2015; 36(4): 670–677

[11] Shannon RV, Behr R, Colletti V, et al. New Outcomes with Auditory Brainstem Implants in NF2 Patients. In: Munich ABI Consensus.; 2012

[12] Schwartz MS, Wilkinson EP. Auditory brainstem implant program development. Laryngoscope. 2017; 127(8):1909–1915

[13] Schwartz MS. Auditory brainstem implants in neurofibromatosis type 2. J Neurosurg. 2014; 121(3):760–761

[14] Matthies C, Brill S, Kaga K, et al. Auditory brainstem implantation improves speech recognition in neurofibromatosis type II patients. ORL J Otorhinolaryngol Relat Spec. 2013; 75(5):282–295

[15] Sung JKK, Luk BPK, Wong TKC, Thong JF, Wong HT, Tong MCF. Pediatric auditory brainstem implantation: impact on audiological rehabilitation and tonal language development. Audiol Neurotol. 2018; 23(2):126–134

[16] Noij KS, Kozin ED, Sethi R, et al. Systematic review of nontumor pediatric auditory brainstem implant outcomes. Otolaryngol Head Neck Surg. 2015; 153(5):739–750

[17] Otto SR, Brackmann DE, Hitselberger WE, Shannon RV, Kuchta J. Multichannel auditory brainstem implant: update on performance in 61 patients. J Neurosurg. 2002; 96(6):1063–1071

[18] Sanna M, Di Lella F, Guida M, Merkus P. Auditory brainstem implants in NF2 patients: results and review of the literature. Otol Neurotol. 2012; 33(2): 154–164

[19] Jung NY, Kim M, Chang WS, Jung HH, Choi JY, Chang JW. Favorable long-term functional outcomes and safety of auditory brainstem implants in nontumor patients. Oper Neurosurg (Hagerstown). 2017; 13(6):653–660

[20] Colletti V, Carner M, Miorelli V, Guida M, Colletti L, Fiorino F. Auditory brainstem implant (ABI): new frontiers in adults and children. Otolaryngol Head Neck Surg. 2005; 133(1):126–138

[21] Sennaroglu L, Ziyal I, Atas A, et al. Preliminary results of auditory brainstem implantation in prelingually deaf children with inner ear malformations including severe stenosis of the cochlear aperture and aplasia of the cochlear nerve. Otol Neurotol. 2009; 30(6):708–715

[22] Sennaroğlu L, Sennaroğlu G, Yücel E, et al. Long-term results of ABI in children with severe inner ear malformations. Otol Neurotol. 2016; 37(7):865–872

[23] Colletti L, Shannon R, Colletti V. Auditory brainstem implants for neurofibromatosis type 2. Curr Opin Otolaryngol Head Neck Surg. 2012; 20(5):353–357

[24] Herrmann BS, Brown MC, Eddington DK, Hancock KE, Lee DJ. Auditory brainstem implant: electrophysiologic responses and subject perception. Ear Hear. 2015; 36(3):368–376

[25] Kuchta J, Otto SR, Shannon RV, Hitselberger WE, Brackmann DE. The multichannel auditory brainstem implant: how many electrodes make sense? J Neurosurg. 2004; 100(1):16–23

[26] Otto SR, House W, Brackmann DE, Hitselberger WE, Nelson RA. Auditory brain stem implant: effect of tumor size and preoperative hearing level on function. Ann Otol Rhinol Laryngol. 1990; 99(10 Pt 1):789–790

[27] McKay CM, Azadpour M, Jayewardene-Aston D, O'Driscoll M, El-Deredy W. Electrode selection and speech understanding in patients with auditory brainstem implants. Ear Hear. 2015; 36(4):454–463

[28] Han M, Manoonkitiwongsa PS, Wang CX, McCreery DB. In vivo validation of custom-designed silicon-based microelectrode arrays for long-term neural recording and stimulation. IEEE Trans Biomed Eng. 2012; 59(2):346–354

[29] McCreery D, Yadev K, Han M. Responses of neurons in the feline inferior colliculus to modulated electrical stimuli applied on and within the ventral cochlear nucleus; Implications for an advanced auditory brainstem implant. Hear Res. 2018; 363:85–97

[30] Hight AE, Kozin ED, Darrow K, et al. Superior temporal resolution of Chronos versus channelrhodopsin-2 in an optogenetic model of the auditory brainstem implant. Hear Res. 2015; 322(322):235–241

第 17 章　听觉脑干植入项目的发展

ABI Program Development

Marc S. Schwartz　Eric P. Wilkinson　**著**

摘　要

本专著旨在概述听觉脑干植入领域的最新进展。读者主要包括两部分人群，一部分人群是对听觉脑干植入（ABI）经验丰富的外科医生和听力学专家，以及没有第一手资料但对此装置使用感到好奇的医生；另一部分读者人群是有需要或有意向接受 ABI 手术的患者。本章目的是概述涉及进入该领域所需的重要考量，因此了解 ABI 的收益和风险极其重要。

关键词

听觉脑干植入；人工耳蜗植入；医疗装置行业；手术量；综合护理

一、听觉脑干植入的风险效益分析

ABI 的收益是听觉功能重建，其风险主要是手术并发症，两者难以进行定量比较。任何对风险 – 收益的评估都必然涉及价值判断，显然这些判断是主观的。虽然 ABI 的风险和收益可以评估，但其在不同类别的患者、手术医生和医疗中心之间均存在差异[1–3]。

二、听力学获益

（一）NF2 患者

大多数神经纤维瘤病 2 型（NF2）且已植入 ABI 的全聋患者每天都会使用这些装置[4]。这意味着这些患者能从中获益，ABI 至少能让他们与环境形成听觉联系。然而，至少在 NF2 患者中，听力学收益通常是适度的且是高度可变的。ABI 不能使他们恢复正常听力，且仅有一小部分患者对会话语言有明显的理解。

Otto 等[5] 在 2002 年首次详细描述植入 ABI 的 NF2 患者听力学收益。测试植入 21 导 Nucleus ABI24 的 61 例患者对环境声音、辅音、元音、单词和句子的理解能力。内容包括闭合式和开放式测试、单纯声音测试以及声音与视觉（唇读）相结合的测试。在环境音、辅音、元音以及单词的闭合测试中，ABI 植入者得分显著高于随机概率得分。然而，在开放式句子测试中，仅有一小部分患者获得了显著的理解能力。在言语理解方面，与单独唇读相比，ABI 对大多数患者的主要益处在于结合唇读显著改善言语理解能力。

最近，两个欧洲中心报道 NF2 患者 ABI 听力学结果的改善情况[7, 8]，均在坐姿下经乙状窦后径路植入 MED-EL ABI（该装置未经 FDA 批准而未能在美国使用），两份报道听力学结果存在个体差异，但仍有高达 30% 的患者仅通过声音就能实现显著的开放式言语理解。值得注意的是，使用关键词"auditory brainstem implant"和"neurofibromatosis type 2"检索 PubMed 得到 14 份报道，其他 12 份报道中没有出现类似的开放式语言理解能力显著提高的现象[5, 7-19]。

（二）非 NF2 的成年患者

最近，非 NF2 成年患者已能接受单纯为 ABI 植入而行开颅手术。少数成年人因外伤性蜗神经中断或感染后耳蜗骨化等原因出现语后聋，无法植入人工耳蜗，从而选择 ABI，这类患者的听觉效果好于 NF2 患者[20]。非 NF2 成年患者植入 ABI 的指征非常罕见，且数量稀少，因此很难确定其听觉收益。

（三）儿童患者

ABI 也被用于先天性聋儿，此类患儿由于耳蜗畸形或蜗神经缺如而无法植入人工耳蜗[21, 22]，其植入 ABI 听觉收益显著优于 NF2 患者。需要强调的是，相较于成人，对儿童患者的评估要复杂得多[23, 24]。虽然有明确的证据表明，一部分该类患者可以发展出言语理解能力，但其显著受益的比例不详。目前，有四项 ABI 临床研究项目在美国儿童人群中进行，其中一项得到了美国国立卫生研究院（NIH）的支持。

三、手术风险

大部分文献报道 ABI 植入的风险在可接受范围之内[25]，但不包括低样本量中心的数据，所以 ABI 总体风险并不清楚。严重不良事件仍有可能发生。所有医生都应明确，任何开颅手术都有风险。

NF2 患者开颅手术的主要目的是肿瘤切除，同期 ABI 植入的附加风险远低于非 NF2 患者单独 ABI 植入的风险。因为在 NF2 中，开颅手术和桥小脑角径路的风险归因于肿瘤切除，而在非 NF2 患者中，开颅手术的所有风险须归因于 ABI 植入（图 17-1）。

理解这一点可以得出两个结论，第一，相较于

肿瘤切除后同期植入 ABI，医生对非 NF2 患者进行 ABI 植入需要承担更高的风险，NF2 手术的总风险高于单独 ABI 植入的风险也是一个不争的事实；第二，非 NF2 患者单独 ABI 植入的听力学收益必须显著高于 NF2 患者 ABI 植入才具有合理性。对于 NF2 患者 ABI 植入后虽没有开放式言语识别，但环境声音意识是一个非常有价值的结果，若仅有这种程度的听觉收益而进行开颅手术实施单独 ABI 植入显然不合理。

一期肿瘤切除，二期 ABI 植入是另外一种治疗策略。这种策略存在两个缺点：第一，由于二次手术，存在着如瘢痕形成等相关常见问题，二期 ABI 植入可能会更加困难；第二，该策略完全丧失了将开颅手术风险归因于肿瘤切除的优势。

（一）儿童 ABI 手术

儿童 ABI 植入引发更多的伦理问题。无法进行人工耳蜗植入或人工耳蜗植入后无效患儿的父母，可能对 ABI 植入存在不切实际的高期望值，而这些患儿的收益程度也是最不确定的。

（二）学习曲线

目前尚没有医生对 ABI 植入学习曲线的直接数据。其他类似具有挑战性的手术操作已被证明存在着学习曲线[26-28]，ABI 植入手术可能也存在。当然，听神经瘤切除的手术经验有望转化为 ABI 植

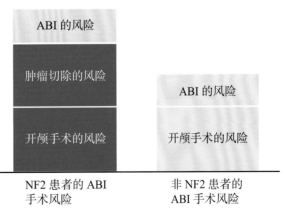

▲ 图 17-1　肿瘤切除同期 ABI 植入与单独植入的风险分层

入经验。ABI 植入需要充分显露第四脑室侧隐窝和 Luschka 孔，以下情况会明显增加 ABI 植入难度：首先，肿瘤通常会导致脑干的正常解剖结构扭曲；其次，由于胚胎和胎儿发育异常，先天性聋儿的侧隐窝解剖结构也可能存在明显的变异[29]；最后，由于 ABI 装置的结构和固有扭矩，其电极阵列和电缆的处理也可能会增加手术难度。

ABI 最常见的适应证是 NF2，其患病率约为 1/60 000[30]。其中仅少部分患者最终成为 ABI 植入候选人群。其他适应证，如先天性蜗神经缺如或耳蜗畸形，目前还不太常见。潜在 ABI 植入患者的稀缺性限制了学习曲线的进展。

文献表明，不同中心 ABI 植入的效果无论是 NF2 患者还是非 NF2 患者都存在差异。例如，报道 ABI 植入有显著开放式言语理解能力的中心都是样本量大的中心。

四、谁应该植入 ABI

（一）NF2 患者

如前所述，在行开颅手术切除肿瘤的 NF2 患者中，由于主要手术风险可归因于肿瘤切除，因此 ABI 植入的附加风险很小。据此考虑，NF2 大样本量中心开展和从事 ABI 植入是完全合理的。

我们建议 ABI 植入医生应该到大样本量中心进行手术观摩学习与培训。ABI 植入培训最好是面对面的，以便进行实时交互学习，不过视频演示仍具有一定的实用性。高清术中视频的发展及网络传播能力的提高，极大地增加了医生学习培训 ABI 植入的可利用资源。

成熟的 ABI 植入中心同样需要高水平的听力学专业知识保障。ABI 植入项目在缺少听力学保障下启动是非常不合理的，大型人工耳蜗植入中心则有听力学保障的可能，且必须认识到 ABI 调机比人工耳蜗调机更复杂。视频会议和互联网通信交流可以促进必备调机技能的发展。

理性地看待样本量对于立志于未来成为 ABI 植入中心是极其重要的。即使 NF2 样本大的中心，但最终成为 ABI 植入候选者的比例也很小，如果中心

每年就诊的 NF2 患者仅几十人，那么期望有足够的 ABI 植入患者量是不太现实的。另外，随着贝伐单抗（bevacizumab）等新治疗方案的发展，以及人工耳蜗植入在部分 NF2 患者中的应用，一定程度上推迟了许多患者 ABI 植入的时间，并使得原本需要 ABI 植入的部分患者成为非候选人群[31]。

任何 ABI 植入项目都不建议前几位患者期望获得良好的听力学收益。应该在 ABI 植入项目的最初阶段强调，手术主要目的是切除肿瘤，相较于非 NF2 患者开颅手术的唯一目的是 ABI 植入，以肿瘤切除为主要目的的 NF2 患者对于较差的听力学结果则更容易接受。

（二）非 NF2 的成年患者

导致成人语后聋的非 NF2 患者罕见，故不太可能有中心能够专门研究这一领域。我们认为，对此类患者的手术，应该由经验丰富的 NF2/ABI 植入医生进实施，同时中心能提供必要的听力学保障，否则容易出现各种问题。此外，只有听力学的预期结果高于 NF2 患者才应该进行此类手术。

（三）儿童患者

现实和伦理都要求儿童 ABI 植入的标准必须"更高"。在先天性耳聋患儿中，开颅手术的唯一目的是 ABI 植入，它并不是简单的增量风险，而是手术所有风险都归因于 ABI 植入，因此，风险最小化和收益最大化至关重要。儿童 ABI 植入医生的最佳来源是成人 ABI 植入中心，负责手术的医生应该对桥小脑角手术非常熟悉且经验丰富。除了经验之外，对脑干解剖和植入装置细微结构的充分认识也十分重要。术前培训应包括多次实地手术观摩学习，熟悉 ABI 接收器、电缆和电极阵列，以及可能的手术模拟训练。

儿童 ABI 植入团队中，首席 ABI 植入医生是最为关键的一员。如果首席 ABI 植入医生是一名神经外科医生，那就需要一位经验丰富且兴趣浓厚的耳神经外科医生来进行患者筛选和听觉医学管理。此外，如果首席 ABI 植入医生没有以儿科为重点的临床实践经验（小儿神经外科侧颅底疾病罕见通常导致这种情况发生），那么小儿科神经外科医生也必

须参与其中。

ABI 植入手术仅是取得良好听觉预后的第一步。合理正确的设备调机、听力学评估和语音病理输入也是至关重要的，这需要整个团队的积极参与，团队大体可由一个大型儿童人工耳蜗植入项目的专家成员组成，这样才有望获得良好的听觉预后，使得 ABI 植入手术有价值。另外应该强调，ABI 植入必须被视为一个长期项目，ABI 植入后需要随访观察 5 年、10 年甚至更长时间。除非有明确长期致力于此的机构支持，否则儿童 ABI 植入项目不应被启动。

儿童 ABI 植入存在众多伦理问题。应该向家属明确表明，儿童 ABI 也是一种标示性的外用装置，并进一步让家属知晓其远期效益仍不确定。不能进行人工耳蜗植入或人工耳蜗植入后无效患儿的父母可能会在不了解风险或潜在收益的情况下，基于情感做出 ABI 植入的决定。对于 ABI 植入医生和团队来说，重要的是要确切地了解该领域的现状，以及他们自己团队中的预期结果，而不是重点掌握已经完成了数十个案例的其他医生的结果。

五、人工耳蜗企业的角色定位

所有 ABI 装置均来源于人工耳蜗植入平台并由主要的人工耳蜗企业生产。全世界植入的 ABI 还不到 1000 台，故 ABI 装置只占这些公司产量的很小部分。尽管财务数据没有公开，然而人工耳蜗公司不可能从 ABI 装置中获得可观的利润，但是他们可以从 ABI 装置中获得了两个潜在的好处。首先，开发和提供 ABI 装置可以帮助他们获得声望和公关效益，这些 ABI 装置可以作为帮助最不幸的耳聋患者

向公众推销。其次，ABI 装置能够支持他们重要的人工耳蜗植入客户努力开发完善全方位的听觉康复项目。基于第二个原因，同意提供 ABI 装置完全符合这些公司的利益。人工耳蜗公司可能会以自身财务风险阻碍新 ABI 植入中心的开设，但拒绝支持人工耳蜗植入客户进行 ABI 植入通常是一个糟糕的商业决策。人工耳蜗企业总部对各种 ABI 植入项目的可行性一开始持怀疑态度，但面临该领域销售人员的巨大压力时，最终仍支持人工耳蜗植入客户开展 ABI 项目。出于类似的原因，人工耳蜗植入中心并不能抑制 ABI 植入项目的增长。尽管 ABI 植入项目本身可能不会带来直接的经济效益，但即使是单个 ABI 植入也可以被中心利用以获得竞争和营销利益。最后，当考虑开设新 ABI 植入项目时，任何直接承担 ABI 植入风险的医生都要始终确保把患者的利益放在首位。

结论

任何人群 ABI 植入项目的开展始终是基于风险 - 收益分析。非肿瘤患者的 ABI 植入风险 - 收益劣于接受肿瘤切除的同期 ABI 植入者。有大样本量 NF2 患者且预期有足量 ABI 植入候选人群的中心，其努力启动 ABI 植入项目应该获得大力支持。另外，儿童 ABI 植入项目应该有更高的标准，只有满足一系列严格的标准，包括在 NF2 患者 ABI 植入经验、小儿神经外科专业知识以及长期听力学和语言病理学随访的保障等，才能开展此项目。不同 ABI 植入项目的开展我们推荐如下标准（见表 17-1）。ABI 植入医生将承担手术的风险和责任，以确保患者的利益被置于首位。

表 17-1　**ABI 植入项目开展的必要组分**

NF2 患者 ABI 项目	非 NF2 患者成人 ABI 项目	儿童 ABI 项目
足量 NF2 患者	该类患者数量很少，由已建立的 NF2 患者 ABI 植入中心进行	有十分丰富的成人 ABI 植入经验或经广泛充足的准备
植入医生对脑桥小脑三角手术经验丰富		小儿神经外科专业知识
具有致力于 ABI 调机的人工耳蜗植入项目		具有致力于 ABI 调机和言语病理学的儿童人工耳蜗植入项目
		致力于对患者从儿童到成年的长期随访

参考文献

[1] Hitselberger WE, House WF, Edgerton BJ, Whitaker S. Cochlear nucleus implants. Otolaryngol Head Neck Surg. 1984; 92(1):52–54

[2] Brackmann DE, Hitselberger WE, Nelson RA, et al. Auditory brainstem implant: I. Issues in surgical implantation. Otolaryngol Head Neck Surg. 1993; 108(6):624–633

[3] Otto SR, Brackman DE, Hitselberger WE, Shannon RV. Brainstem electronic implants for bilateral anacusis following surgical removal of cerebello pontine angle lesions. Otolaryngol Clin North Am. 2001; 34(2):485–499

[4] Ebinger K, Otto S, Arcaroli J, Staller S, Arndt P. Multichannel auditory brainstem implant: US clinical trial results. J Laryngol Otol Suppl. 2000 (27):50–53

[5] Otto SR, Brackmann DE, Hitselberger WE, Shannon RV, Kuchta J. Multichannel auditory brainstem implant: update on performance in 61 patients. J Neurosurg. 2002; 96(6):1063–1071

[6] Colletti V, Shannon RV. Open set speech perception with auditory brainstem implant? Laryngoscope. 2005; 115(11):1974–1978

[7] Matthies C, Brill S, Kaga K, et al. Auditory brainstem implantation improves speech recognition in neurofibromatosis type II patients. ORL J Otorhinolaryngol Relat Spec. 2013; 75(5):282–295

[8] Behr R, Colletti V, Matthies C, et al. New outcomes with auditory brainstem implants in NF2 patients. Otol Neurotol. 2014; 35(10):1844–1851

[9] Sollmann WP, Laszig R, Marangos N. Surgical experiences in 58 cases using the Nucleus 22 multichannel auditory brainstem implant. J Laryngol Otol Suppl. 2000(27):23–26

[10] Lenarz T, Moshrefi M, Matthies C, et al. Auditory brainstem implant: part I. Auditory performance and its evolution over time. Otol Neurotol. 2001; 22 (6):823–833

[11] Vincent C, Zini C, Gandolfi A, et al. Results of the MXM Digisonic auditory brainstem implant clinical trials in Europe. Otol Neurotol. 2002; 23(1): 56–60

[12] Nevison B, Laszig R, Sollmann WP, et al. Results from a European clinical investigation of the Nucleus multichannel auditory brainstem implant. Ear Hear. 2002; 23(3):170–183

[13] Kanowitz SJ, Shapiro WH, Golfinos JG, Cohen NL, Roland JT, Jr. Auditory brainstem implantation in patients with neurofibromatosis type 2. Laryngoscope. 2004; 114(12):2135–2146

[14] Grayeli AB, Kalamarides M, Bouccara D, Ambert-Dahan E, Sterkers O. Auditory brainstem implant in neurofibromatosis type 2 and non-neurofibromatosis type 2 patients. Otol Neurotol. 2008; 29(8):1140–1146

[15] Bento RF, Neto RVB, Tsuji RK, Gomes MQT, Goffi-Gomez MVS. Auditory brainstem implant: surgical technique and early audiological results in patients with neurofibromatosis type 2. Rev Bras Otorrinolaringol (Engl Ed). 2008; 74(5):647–651

[16] Maini S, Cohen MA, Hollow R, Briggs R. Update on long-term results with auditory brainstem implants in NF2 patients. Cochlear Implants Int. 2009; 10 Suppl 1:33–37

[17] Sanna M, Di Lella F, Guida M, Merkus P. Auditory brainstem implants in NF2 patients: results and review of the literature. Otol Neurotol. 2012; 33 (2):154–164

[18] Colletti L, Shannon R, Colletti V. Auditory brainstem implants for neurofibromatosis type 2. Curr Opin Otolaryngol Head Neck Surg. 2012; 20(5): 353–357

[19] Siegbahn M, Lundin K, Olsson GB, et al. Auditory brainstem implants (ABIs)— 20 years of clinical experience in Uppsala, Sweden. Acta Otolaryngol. 2014; 134(10):1052–1061

[20] Colletti V, Shannon R, Carner M, Veronese S, Colletti L. Outcomes in nontumor adults fitted with the auditory brainstem implant: 10 years' experience. Otol Neurotol. 2009; 30(5):614–618

[21] Colletti V, Carner M, Miorelli V, Guida M, Colletti L, Fiorino F. Auditory brainstem implant (ABI): new frontiers in adults and children. Otolaryngol Head Neck Surg. 2005; 133(1):126–138

[22] Colletti V. Auditory outcomes in tumor vs. nontumor patients fitted with auditory brainstem implants. Adv Otorhinolaryngol. 2006; 64:167–185

[23] Wang NY, Eisenberg LS, Johnson KC, et al. CDaCI Investigative Team. Tracking development of speech recognition: longitudinal data from hierarchical assessments in the Childhood Development after Cochlear Implantation Study. Otol Neurotol. 2008; 29(2):240–245

[24] Buchman CA, Teagle HF, Roush PA, et al. Cochlear implantation in children with labyrinthine anomalies and cochlear nerve deficiency: implications for auditory brainstem implantation. Laryngoscope. 2011; 121(9):1979–1988

[25] Colletti V, Shannon RV, Carner M, Veronese S, Colletti L. Complications in auditory brainstem implant surgery in adults and children. Otol Neurotol. 2010; 31(4):558–564

[26] Samdani AF, Ranade A, Saldanha V, Yondorf MZ. Learning curve for placement of thoracic pedicle screws in the deformed spine. Neurosurgery. 2010; 66(2): 290–294, discussion 294–295

[27] Snyderman CH, Fernandez-Miranda J, Gardner PA. Training in neurorhinology: the impact of case volume on the learning curve. Otolaryngol Clin North Am. 2011; 44(5):1223–1228

[28] Khan N, Abboudi H, Khan MS, Dasgupta P, Ahmed K. Measuring the surgical "learning curve": methods, variables and competency. BJU Int. 2014; 113(3): 504–508

[29] Colletti G, Mandalà M, Colletti L, Colletti V. Surgical visual reference for auditory brainstem implantation in children with cochlear nerve deficiency. Otolaryngol Head Neck Surg. 2015; 153(6):1071–1073

[30] Evans DG, Howard E, Giblin C, et al. Birth incidence and prevalence of tumorprone syndromes: estimates from a UK family genetic register service. Am J Med Genet A. 2010; 152A(2):327–332

[31] Plotkin SR, Merker VL, Halpin C, et al. Bevacizumab for progressive vestibular schwannoma in neurofibromatosis type 2: a retrospective review of 31 patients. Otol Neurotol. 2012; 33(6):1046–1052

第 18 章　听觉中脑植入
Auditory Midbrain Implant

Thomas Lenarz　Amir Samii　Karl-Heinz Dyballa　Hubert H. Lim　著

摘　要

听觉中脑植入（auditory midbrain implant，AMI）是一种新型的中枢听觉植入，用于双侧前庭神经鞘膜瘤（主要是 NF2）损伤听神经导致神经性耳聋的患者的听力重建。由于肿瘤本身或治疗过程会对脑干耳蜗核造成损伤，因此这些患者既不能受益于人工耳蜗植入，也不能受益于听觉脑干植入。

AMI 穿透式的多通道电极阵列垂直地插入于中央核的频率层，基于不同频率的听觉拓扑刺激有助于言语识别。到目前为止，已经有 5 名患者植入了单柄电极，5 名患者植入了双柄电极。这些患者与植入听觉脑干的患者相比，其言语识别能力比较有限。

总的来说，AMI 为 NF2 患者的听力康复提供了一种替代治疗方式。

关键词

听觉中脑；神经纤维瘤病 2 型；穿透电极

由于听神经受损，神经性耳聋患者不能从人工耳蜗植入中获益，例如神经纤维瘤病 2 型患者在肿瘤切除手术中可能会累及蜗神经。也有一些耳聋患者由于存在解剖变异 / 骨化或耳蜗损伤，不能采用人工耳蜗植入。在这些患者中，通过电刺激较听神经更近中枢的听觉通路位置可帮助听力恢复。两种类型的中枢听觉植入已在临床中应用：听觉脑干植入和人工听觉中脑植入（auditory midbrain implant，AMI）（图 18-1）[1-3]。

ABI 的临床应用始于 1979 年，其电极有不同类型，包括表面电极和穿透电极。与人工耳蜗相比，ABI 的听觉表现明显逊色，并且个体差异性大，可能无也可能具有一定程度的开放言语识别[6-9]。

疗效不佳的可能原因包括对耳蜗核内部频率分布的刺激接触较为有限。在过去的临床研究中，即使采用穿透式电极阵列，对从耳蜗到脑干这一段被 ABI 所绕行的听觉信息进行预处理，效果也都不尽人意[10-12]。目前针对 ABI 的刺激策略源自于 CI，可能无法充分复刻引出脑干层面的听觉信息。特别是在 NF2 所致的耳聋患者中，有人提出 ABI 结果不佳可能是由于脑干表面的损伤，所以认为损伤的来源与肿瘤和（或）肿瘤切除过程有关[6, 7, 13]。

考虑到这些限制，研究人员研发出了 AMI[4, 14-16]。AMI 的主要概念是使用具有环形触点的单柄或双柄穿透电极阵列刺激下丘的听觉频率层，而这些接受刺激的区域在受肿瘤损伤的脑干之外（图 18-2）。

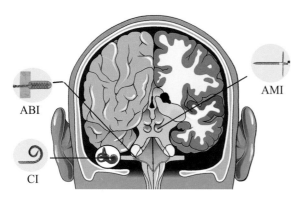

▲ 图 18-1 中枢听觉植入装置的位置

将听觉脑干植入和听觉中脑植入与人工耳蜗植入进行比较。不同的听觉神经修复装置在患者听力恢复中被应用。CI 植入到耳蜗内，用于刺激听神经；ABI 用于刺激耳蜗核；AMI 用于对听觉中脑（即下丘）进行穿透刺激。此图中显示的设备是由 Cochlear（Australia）开发（经 Lippincott Williams & Wilkins[4] 许可转载，引自 Lenarz et al, 2006）

这种频率层刺激有可能通过更精确地刺激下丘听觉组织的中央核来提高言语辨别能力。为了将三维组织和不同的神经表现整合到同一个频率层内，最近研究人员开发了双柄电极阵列，并在 2017—2019 年对植入患者进行了临床研究。这种双柄电极阵列的研发依据来源于动物研究，以及先前在 5 名因 NF2 所致耳聋的患者中使用单柄电极阵列得到的临床研究结果。关于该双柄电极的理论基础、技术开发和验证及上述的动物研究和人类临床研究在之前的综述中有详细描述[3, 17]。

穿透电极阵列被连接到由 Cochlear 公司（Australia）研发的 CI 接收 - 刺激器之上。电极阵列有一个锥形尖端（图 18-2）。为了便于插入，每个电极柄均

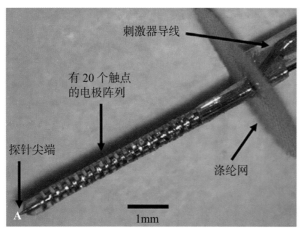

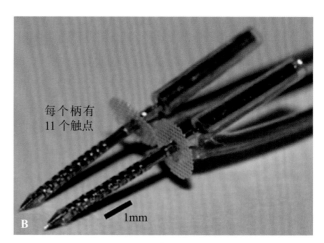

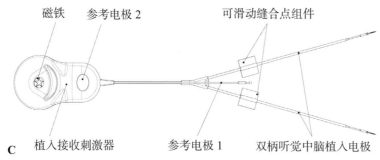

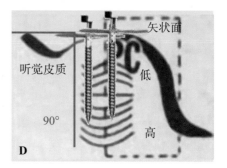

▲ 图 18-2 单柄（A）和双柄（B）听觉中脑植入电极阵列，双柄电极阵列示意图（C），双柄插入下丘示意图（D）

A. 显示曾于 2006—2008 年植入 5 名耳聋患者体内的第一代 AMI 阵列，由 20 个环位点（间距 200μm，厚度 200μm，直径 400μm）沿硅胶载体排列而成，涤纶网可防止阵列过度插入下丘并将其固定在大脑中。B. 显示新的双柄 AMI 阵列。最近，在第二次临床试验中，共有 5 名患者接受了该设备的植入（2017—2019 年）。电极阵列柄由沿硅胶载体上的 11 个环位点组成（位点间距 300μm，并且排除其中有一个用于耳鸣治疗、更靠近涤纶网的位点）。C. 显示双柄阵列的示意图，也描绘了将双柄阵列沿着从低到高的间距插入下丘的示意图 [A. 经 Wolters Kluwer 许可转载，引自 Samii et al[16]；B. 经 Elsevier 许可后转载，引自 Lim et al[3]；C. 经许可转载，引自 Cochlear Limited（Australia）；D. 经 Taylor & Francis 许可转载，引自 Geniec and Morest[18]]

由探针固定，探针的尖端置于柄的中心管内。探针可以协助电极柄插入大脑，而在插入完成后可以将探针拔出，使电极阵列变得更加灵活，以适应大脑结构，并减小作用于大脑组织的力。该植入体，除了接收－刺激器外壳之外，还有一根单独的球形导线放置在颞肌区域作为参考电极，类似于 Cochlear 有限公司开发的典型 CI。

一、患者的术前诊断和选择标准

AMI 适用于因听觉神经损伤致双侧神经性耳聋的患者，主要是患有双侧前庭神经鞘膜瘤的 NF2 患者（图 18-3）。在这些 NF2 患者中，肿瘤本身或随后的治疗［如显微外科肿瘤切除和（或）放射治疗］可对脑干表面产生损伤，包括耳蜗核的附近区域和（或）第四脑室的外侧隐窝。AMI 可以通过靶向作用于下丘中央核，从而绕过受损的脑干区域。通过术前的中脑结构成像及磁共振成像和计算机断层扫描图像的融合，可实现下丘的定位（图 18-4）。这些图像可以帮助识别下丘的关键解剖标志，包括下丘和上丘之间的分界线、中脑中线、小脑幕和第三脑室。听力测试必须记录两侧的神经性耳聋程度。其听力学特征表现为重度至极重度感音神经性听力损失，但相比于纯音听阈丢失，这些患者也存在纯粹的言语辨别能力的丢失、听觉脑干反应的缺失、（经鼓室）鼓岬测试为阴性等。因此，这些患者不

能从声音放大装置（助听器）中受益。

AMI 应特别考虑于因过往治疗或肿瘤本身导致脑干畸形或受损的患者。解剖情况应通过高分辨率成像，包括颞骨和大脑的 MRI 及颞骨和头骨的 CT 扫描并得到充分记录。

二、外科技术

AMI 植入可根据具体情况决定是否同时切除肿瘤。手术可以在半坐位或仰卧位进行。乙状窦后（枕下）入路的首选体位是半坐位，切口需向内侧延伸直至中线（图 18-5）。建议使用术中导航系统，以便安全地识别目标结构，并确定电极植入的角度。在颅骨切开范围周边放置骨锚标记，并进行 CT 扫描。手术中患者头部需固定在 Mayfield 钳上，手术期间应对面神经和脊髓长束进行监测，并根据肿瘤的侵犯范围判断是否对其他脑神经进行监测依据肿瘤的侵犯范围决定。颅骨显露后，进行向中线延伸的乙状窦后开颅手术。在切开硬脑膜并打开脑池之后，放置脑压板来保持小脑位置固定，并移除肿瘤（如脑桥小脑三角的前庭神经鞘膜瘤）。

下一步是通过幕下小脑上径路显露听觉中脑。在患者取半坐位的情况下，从脑桥小脑三角移除脑压板后，由于重力作用，小脑明显向尾部移动。这为进入中脑提供了充分的手术空间，无须进一步回缩。通常可以保留小脑幕的脑桥静脉通常可以被保

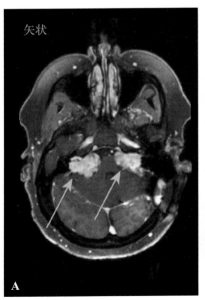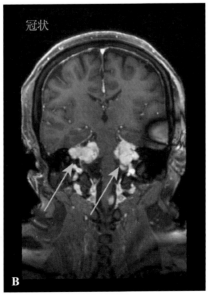

◀ 图 18-3 神经纤维瘤 2 型患者的双侧前庭神经纤维瘤病
前庭神经鞘膜瘤在矢状（A）和冠状（B）视图中被箭标出

矢状位　　　水平位　　　冠状位

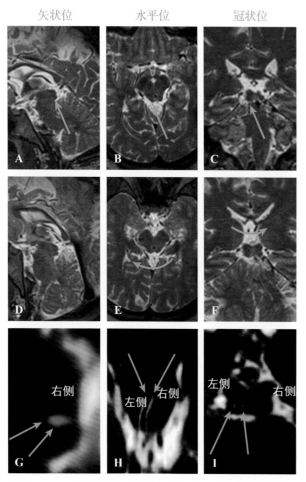

▲ 图 18-4　下丘成像及电极位置重建，以不同的视图逐列地显示一位患者在植入了双柄人工听觉中脑植入体后的磁共振成像图像（G 至 I），以及术前磁共振成像与术后计算机断层扫描相融合的图像

A 至 C. 显示原始图像的数据集，箭指向目标区域，即该患者的左下丘；D 至 F. 是用于导航的对齐数据集，它们被应用于手术引导，这要求做到下丘和上丘的顶峰在矢状视图中垂直对齐，两个下丘在水平视图中水平对齐，并且所有四个丘在冠状视图中直接垂直于它们的顶面；G 至 I. 显示插入的双柄的 CT-MRI 融合图像，以适当的角度指向插入下丘中央部分的柄，以使其与听拓扑轴对齐

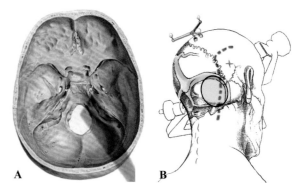

▲ 图 18-5　枕下外侧小脑上径路

A. 示意图显示了枕下外侧开颅术提供的显露区域，包括同侧脑桥小脑三角和中脑背外侧；B. 示意图显示了颞顶区（红星）植入人工听觉中脑植入体接收刺激器的手术皮肤切口（红点）适当位置，以及可以显露出横窦下缘和乙状窦内缘的枕下外侧开颅切口（黄圈）的位置（经 Wolters Kluwer 许可转载，引自 Samii et al[16]）

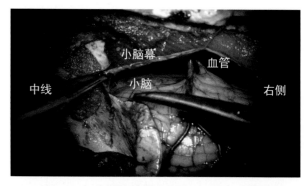

▲ 图 18-6　保留脑桥静脉的幕下小脑上分离操作

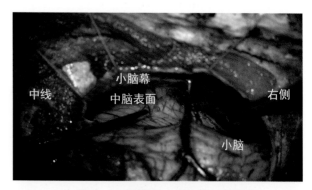

▲ 图 18-7　显露下丘的轻柔分离解剖

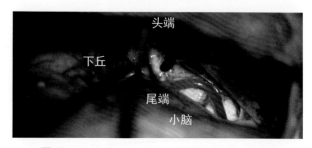

▲ 图 18-8　显露下丘表面，保留所有神经血管结构

留下来（图 18-6）。显露下丘下部（图 18-7）。适当解剖下丘、上丘、脑桥臂和滑车神经的血管结构后，充分显露以上结构并予以保留（图 18-8）。

穿透电极阵列应放置在下丘的中央核内，垂直穿透术前由先前解剖和影像所显示的频率层[18-20]。根据既往的电生理学实验和尸体解剖研究，可以通过解剖标志确定下丘表面的最佳进入点（图 18-9）。该标志包括两个下丘之间的中线、上丘和下丘之间的水平分割线、外侧的臂部和作为下参考点的滑

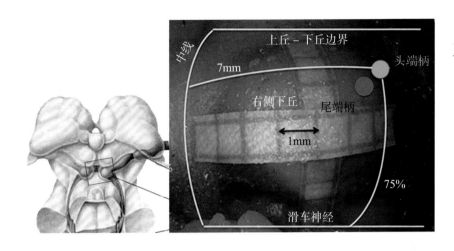

◀ 图 18-9　穿透电极阵列进入右下丘的入口点

车神经的出口。然后，将双柄阵列的电极柄沿自外侧向内下方向植入到下丘脑中，其中朝向中线的插入角为 40°。并用已经开发了的特殊的导航工具来确定这个角度（图 18-10）。放置毫米纸有助于识别两个入口点，喙侧的一个更靠后，而尾部的一个更靠中间。首先用一种特殊的手术工具将软脑膜穿孔（图 18-11）。将接收 - 刺激器放置在颅骨切开处上方钻出的骨床上后，电极阵列的导线在颅内分叉并被预先定位。首先插入头侧柄（图 18-12 和图 18-13），然后插入尾侧柄。随后移除探针。涤纶网限定了插入深度（图 18-14）。电极导线置于骨床和颅骨切开口之间的骨道中，这样可以保护导线不受损坏。参考电极放置在颞肌下。进行术中电生理学测试以确定电极阻抗，并用植入体的遥测系统测试神经反应。此外，还需要术中记录了电诱发的中间潜伏期反应（图 18-15）。随后水密性关闭硬脑膜（图 18-16）。使用人工骨水泥闭合创面以完成颅骨修复。

电极阵列放置的位置

术后进行 CT 扫描，将电极在下丘内的位置与术前 MRI 扫描重叠以进行重建（图 18-4）。这些数据仍在分析中，以期创建中脑和植入体柄部位置的三维解剖重建并在未来发表。

三、术后调试和听力效果

手术后约 1 个月，通过确定每个电极点的阈值和最大舒适响应水平进行设备调试。关闭无听觉感觉的电极。剩余电极按照音调比例或音调等级排序

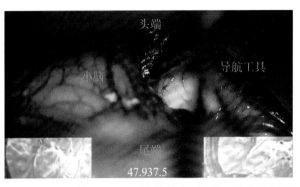

▲ 图 18-10　使用 **Fiagon** 导航系统，导航工具在右侧下丘的表面指示出朝向中线的角度

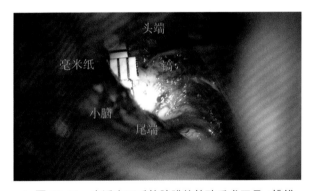

▲ 图 18-11　穿透右下丘软脑膜的特殊手术工具 / 挑锥

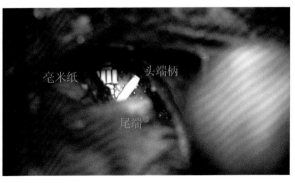

▲ 图 18-12　喙部柄插入下丘

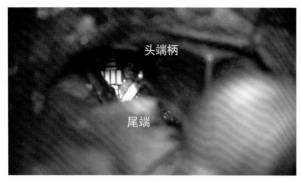

▲ 图 18-13　喙部柄完全插入，导芯在位

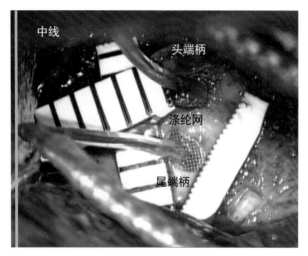

▲ 图 18-14　两个柄都插入并移除导芯，涤纶网有助于稳定电极柄的位置

（图 18-17）。为了使不同频段的声音信号呈现出统一的响度，跨电极的响度平衡是必不可少的。根据由美国国立卫生研究院资助的目前正在进行的临床试验方案的要求，术后 2 年之内，每天都应进行听力强化训练，同时对配件进行微调。最高刺激频率应在调试过程中逐步确定。对于单柄电极阵列，在刺激频率高于 250Hz 的情况下，可以发生快速适应。使用双柄电极可以在一定程度上克服这一问题，刺激位置在两个柄之间改变，因此使用双柄电极阵列可以探索更高的刺激速率。目前，研究人员正在这些植入 AMI 的患者中探索不同类型的刺激策略，以建立更好的言语和听力表现。临床试验仍在进行中，结果将在每个患者的 2 年评估期结束时公布。

四、讨论

中枢听觉植入物为神经性耳聋患者的听力重建提供了可能。除 ABI 外，研究人员还开发了 AMI。到目前为止，研究人员已经进行了两项单柄和双柄电极阵列的临床研究。结果表明，患者可以体验到听觉，并获得一定程度的封闭式或开放式言语识别，但需要随着时间的推移进行进一步评估，以获

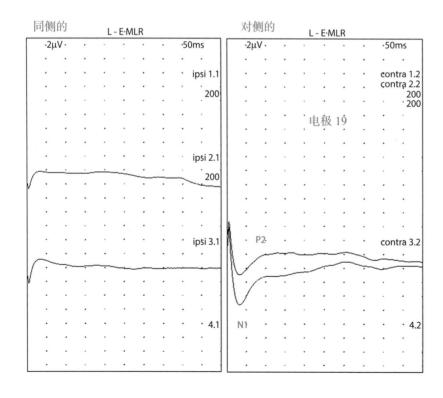

◀ 图 18-15　术中用电刺激下丘记录的电刺激中潜伏期反应

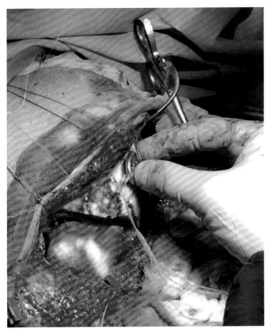

▲ 图 18-16 将植入体放入骨床，关闭硬脑膜

得更为明确的表述。AMI 植入术要求术中适当显露目标结构，并精确定位下丘表面的植入点。这可以通过识别恰当的解剖标志和恰当的颅内导航来实现。这些步骤有助于确定每个柄插入的位置和角度，然而，即使有这些标志的辅助，将电极柄插入一个微小的中脑结构仍然具有挑战性。令人鼓舞的是，上述两项研究结果证明，AMI 植入相比 ABI 植入是相对安全的，并且在听力恢复方面，相比于 ABI 植入，AMI 植入具有相近的应用前景。对植入的患者进行为期 2 年的进一步评估将揭示，与目前的 ABI 和 CI 设备相比，AMI 的听力改善程度，以及它是否可以作为特定患者群体的一种成功的听力替代。这些结果预计将于 2021 年夏天公布。

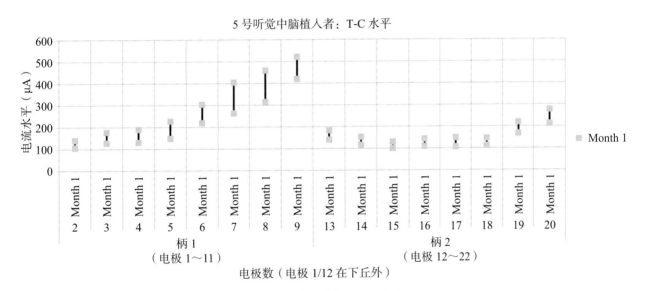

▲ 图 18-17 音频阶位电极的术后调试

描述了一名听觉中脑植入患者首次电极调试后的听觉阈值和舒适电流水平（每条垂直线的端点）

参 考 文 献

[1] Schwartz MS, Otto SR, Shannon RV, Hitselberger WE, Brackmann DE. Auditory brainstem implants. Neurotherapeutics. 2008; 5(1):128–136

[2] Sennaroglu L, Ziyal I. Auditory brainstem implantation. Auris Nasus Larynx. 2012; 39(5):439–450

[3] Lim HH, Lenarz T. Auditory midbrain implant: research and development towards a second clinical trial. Hear Res. 2015; 322:212–223

[4] Lenarz T, Lim HH, Reuter G, Patrick JF, Lenarz M. The auditory midbrain implant: a new auditory prosthesis for neural deafness-concept and device description. Otol Neurotol. 2006; 27(6):838–843

[5] McCreery DB. Cochlear nucleus auditory prostheses. Hear Res. 2008; 242 (1–2):64–73

[6] Taslimi S, Zuccato JA, Mansouri A, et al. Novel statistical analyses to assess hearing outcomes after ABI implantation in NF2 patients: systematic review and individualized patient data analysis. World

Neurosurg. 2019; 128: e669–e682

[7] Colletti V, Shannon R, Carner M, Veronese S, Colletti L. Outcomes in nontumor adults fitted with the auditory brainstem implant: 10 years' experience. Otol Neurotol. 2009; 30(5):614–618

[8] Colletti L, Shannon RV, Colletti V. The development of auditory perception in children after auditory brainstem implantation. Audiol Neurotol. 2014; 19 (6):386–394

[9] Matthies C, Brill S, Varallyay C, et al. Auditory brainstem implants in neurofibromatosis type 2: is open speech perception feasible? J Neurosurg. 2014; 120(2):546–558

[10] Meddis R, O'Mard LP, Lopez-Poveda EA. A computational algorithm for computing nonlinear auditory frequency selectivity. J Acoust Soc Am. 2001; 109 (6):2852–2861

[11] Shannon RV, Zeng FG, Kamath V, Wygonski J, Ekelid M. Speech recognition with primarily temporal cues. Science. 1995; 270(5234):303–304

[12] Sumner CJ, O'Mard LP, Lopez-Poveda EA, Meddis R. A nonlinear filter-bank model of the guinea-pig cochlear nerve: rate responses. J Acoust Soc Am. 2003; 113(6):3264–3274

[13] Colletti V, Shannon RV. Open set speech perception with auditory brainstem implant? Laryngoscope. 2005; 115(11):1974–1978

[14] Lenarz M, Lim HH, Lenarz T, et al. Auditory midbrain implant: histomorphologic effects of long-term implantation and electric stimulation of a new deep brain stimulation array. Otol Neurotol. 2007; 28(8):1045–1052

[15] Lim HH, Lenarz T, Joseph G, et al. Electrical stimulation of the midbrain for hearing restoration: insight into the functional organization of the human central auditory system. J Neurosci. 2007; 27(49):13541–13551

[16] Samii A, Lenarz M, Majdani O, Lim HH, Samii M, Lenarz T. Auditory midbrain implant: a combined approach for vestibular schwannoma surgery and device implantation. Otol Neurotol. 2007; 28(1):31–38

[17] Lim HH, Lenarz M, Lenarz T. Auditory midbrain implant: a review. Trends Amplif. 2009; 13(3):149–180

[18] Geniec P, Morest DK. The neuronal architecture of the human posterior colliculus:a study with the Golgi method. Acta Otolaryngol Suppl. 1971; 295:1–33

[19] De Martino F, Moerel M, van de Moortele PF, et al. Spatial organization of frequency preference and selectivity in the human inferior colliculus. Nat Commun. 2013; 4:1386

[20] Mansour Y, Altaher W, Kulesza RJ, Jr. Characterization of the human central nucleus of the inferior colliculus. Hear Res. 2019; 377:234–246

第 19 章　研究进展：多点穿刺式微电极的耳蜗核植入

Future Development: Penetrating Multisite Microelectrodes as Cochlear Nucleus Implant

Martin Han　Douglas B. McCreery　著

摘　要

ABI 可以重建无法从人工耳蜗植入中获益的听力损失者的实用听力。本章介绍近期更新的硅基材质多点穿刺式微电极植入体研究进展，为验证该装置未来临床运用，总结猫模型研发中的 ABI 技术优势。

关键词

耳蜗核植入体；穿刺式微电极阵列；硅基材质多点装置；微刺激；振幅调制

概述

（一）听觉脑干植入体

虽然人工耳蜗已经成为应用最广泛的神经植入体，但是若听神经无功能，以及耳蜗畸形或者骨化者仍无法从中受益。研究表明，植入耳蜗核表面的电极阵列确实可以传递听觉感知，植入者能够识别重要的环境声音，并帮助唇读[3]。已有相关报道，具备良好言语识别（"开放式"言语识别），听力损失不是由于神经纤维瘤病 2 型导致的病例，是最常见的听觉脑干植入[4]。本章介绍一种穿刺入耳蜗腹核（VCN）的微电极阵列，可能适用于非 NF2 及 NF2 患者。非 NF2 组包括一部分无法通过人工耳蜗植入显著获益的人工耳蜗植入者[4]。越来越多的中老年人工耳蜗使用者可能会因包括耳蜗突触病在内的老年性聋问题而丧失听力[6]。有临床研究报道，在 10 例切除听神经肿瘤患者的 VCN 中，植入一组尖端有单点电极的氧化铱微线圈植入体，术后听力收效甚微。

（二）多层阵列听觉脑干植入体

基于微加工技术原理的 ABI 设备，唯一得到 FDA 批准的硅基微电极阵列是 Blackrock 阵列（犹他州内部阵列的一个版本）[2]。该装置每个针柄上只有一个微刺激位点可以穿入神经组织，目前被批准用于人类不到 30 天。穿刺式多点微电极虽然不能为植入体提供更多优势，但是其安全性已经被临床前数据验证，可选择性进入耳蜗核（CN）的局部拓扑梯度区域，从而改善 ABI 植入者的言语识别。图 19-1 显示穿刺式多点微电极植入猫的耳蜗腹核。每个穿刺针柄上的多个电独立刺激位点的微电极阵列具有高度空间选择性输送电刺激的潜力，同时将穿刺针柄的数量和伴随的组织损伤风险降至最低。借助于每个针柄多个电极位点（"多点"），植入体可以进入耳蜗核拓扑区域。既往，Michigan/NeuroNexus 探针在动物研究中得到广泛应用[1, 10]，主要用于记录神经元活动。然而，该装置尚未得到FDA 批准用于人类，而且其材料和设计是否满足脑干植入体的安全性尚不明确。

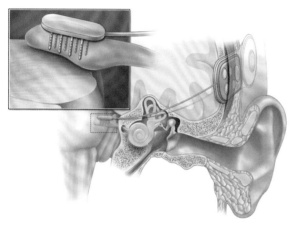

▲ 图 19-1　三维穿刺式多位点微电极阵列装置植入耳蜗腹核

右侧：该装置可能植入人类耳蜗核。左侧：该装置有八个硅基针柄，每个针柄有五个活化的氧化铱微电极分布在距每个针柄尖端 2.5mm 处。每个微电极的几何表面积为 2000μm[2]。该阵列在猫耳蜗核中得到了广泛的验证（引自 McCreery et al[9]）

一、多点阵列听觉脑干植入体

我们开发了用于神经刺激和记录的多位点硅探针，通过长期植入猫脑干来验证其功能和寿命（图 19-2，左侧）[5]。光刻微加工技术允许单个微刺激位点三维排列成一串穿刺细针。通过深反应离子蚀刻工艺和机械锐化尖端制造的探针，形成坚固而锐利的尖端，减少植入过程中的穿刺力度和组织位移。用铱氧化物电镀或喷涂微电极位点。已将这种多位点硅基微电极植入成年猫的耳蜗核长达 314 天，通过记录对侧下丘（IC）中心核反应来监测刺激的拓扑特异性[7, 9]。这是硅基多位点阵列电极最长的纪录和刺激持续时间。通过免疫组织化学染色对神经元和星形胶质细胞的组织病理学评价，提示长期植入后组织结构发生微小改变。

二、装置研发及在体临床前评估

如何将脑干核表面的宏刺激与耳蜗核内的同步微刺激相结合，来提高中枢听觉植入体性能，是个重要的问题。我们假设表面电极传递大部分响度感知，而入核微电极锐化和聚焦音高感知。为了说明两种电极的潜在差异，将刺激电极长期植入动物的耳蜗背核表面和耳蜗腹核内[8, 9]。记录电极植入下丘中央核。电刺激为正弦调制刺激脉冲序列，适用于耳蜗背核和耳蜗腹核。图 19-2 显示通过猫的对侧耳蜗后腹核（PVCN）中微电极发出电荷平衡电

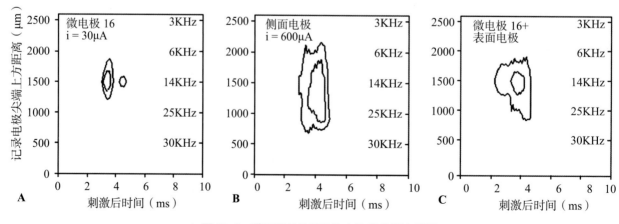

▲ 图 19-2　猫下丘多单元动作电位率的等高线图

A. 对侧后腹耳蜗核微电极刺激；B. 背侧耳蜗核表面电极片刺激；C. 当微电极和表面电极同时脉冲时，内外等值线分别描绘了 75% 和 50% 单位最大放电率。微电极比表面电极引发较小的活动中心（引自 McCreery et al[9]）

刺激（图 19-2A）和猫耳蜗背核（DCN）的宏电极刺激（图 19-2B），记录相应猫下丘中神经元活动的矢量强度（vector strength，VS）时间深度等高线图。图片纵坐标沿下丘记录微电极的轴，近似沿下丘的拓扑梯度。图 19-2A 和 B 分别说明了在 PVCN 中的微刺激引发较小扩散和 DCN 表面刺激引起的大面积扩散。图 19-2C 显示稍微调低表面刺激诱发的电流扩散，如何实现 PVCN 内微刺激电极同步 DCN 表面的宏刺激，达到微小聚焦点的近似最大反应。这种反应解释了核内微刺激如何将神经元活动的最大值聚焦下丘的一小部分拓扑梯度中，同时表面刺激保留了更广泛的分布。

三、表面电极和穿刺电极的组合

临床装置中，如果实现一定范围内调制深度、调制频率和跨刺激模式的神经元反应变异最小，就能最好地集成表面和核内微电极的功能。为了研究这一点，测量了四种刺激模式下 IC 中矢量强度（VS）和神经元活动全周期率；每个脉冲通过 DCN 表面宏电极和核内穿刺微电极，分别对刺激脉冲序列进行连续和瞬态振幅调制[9]。结果表明，单一刺激模式下，VS 在调制频率和调制深度上有近 34% 的波动，不同调制模式变化高达 40%。然而，不同刺激速率的模式内和模式间的方差不同，例如 500Hz 处，VS、调制频率和调制深度的模式间差异为 ±24%，而模式内差异为 ±15% 尽管表面电极传递的瞬态振幅调制深度被弱编码为全周期速率，调制深度速率编码方面的检测结果近乎相似。当最大刺激幅度在一个调制深度范围内保持不变时，调制深度被强编码。这种"恒定最大"方案允许增强调制深度，并保持整体动态范围。总的来说，我们的发现支持临床 ABI 采用表面刺激和核内微刺激整合方式的概念。

四、时间调制编码

目前研究中，神经元对表面宏刺激和核内微刺激反应协调一致的一个例外是瞬时调制深度的速率编码。然而，调制深度的弱编码作为全周期神经元放电速率可能对未来临床装置的功能影响不大，其表面刺激的作用将是传递响度范围。因此，我们的研究将支持未来临床 ABI 采用表面刺激和核内微刺激整合方式。与目前使用的大多数 ABI 比较，组合 ABI 可以通过使用更大的脉冲速率，完善声音处理策略，在提高电刺激调制深度同时保持动态范围这些方式实现性能改善。

结论

迄今为止完成的工作已经推动组合 ABI 向临床应用转化。我们设想耳蜗核 ABI，放置于耳蜗核表面的相对较大的电刺激片主要用于传递大范围响度，而跨耳蜗腹核音质分布中多位点和微刺激主要用于传递相应区域的音高。与人工耳蜗相比，ABI 目标患者总体的规模可能很小——为每年不足 8000 名患者进行的慈善设备——正如所讨论的那样，穿刺阵列将为这些个体提供巨大的好处。此外，一个（首次）多位点硅器件获批也许消除了 FDA 审批方面重要障碍，可用于听觉途径不同部位的制作技术（如听神经，听觉中脑和听觉皮层），其预期的受益值得期待。

致谢

作者感谢 HMRI 的技术和动物护理人员。硅微电极阵列的开发资金由 NIH 赠款 R01DC013412（DM）和 R01DC014044（MH）提供。

参 考 文 献

[1] Basura GJ, Koehler SD, Shore SE. Multi-sensory integration in brainstem and auditory cortex. Brain Res. 2012; 1485:95–107

[2] Blackrock Microsystems. from http://www.blackrockmicro.com/

[3] Colletti V, Fiorino FG, Carner M, Miorelli V, Guida M, Colletti L.

Auditory brainstem implant as a salvage treatment after unsuccessful cochlear implantation. Otol Neurotol. 2004; 25(4):485–496, discussion 496

[4] Colletti V, Shannon RV. Open set speech perception with auditory

brainstem implant? Laryngoscope. 2005; 115(11):1974–1978

[5] Han M, Manoonkitiwongsa PS, Wang CX, McCreery DB. In vivo validation of custom-designed silicon-based microelectrode arrays for long-term neural recording and stimulation. IEEE Trans Biomed Eng. 2012; 59(2):346–354

[6] Liberman MC, Kujawa SG. Cochlear synaptopathy in acquired sensorineural hearing loss: manifestations and mechanisms. Hear Res. 2017; 349: 138–147–SI

[7] McCreery D, Han M, Pikov V, Yadav K, Pannu S. Encoding of the amplitude modulation of pulsatile electrical stimulation in the feline cochlear nucleus by neurons in the inferior colliculus; effects of stimulus pulse rate. J Neural Eng. 2013; 10(5):056010

[8] McCreery D, Han M, Pikov V. Neuronal activity evoked in the inferior colliculus of the cat by surface macroelectrodes and penetrating microelectrodes implanted in the cochlear nucleus. IEEE Trans Biomed Eng. 2010; 57(7): 1765–1773

[9] McCreery D, Yadev K, Han M. Responses of neurons in the feline inferior colliculus to modulated electrical stimuli applied on and within the ventral cochlear nucleus; Implications for an advanced auditory brainstem implant. Hear Res. 2018; 363:85–97

[10] Merriam ME, Dehmel S, Srivannavit O, Shore SE, Wise KD. A 3–d 160–site microelectrode array for cochlear nucleus mapping. IEEE Trans Biomed Eng. 2011; 58(2):397–403

[11] Otto SR, Shannon RV, Wilkinson EP, et al. Audiologic outcomes with the penetrating electrode auditory brainstem implant. Otol Neurotol. 2008; 29 (8):1147–1154

第 20 章 未来发展：适形性 ABI 阵列和基于光遗传学的听觉脑干刺激
Future Developments: Conformable ABI Arrays and Light Stimulation of Auditory Brainstem Using Optogenetics

Osama Tarabichi　Elliott D. Kozin　M. Christian Brown　Daniel J. Lee　著

摘 要

听觉脑干植入是一种神经假体装置，可为不适合人工耳蜗植入的患者提供听觉感受。ABI 提供了辅助唇读的有意义的声音感知，但总体效果比人工耳蜗差。ABI 预后受到患者疾病特征、电极盲放技术和 ABI 装置设计等许多因素影响，效果差异大。近 30 年来，ABI 装置的设计没有显著变化，该设计是导致刺激电流扩散和刺激空间特异性差的原因。本章介绍我们和其他研究者在改进 ABI 装置设计和探索新型刺激方式方面的最新进展。我们将专门讨论三个方面内容：①适形性 ABI 电极阵列；②新电极涂层；③光遗传学神经刺激模式的 ABI 研究。

关键词

听力下降；耳聋；听觉脑干植入；耳蜗核；神经纤维瘤病；光遗传学；下丘；适形性；视蛋白酶；光学刺激；电刺激；听觉皮质

听觉脑干植入是一种神经植入设备，可为那些耳蜗、蜗神经损伤是缺失而不适合人工耳蜗植入的患者提供听觉感受[1]。第 1 例听觉脑干植入手术是 1984 年 William Hitselberger 和 William House 实施的[2]。此后，直至 2000 年由 Cochlear 公司生产的多通道（21 电极）ABI 被美国 FDA 批准用于神经纤维瘤病 2 型患者。这是一种遗传性疾病，因前庭神经巨大的良性肿瘤的生长导致明显的听力下降[3]。与此同时，MED-EL 公司开发了一种多通道（12 电极）ABI，在美国以外地区应用，并于 2003 年获得 CE（conformité européenne）认证。

ABI 提供了有意义的声音感知，可辅助唇读，但总体效果比人工耳蜗差。与大多数人工耳蜗植入患者相比，ABI 植入者很少实现开放式言语识别[4]。听觉脑干植入效果差异性受许多因素的影响（手术径路难度、耳聋病程、邻近非听觉神经通路），造成 ABI 效果不佳的其他因素包括：①因肿瘤或者肿瘤的处理（手术或者放疗）导致蜗核损伤；②术中非直视（"盲"）放置电极，导致阵列的次优定位；③ABI 无法复现耳蜗核神经元的高级处理能力；④电流扩散导致 ABI 刺激的空间分辨率差；⑤硬的、不服帖的电极阵列与神经组织之间的机械性错配。

过去的 30 年，ABI 的整体设计没有明显改变。我们在麻省眼耳研究所开展研究工作的主要目标是：①针对 NF2 患者以及不适合人工耳蜗植入的非肿瘤性听力下降儿童和成人，探究 ABI 临床效果；②设计和测试新的 ABI 电极阵列，验证是否能在现有设计基础上降低电流扩散，并提高频谱分辨率。

后文中我们将介绍下列研发进展：① ABI 阵列柔性设计以改善现有刚性电极设计导致的与脑组织机械性能不匹配；②新涂层用于改善更小电极的电学性能；③"光学"或基于光遗传学的光刺激模式调节听觉中枢通路的反应。

一、电刺激植入体的改良

（一）ABI 植入电极的适形性

随着神经植入体领域的发展，多工科团队试图研究如何改善电极 – 神经界面。目前临床使用的神经植入电极阵列，包括 ABI，是在厚的铂硅材质基础上制造的[7, 8]。这些材料较硬，不能贴合神经组织曲面。我们假设 ABI 电极安装在硬的背衬上，将

不能与耳蜗核表面形成最佳接触，从而引起电流扩散到相邻结构。我们还假设，脑干搏动导致的连续微运动和宏运动，可能影响电极耐久性，并增加神经表面疤痕[9]。我们近期在儿童和成人 ABI 植入者中进行电极阵列位置与感知阈值相关性研究，也发现上述现象[6]。例如，某些 ABI 植入者会出现中间通道有效而周围电极产生不良反应或失效这样的情况（图 20-1）。

理论上，可通过适形的电极阵列改善与脑干表面接触来解决上述难题。适形性植入阵列可由一种名为聚酰亚胺的耐用合成聚合物制成，其贴合性能可以通过改变电极片的厚度来调整。较薄的聚酰亚胺片表现出更好的贴合性（图 20-2）[10]。与洛桑联邦理工学院（École polytechnique fédérale de Lausanne，EPFL）的 Stephanie Lacour 教授合作，我们已经在急性实验中表明，适形微电极聚酰亚胺阵列可以在 ABI 啮齿类动物模型中诱发强烈的下丘（IC）电刺激反应[11]。适形技术的潜在缺点是：①脆性增加；②不利于植入操作。这些问题可以通过在

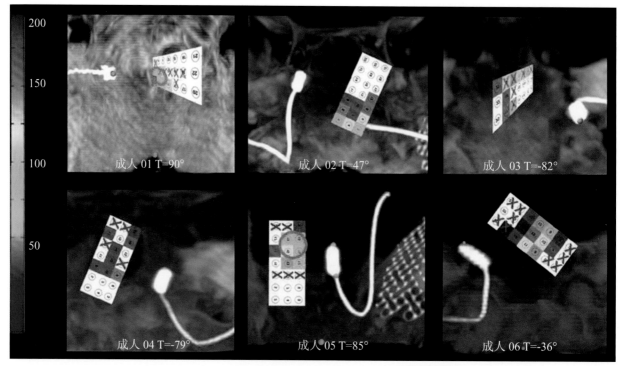

▲ 图 20-1　成人听觉脑干植入体的心理物理反应与术后 CT 三维重建电极阵列位置的相关性

与 ABI 阵列位置一致的感知阈值热图（蓝色为低阈值，红色为高阈值，白色为没有声音感知，红色 X 为由于不良反应失活电极）。我们假设硬的非贴合性的电极阵列与弯曲脑干表面接触不良，可以解释高阈值或非听觉电极包围少量低阈值电极的现象（经许可转载，改编自 Barber et al[6]）

电极阵列中添加导丝或"导柄"方便插入（类似于现有的设计），此外还可设计刚性性聚合物涂层，植入后涂层溶解，电极便贴合到弯曲的脑干。

适形材料的另一个重要优点是其力学性能更接近神经组织[9]。神经组织具有力学异质性，其杨氏模量（衡量组织弹性变形能力）处于千帕范围水平[12]。相比之下，目前临床上用于中枢刺激的硬电极具有更高数量级的杨氏模量。这种力学不匹配被认为是导致电极 – 脑干界面炎症的原因，并可能导致更高的电极失效率。一种用于适形电极阵列的材料是聚二甲基硅氧烷（PDMS）[13]，为硅基有机聚合物，已在啮齿动物和灵长类动物脊髓损伤

模型中进行测试[14, 15]。用聚二甲基硅氧烷制作的多通道电极阵列已被用于刺激运动脊髓根，进行下肢瘫痪的动物模型的康复，并观察植入后数月的持续反应[9, 15]。我们的实验数据表明，这些材料制作的 ABI 电极，可以可靠的引起术后 1 月 ABI 啮齿类动物模型的听觉相关电生理活动（图 20–3）[16]。Minev 等[9]还指出，弹性系数更接近神经组织的适形脊髓植入体能减少脊髓变形的神经炎症反应和程度。在一项实验性研究中，我们小组近期证明，适形性电极阵列可以扩大到临床设备的大小，并植入人类标本中。我们计划使用这个模型来确定最优的设备尺寸，并量化新的适形性听觉脑干植入电极阵

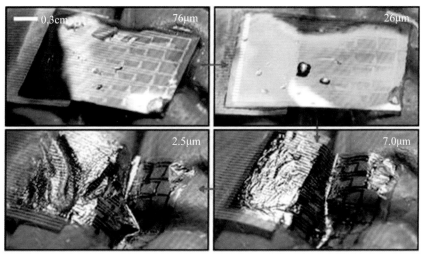

◀ 图 20–2　各种厚度的聚酰亚胺植入物与脑模型表面的相互作用
薄电极阵列（2.5μm 和 7.0μm）显示出在复杂的表面形貌更大的贴合性能（经许可转载，引自 Kim et al[10]）

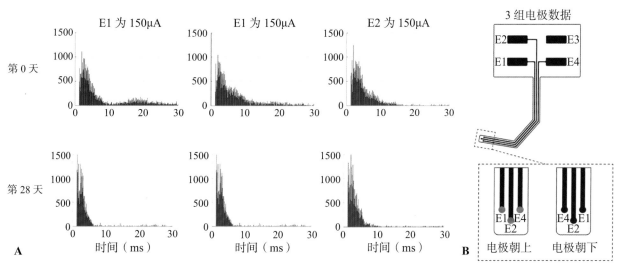

▲ 图 20–3　长期 ABI 植入小鼠模型术后 1 个月，放置在耳蜗背核上的适形性电极阵列可诱发对侧下丘多神经元放电活动
A. 第 0 天和第 28 天刺激周期直方图显示单极电刺激耳蜗核引发下丘神经元放电活动（平均超过 412 次试验），刺激为 28Hz 150μA 的脉冲；B. 三通道鼠模型 ABI 阵列设计和电极配置（100μm 直径触点，涂抹铂弹性复合物）

列和目前临床已经使用的电极阵列之间的力学性能差异（图 20-4）。

（二）新型电极涂层和电极阵列密度

目前批准使用的 ABI 阵列有 12 个电极（MED-EL，非 FDA 批准）或 21 个电极触点（Cochlear 公司，FDA 批准），直径涵盖 550～700μm。减少电极尺寸历来受到因面积减少而阻抗增高的限制，为了解决这个问题，科学家研发许多新型电极涂层，用于降低阻抗，增加小电极触点的安全注入电流[17]。以下方法可以改善铂电极的电学性能：①创建粗糙的电极表面增加接触的有效区域；②利用电荷注入能力优良的电极涂层。导电聚合物［如聚（3，4-乙基二氧噻吩）（PEDOT）和聚吡咯（PPy）］可以优化电极电荷注入能力，我们已在大鼠 ABI 急性模型中利用了这些特性[18]。然而，大多数导电聚合物是硬的，会改变电极阵列的力学性能。最近研究观察到铂弹性复合材料更适用于适形植入技术[19]。目前，这些电极涂层在体内耐久性目前尚缺乏研究数据，这将是我们长期性研究的重点。

增加电极的数量是否会提高 ABI 性能还未可知，但电流扩散的通道间相互作用已有详细描述 Kuchta 等研究了不同活性通道数量的 ABI 植入者的感知性能，发现有 3 个以上的活性电极植入者效果最好，但有 5 个或更多活性电极植入者其声音感知能力并没有进一步改善[20]。

二、基于光学的刺激模式

（一）红外神经刺激

红外神经刺激（infrared neural stimulation，INS）是指用通过脉冲红外激光源发射的辐射能量激活未修饰的神经组织[21]。其在外周和中枢神经系统的应用都有研究[22-25]。例如，比起电刺激，对坐骨神经行红外神经刺激可唤起更多的局部神经活动[22]。Richter 等证实，在外周听觉系统中，对耳蜗的红外神经刺激可引起听觉中脑的多神经元发电活动[26]，而在聋耳中无法产生远场响应（光学诱发的听觉脑干反应或 ABR）。在听觉脑干植入相关内容中，我们证实听觉脑干的红外神经刺激可引发聋鼠听觉系统的神经反应，其机制可能与某种光声效应有关[27]。由于脉冲辐射能的应力松弛波，通过柔性光纤传导 INS 会产生强烈宽频声。因此，之后对于该方式的研究必须包括耳聋动物模型以排除声学伪影的可能[27]。Thompson 等报道对耳聋豚鼠行耳蜗红外神经刺激无法引发听觉活动，这与我们实验室得出的结果相符[28]。其提示在有残存听力的对象中使用红外神经刺激所引起的神经活动并非初级神经反应，可能是由光声效应产生后被内耳毛细胞转换而来的。Bin 等近期报道，在听觉脑干植入的耳聋小鼠模型中，将碳纳米颗粒置于耳蜗神经核以放大

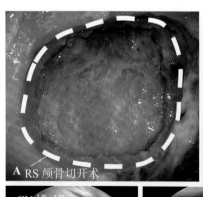
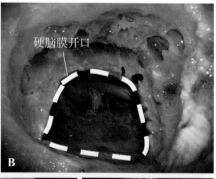
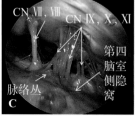
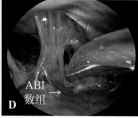
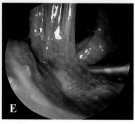

◀ 图 20-4　新型适形性听觉脑干植入阵列在人体标本右耳的研究

A. 显微镜下进行乙状窦后开颅；B. 显微镜下观察硬脑膜向脑桥小脑三角的开放情况；C 至 E. 0° 内镜下右 CPA 脑桥小脑三角视角；C. 由周围标志［脉络丛、第Ⅸ对脑神经（舌咽神经）］识别确定第四脑室外侧隐窝；D 和 E. 内镜操作下放置适形性聚二甲基硅氧烷电极阵列（厚度 200μm）。相反，临床使用的 ABI 电极阵列更厚（700μm）更硬。CN Ⅶ、Ⅷ. 面神经和前庭耳蜗神经；CN Ⅶ、Ⅸ、Ⅹ、Ⅺ. 脑神经Ⅶ、Ⅸ、Ⅹ、Ⅺ

红外神经刺激的热效应，从而引起耳蜗神经核刺激的听觉反应[29]。此报道中，INS 在耳聋及非耳聋动物两者中引起的神经元放电率相差较大，意味着需要通过更多研究以辨别光声效应现象和真正的神经刺激。尽管无须在基因上改变耳蜗神经核，仅通过使用光就能改善空间分辨率这件事让人跃跃欲试，但我们更要正视红外神经刺激的显著局限性。对组织长期进行 INS 热刺激所造成的影响还未研究透彻[23]。使用听觉植入设备需要的外界环境持续声输入，而红外激光长期高频刺激产生的累积热能可能会对神经组织产生有害影响。目前，植入物和电池技术也无法支持为便携式红外设备供电所需的尺寸和能源需求[30]。

（二）光遗传学刺激

光遗传学是被神经科学家们广泛用于探测神经回路的强大工具，其精度可至毫秒级[31]（图 20-5），它依靠基因转导后的神经元表达名为"视蛋白"的光敏离子通道[32]。光遗传学诞生于 2005 年，当时 Boyden 等报道通过慢病毒载体成功将光敏感通道蛋白 -2（ChR2）转导至海马神经元，ChR2 是一种由莱茵衣藻表达的视蛋白[33]，表达 ChR2 的神经元呈现出对蓝光敏感。与电相反，光可被聚焦极窄的光束，从而理论上支持微米尺度的空间选择性[34]。另一项适用于耳蜗核复杂细胞环境光遗传学刺激的优势是，我们可以改进视蛋白的基因转移策略，使其能选择性转导和表达在特定的细胞群。光遗传学刺激先招募小直径神经纤维，这种神经刺激方式更符

合正常生理，电刺激则与之相反，优先刺激大直径神经纤维[35]。自十余年前光遗传学诞生以来，天然及合成的视蛋白谱已大幅度增加[36]。现在已有大量可应答广范围光子波长的兴奋性及抑制性视蛋白，都能被用作研究用途[32]。人们在基础和转化研究中广泛使用光遗传学技术，以实现神经回路的靶向控制[37, 38]。这项技术为 ABI 候选人提供了实现前所未有选择性刺激的可能。我们将概述光遗传学在未来于如 ABI 等听觉植入设备中应用的潜力及挑战。

1. 视蛋白的递送　在光遗传学的动物模型中，常通过病毒载体转运或通过转基因策略，例如 Cre-lox 重组酶系统等改变基因，以完成视蛋白的表达[39]。临床上最主要的障碍是如何安全、有效及特异性地将视蛋白引入目标神经元内，最有可能使耳蜗核安全表达视蛋白的方法是通过病毒介导的基因转运。在 B 型血友病和遗传性失明的临床试验中，腺相关病毒（AAV）已被证实能有效安全地缓解遗传缺陷[40, 41]。我们团队的 Darrow 和 Hight 发现往耳蜗核直接加压微量注射携带视蛋白 AAV，可使 ChR2 或 Chronos 在多类型细胞中大量表达[42, 43]。此外，往小鼠颞部及尾部静脉中注射 AAV 也与听觉脑干中的视蛋白大量表达相关[44]。光遗传学技术临床转化的另一大障碍是现有的载体选择性作用于听觉神经网络的能力有限。在光遗传学中，病毒载体携带的特定启动子序列可以靶向某些特定的神经亚型，在光遗传学 ABI 小鼠模型中，视蛋白表达广泛，遍及脑干及皮质许多神经网络的多种细胞。许

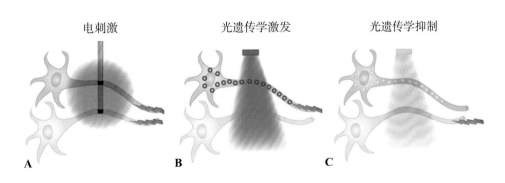

电刺激	光遗传学激发	光遗传学抑制
A	B	C

▲ 图 20-5　图解比较对神经元的电刺激与光遗传学控制

A. 电极近距离产生重叠电场局限光谱分辨率；B 和 C. 光遗传学对于神经元活动的调控可精确至毫秒级，并且比电刺激更具特异性。只有表达视蛋白及暴露于特定波长和辐射能量级的神经元可以去极化（B）或超极化（C）

多启动子序列大小超过现有的病毒载体携带能力，限制了可用于有效靶向特定神经元群体的启动子数量[45]。在一项初步试验中，我们在基因改造时通过使用不同启动子来调控视蛋白的表达，并研究其生理响应和组织学表达，使用的启动子有 Bhlhb5、VGLUT-2、Atoh-1、parvalbumin 和 Nestin[46]。光敏蛋白的表达模式和 IC 中的多神经元响应的初步数据证实了这些启动子差异导致的靶向神经元多样性。我们的研究提示，载体工程的进步加上我们对耳蜗核基因及生理的深入理解，可以让我们更好地选择性激活耳蜗核神经元，实现光遗传学 ABI。光遗传技术可给不同类型细胞转染响应不同波长的视蛋白，这种能力理论上来说可以形成更多复杂的刺激模式，从而推动未来光学植入设备进一步改善听觉重建效果。

2. 耳蜗核的光遗传学调控　ShimanoShimano 等首个报道了体内光遗传学技术对耳蜗背核反应的调控（图 20-6）[47]。之后，Darrow 等将有 ChR2-EGFP 融合蛋白 AAV 直接注射进野生型小鼠的耳蜗核内，4 周后，小鼠在耳蜗核光刺激下表现出 IC 多神经元反应和光学诱发的听觉脑干反应

（optically evoked ABR，OABR）[43]。我们初步证实 AAV 全身系统性的注射可使视蛋白表达，并可达到对光脉冲刺激做出生理响应水平[44]。这种方式的一个缺点是，系统性注射显著提高视蛋白表达的失败率。

研发光遗传学听觉植入设备时，视蛋白的选择尤为重要，在神经科学中，ChR2 因为其缓慢的通道动力学最常被使用，并且是缓慢放电中枢系统神经元的理想选择[48]。人类语言的编码有其复杂，听觉通路的独特能力是高速且高保真地传导刺激，而 ChR2 的特性使其注定不能成为光遗传学 ABI 视蛋白的首选。为解决这个问题，Hight 等比较了新兴快速视蛋白 Chronos 和 ChR2 的光遗传学小鼠 ABI 模型的时间特性。比起 ChR2，我们证明了在表达 Chronos 的小鼠里，IC 多神经元活动可以被更快的刺激速率激活[42]。

3. 光学设备　研发一种耐用、低耗能且生物相容性高的装置来安全地将光传导至耳蜗神经核是另一主要技术难点。迄今为止，我们主要通过光纤或发光二极管（light-emitting diode，LED）装置传导光线。光纤在实验室中很实用，而要用于光学

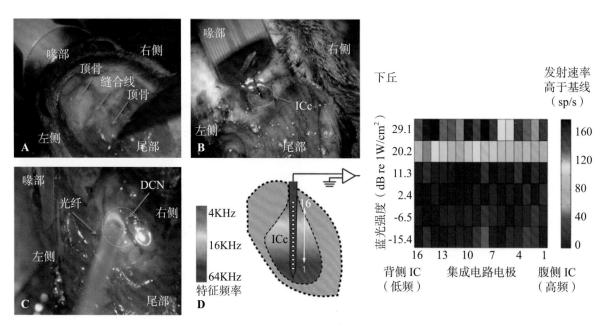

▲ 图 20-6　小鼠左侧听觉脑干的光遗传学调控

A. 向两侧牵拉皮肤和肌肉以显露颅骨的人字缝和冠状缝；B. 往对侧（右耳）下丘放置 16 导联记录探针；C. 行左耳后颅骨切开术及部分小脑吸引术以显露背侧耳蜗神经核表面，用显微操作器将一直径 400μm 的可弯曲光纤通过颅骨切开术放置于背侧耳蜗神经核表面；D. 垂直放置的电极阵列记录下丘中央核等频核层的原理图。右侧面板：下丘多单元活动的热图。下丘中跨全频率范围的广泛激活模式与大直径光纤刺激大量耳蜗神经核神经元的结论相符合

ABI 并不切实际，主要由于存在一些限制。光纤装置受通道数量的限制，额外的通道就需要额外的光纤，这个问题在一定程度上可以通过多点发射光纤解决[49]。尽管这项技术多被用于穿透性神经修复装置，不一定适用于耳蜗核的表面刺激，光纤还需要连接一激光源，这降低了它的便携性，因为目前还没有可植入激光源面世。因此，未来基于光遗传学的 ABI 技术很可能会同时包含电触点和微型 LED，分别用于电和光刺激。生物电子工程的发展已经可以实现直径 40μm LED 面板的制造[50]。LED 是由电流源驱动的，因此不需要大型、昂贵、耗电的激光源，而 LED 的缺陷在于工作同时会产生巨大热能。目前已经证实，神经组织长期受 1℃ 的热梯度慢性

加热，即会诱导神经活动时的有害生理改变[51]。微型 LED 阵列释放热能的有限元模型可以为光遗传学刺激定义一个安全的刺激范式[52]，然而这些研究需联合长期动物体内实验来证明其安全性。光纤穿过脑干组织后的衰减与散射程度也需明确，因为 ABI 的刺激靶点位置多远离脑干表面[1]。

结论

过去几十年中，听觉脑干植入装置的基本设计无显著变化。ABI 的整体预后落后于人工耳蜗，其原因较复杂。对电刺激植入阵列的设计改进和新兴刺激范式的持续研究或可帮助增加频谱分辨率、减少 ABI 相关不良反应。

参考文献

[1] Schwartz MS, Otto SR, Shannon RV, Hitselberger WE, Brackmann DE. Auditory brainstem implants. Neurotherapeutics. 2008; 5(1):128–136

[2] Hitselberger WE, House WF, Edgerton BJ, Whitaker S. Cochlear nucleus implants. Otolaryngol Head Neck Surg. 1984; 92(1):52–54

[3] Baser ME, R Evans DG, Gutmann DH. Neurofibromatosis 2. Curr Opin Neurol. 2003; 16(1):27–33

[4] Colletti V, Shannon RV. Open set speech perception with auditory brainstem implant? Laryngoscope. 2005; 115(11):1974–1978

[5] Matthies C, Thomas S, Moshrefi M, et al. Auditory brainstem implants: current neurosurgical experiences and perspective. J Laryngol Otol Suppl. 2000(27):32–36

[6] Barber SR, Kozin ED, Remenschneider AK, et al. Auditory brainstem implant aray position varies widely among adult and pediatric patients and is associated with perception. Ear Hear. 2017; 38(6):e343–e351

[7] Lacour SP, Courtine G, Guck J. Materials and technologies for soft implantable neuroprostheses. Nat Rev Mater. 2016; 1:16063

[8] Vincent C. Auditory brainstem implants: how do they work? Anat Rec (Hoboken, N.J.: 2007). 2012; 295(11):1981–1986

[9] Minev IR, Musienko P, Hirsch A, et al. Biomaterials: electronic dura mater for long-term multimodal neural interfaces. Science. 2015; 347(6218): 159–163

[10] Kim DH, Viventi J, Amsden JJ, et al. Dissolvable films of silk fibroin for ultrathin conformal bio-integrated electronics. Nat Mater. 2010; 9(6):511–517

[11] Guex AA, Hight AE, Narasimhan S, Vachicouras N, Lee DJ, Lacour SP, Brown MC. (2019) Auditory brainstem stimulation with a conformable microfabricated array elicits responses with tonotopically organized components. Hear Res. 377:339–352.

[12] Harrison DE, Cailliet R, Harrison DD, Troyanovich SJ, Harrison SO. A review of biomechanics of the central nervous system—part II: spinal cord strains from postural loads. J Manipulative Physiol Ther. 1999; 22(5):322–332

[13] Guo L, Meacham KW, Hochman S, DeWeerth SP. A PDMS-based conical-well microelectrode array for surface stimulation and recording of neural tissues. IEEE Trans Biomed Eng. 2010; 57(10):2485–2494

[14] Borton D, Bonizzato M, Beauparlant J, et al. Corticospinal neuroprostheses to restore locomotion after spinal cord injury. Neurosci Res. 2014; 78: 21–29

[15] Capogrosso M, Milekovic T, Borton D, et al. A brain-spine interface alleviating gait deficits after spinal cord injury in primates. Nature. 2016; 539(7628): 284–288

[16] Tarabichi OVN, Kanumuri VV, Lacour SP, Brown MC, Lee DJ. Evaluation of a Flexible Auditory Brainstem Implant in Mice. American Academy of Otolaryngology-Head and Neck Surgery Annual Meeting; Chicago, IL, USA. September 2017

[17] Rosahl SK, Rosahl S. No easy target: anatomic constraints of electrodes interfacing the human cochlear nucleus. Neurosurgery. 2013; 72(1) Suppl Operative: 58–64, discussion 65

[18] Guex AA, Vachicouras N, Hight AE, Brown MC, Lee DJ, Lacour SP. Conducting polymer electrodes for auditory brainstem implants. J Mater Chem B Mater Biol Med. 2015; 3(25):5021–5027

[19] Minev IR, Wenger N, Courtine G, Lacour SP. Research update: platinumelastomer mesocomposite as neural electrode coating. APL Mater. 2015; 3(1): 014701

[20] Kuchta J, Otto SR, Shannon RV, Hitselberger WE, Brackmann DE. The multichannel auditory brainstem implant: how many electrodes make sense? J Neurosurg. 2004; 100(1):16–23

[21] Wells J, Kao C, Mariappan K, et al. Optical stimulation of neural tissue in vivo. Opt Lett. 2005; 30(5):504–506

[22] Wells J, Kao C, Jansen ED, Konrad P, Mahadevan-Jansen A. Application of infrared light for in vivo neural stimulation. J Biomed Opt. 2005; 10(6): 064003

[23] Richter CP, Tan X. Photons and neurons. Hear Res. 2014; 311:72–88

[24] Cayce JM, Friedman RM, Chen G, Jansen ED, Mahadevan-Jansen A, Roe AW. Infrared neural stimulation of primary visual cortex in non-human primates. Neuroimage. 2014; 84:181–190

[25] Cayce JM, Wells JD, Malphrus JD, et al. Infrared neural stimulation of human spinal nerve roots in vivo. Neurophotonics. 2015; 2(1):015007

[26] Izzo AD, Suh E, Pathria J, Walsh JT, Whitlon DS, Richter CP. Selectivity of neural stimulation in the auditory system: a comparison of optic and electric stimuli. J Biomed Opt. 2007; 12(2):021008

[27] Verma RU, Guex AA, Hancock KE, et al. Auditory responses to electric and infrared neural stimulation of the rat cochlear nucleus. Hear Res. 2014; 310: 69–75

[28] Thompson AC, Fallon JB, Wise AK, Wade SA, Shepherd RK, Stoddart PR. Infrared neural stimulation fails to evoke neural activity in the deaf guinea pig cochlea. Hear Res. 2015; 324:46–53

[29] Bin J, Nan X, Xing W, et al. Auditory responses to short-wavelength infrared neural stimulation of the rat cochlear nucleus. Conference proceedings: ... Annual International Conference of the IEEE Engineering in Medicine and Biology Society. IEEE Engineering in Medicine and Biology Society. Annual Conference. Jul 2017;2017:1942–1945

[30] Richter CP, Rajguru SM, Matic AI, et al. Spread of cochlear excitation during stimulation with pulsed infrared radiation: inferior colliculus measurements. J Neural Eng. 2011; 8(5):056006

[31] Boyden ES, Zhang F, Bamberg E, Nagel G, Deisseroth K. Millisecond-timescale, genetically targeted optical control of neural activity. Nat Neurosci. 2005; 8 (9):1263–1268

[32] Guru A, Post RJ, Ho YY, Warden MR. Making sense of optogenetics. Int J Neuropsychopharmacol. 2015; 18(11):pyv079

[33] Boyden ES. A history of optogenetics: the development of tools for controlling brain circuits with light. F1000 Biol Rep. 2011; 3:11

[34] Bernstein JG, Han X, Henninger MA, et al. Prosthetic systems for therapeutic optical activation and silencing of genetically-targeted neurons. Proc SPIE Int Soc Opt Eng. 2008; 6854:68540H

[35] Llewellyn ME, Thompson KR, Deisseroth K, Delp SL. Orderly recruitment of motor units under optical control in vivo. Nat Med. 2010; 16(10):1161–1165

[36] Deisseroth K. Optogenetics: 10 years of microbial opsins in neuroscience. Nat Neurosci. 2015; 18(9):1213–1225

[37] Tye KM, Mirzabekov JJ,Warden MR, et al. Dopamine neurons modulate neural encoding and expression of depression-related behaviour. Nature. 2013; 493 (7433):537–541

[38] Ordaz JD, Wu W, Xu XM. Optogenetics and its application in neural degeneration and regeneration. Neural Regen Res. 2017; 12(8):1197–1209

[39] Madisen L, Mao T, Koch H, et al. A toolbox of Cre-dependent optogenetic transgenic mice for light-induced activation and silencing. Nat Neurosci. 2012; 15(5):793–802

[40] Maguire AM, Simonelli F, Pierce EA, et al. Safety and efficacy of gene transfer for Leber's congenital amaurosis. N Engl J Med. 2008; 358(21):2240–2248

[41] Nathwani AC, Tuddenham EG, Rangarajan S, et al. Adenovirus-associated virus vector-mediated gene transfer in hemophilia B. N Engl J Med. 2011; 365 (25):2357–2365

[42] Hight AE, Kozin ED, Darrow K, et al. Superior temporal resolution of Chronos versus channelrhodopsin-2 in an optogenetic model of the auditory brainstem implant. Hear Res. 2015; 322:235–241

[43] Darrow KN, Slama MC, Kozin ED, et al. Optogenetic stimulation of the cochlear nucleus using channelrhodopsin-2 evokes activity in the central auditory pathways. Brain Res. 2015; 1599:44–56

[44] Sinha SKA, Hight AE, Kozin ED, et al. Systemic Delivery of Opsins to Cochlear Nucleus Neurons Using Adeno-Associated Virus. Association for Research in Otolaryngology-midwinter meeting 2014. 2014:Poster Presentation. 2014, San Diego, CA

[45] Wu Z, Yang H, Colosi P. Effect of genome size on AAV vector packaging. Mol Ther. 2010; 18(1):80–86

[46] Hight AE, Narasimhan S, Meng X, Hirschbiegel C, Edge AS, Brown MC, Lee DJ. Optogenetic Stimulation of Mouse Cochlear Nucleus Using Transgenic Lines for Cell-Specific Expression of Opsins. Association for Research in Otolaryngology- midwinter meeting. 2014, San Diego, CA

[47] Shimano T, Fyk-Kolodziej B, Mirza N, et al. Assessment of the AAV-mediated expression of channelrhodopsin-2 and halorhodopsin in brainstem neurons mediating auditory signaling. Brain Res. 2013; 1511:138–152

[48] Nagel G, Szellas T, Huhn W, et al. Channelrhodopsin-2, a directly light-gated cation-selective membrane channel. Proc Natl Acad Sci U S A. 2003; 100(24): 13940–13945

[49] Pisanello F, Sileo L, Oldenburg IA, et al. Multipoint-emitting optical fibers for spatially addressable in vivo optogenetics. Neuron. 2014; 82(6):1245–1254

[50] McAlinden N, Massoubre D, Richardson E, et al. Thermal and optical characterization of micro-LED probes for in vivo optogenetic neural stimulation. Opt Lett. 2013; 38(6):992–994

[51] Elwassif MM, Kong Q, Vazquez M, Bikson M. Bio-heat transfer model of deep brain stimulation-induced temperature changes. J Neural Eng. 2006; 3(4): 306–315

[52] Guex AA, Lacour S. Selective electrical and optical neuromodulation of the central nervous system with conformable microfabricated implants. Graduate Thesis-École polytechnique fédérale de Lausanne. 2017

索 引
INDEX